Dr. Richard Shepherd

DER MIT DEN TOTEN SPRICHT

Dr. Richard Shepherd

DER MIT DEN TOTEN SPRICHT

Der bekannteste britische Pathologe erzählt von seinen spannendsten Fällen

riva

Bibliografische Information der Deutschen Nationalbibliothek:
Die Deutsche Nationalbibliothek verzeichnet diese Publikation in der Deutschen Nationalbibliografie. Detaillierte bibliografische Daten sind im Internet über http://d-nb.de abrufbar.

Für Fragen und Anregungen:
info@rivaverlag.de

1. Auflage 2020

Nymphenburger Straße 86
D-80636 München
Tel.: 089 651285-0
Fax: 089 652096

Übersetzung: Silvia Kinkel
Redaktion: Dr. Annalisa Viviani
Umschlaggestaltung: Maria Wittek
Umschlagabbildung: Copyright © BBC
Satz: Daniel Förster
Druck: GGP Media GmbH, Pößneck
Printed in Germany

ISBN Print 978-3-7423-1069-9
ISBN E-Book (PDF) 978-3-7453-0695-8
ISBN E-Book (EPUB, Mobi) 978-3-7453-0696-5

Vorbemerkung des Autors

Mein Leben lang habe ich mich um Genauigkeit bemüht, deshalb fiel es mir schwer, Namen und Erkennungsmerkmale in diesem Buch zu ändern. Aber ich habe auch mein Leben lang versucht, das Leiden der Hinterbliebenen zu lindern, und es wäre niemandem damit gedient, auf diesen Seiten einen Verwandten wiederzuerkennen und dessen schwerste Stunden erneut Revue passieren zu lassen. Deshalb werden nur die echten Namen derjenigen genannt, die so berühmt sind, dass es unmöglich wäre, sie unkenntlich zu machen. In allen anderen Fällen habe ich Details verändert, um die Verschwiegenheit zu wahren, relevante Fakten jedoch beibehalten.

Noch ist es keineswegs genug,
Geschmack, Gelehrsamkeit und Urteil zu verbinden;
Es müsse Wahrheit jeder Richterspruch
und Herzenslauterkeit verkünden;
Damit nicht bloß dem richtigen Verstand
ein richtig Zeugnis jeder gebe;
Damit er auch der Freundschaft Band
Mit euch zu knüpfen emsig strebe
Schweigt lieber ganz,
vermögt Ihr auf das Recht
der eig'nen Meinung nicht mit Zuversicht zu bauen;
Ja, selbst versichert eurer Sprache, sprecht,
als schienet Ihr euch selber zu misstrauen.
Wohl gibt es noch an manchem Schreibepult
Absprechend – unbeugsame Narren, die,
tragen sie erst eines Unrechts Schuld,
ihr Leben lang in dessen Sold verharren.
Ihr Bessern aber säumet nicht.
Bekennt mit freiem Mut die Schuld vergang'ner Schwächen,
und haltet jeden Tag Gericht,
dem vorigen sein Recht zu sprechen.
Auch genügt es nicht, dass Euer Rat
Der Wahrheit immer treu geblieben;

Sie kann, zu rau gesagt, mehr Arges oft verüben;
Als nimmer noch ein kleiner Irrtum tat.
Es wünscht der Mensch sich so belehrt zu wissen,
als würd' an keinen Unterricht gedacht,
das Fremde werd' ihm also beigebracht,
Als hätt es ihm Vergesslichkeit entrissen.
Leiht ihr der Anstand nicht sein sittiges Gewand,
wird Wahrheit stets des Beifalls Ziel verfehlen;
Nur jenes kann den höheren Verstand
Der Herzen stiller Gunst empfehlen.
Mit euer'm Rate kargt in keinem Fall,
der schlimmste Geiz ist überall
der Geiz mit der Vernunft.
Doch wahrt euch vor dem Triebe
zu niedrer Dienstbeflissenheit;
Täuscht nie durch ihn die Wahrheitsliebe,
und treibet eure Höflichkeit
nie bis zu Ungerechtigkeit.
Besorgt durch Tadel nicht der weisen Groll zu wagen.
Wer Lob verdient, weiß ihn am besten zu ertragen.

Alexander Pope, Versuch über die Kritik

1

Wolken türmten sich vor mir. Einige ragten wie schneebedeckte Berge über mir auf. Andere lagen wie große, schlafende Riesen am Himmel. Ich bewegte den Steuerknüppel so langsam, dass, als das Flugzeug sich nach unten neigte und dann nach links abdrehte, der Eindruck entstand, dass es nicht auf die Befehle, sondern auf meinen Instinkt reagierte. Dann klärte sich vor mir der Horizont. Er ist ein seltsamer Freund: Immer präsent, flimmert er zwischen Himmel und Erde, unerreichbar, unberührbar.

Darunter erstreckte sich der Höhenzug der North Downs, seine sanften Hügel haben eine eigenartige Ähnlichkeit mit den Formen des menschlichen Körpers. Sie wurden nun von der Autobahn glatt durchgeschnitten. Autos verfolgten einander auf diesem tiefen Einschnitt. Sie glitzerten wie winzige Fische. Dann verschwand die M4, und das Land fiel zum Wasser hin ab, einem aus einem komplexen Netz von Zuflüssen gespeisten Fluss.

Und dort war eine Stadt mit rötlichen, massiven Gebäuden im Zentrum und strahlenförmig angelegten Straßen, gesäumt von helleren, modernen Bauten.

Ich schluckte.

Die Stadt war im Begriff zu zerfallen.

Ich blinzelte.

Ein Erdbeben?

Die Farben der Stadt wogten. Die Gebäude waren wie Kieselsteine in einem Flussbett, betrachtet durch die verzerrende Linse fließenden Wassers.

Außergewöhnliche Luftströmungen?

Nein. Denn die Stadt wogte im selben Takt wie etwas in mir, eine Art Übelkeit. Aber unheilvoller.

Ich blinzelte noch stärker und umklammerte den Steuerknüppel, als könnte ich dieses Gefühl korrigieren, indem ich die Flughöhe oder den Kurs anpasste. Aber es kam tief aus meinem Innern, bahnte sich mit einer solchen Kraft den Weg durch meinen Körper, dass es mir den Atem raubte.

Als praktisch denkender, vernünftiger Mensch suchte ich nach einer praktischen, vernünftigen Erklärung. Was hatte ich zum Frühstück gegessen? Toast? Harmlos und keine Erklärung für diese plötzliche, starke Übelkeit. Und wenn es gar keine Übelkeit war? Sie war vor allem geprägt durch ein unerklärliches Gefühl von Traurigkeit und ... ja, Grauen. Von der Vorahnung, dass etwas Schreckliches passieren würde. Gar vom Drang, es heraufzubeschwören.

Ein aberwitziger, irrationaler Gedanke schoss mir durch den Kopf. Was wäre, wenn ich aus diesem Flugzeug aussteigen würde?

Ich kämpfte mit mir, sitzen zu bleiben, weiter zu atmen, das Flugzeug zu steuern, zu blinzeln. Wieder normal zu sein.

Und dann schaute ich auf das Navigationssystem. Und las: Hungerford.

Rote, ältere Häuser im Zentrum. Hungerford. In den Randbereichen graue Straßen und Sportplätze. Hungerford.

Und dann war es verschwunden, an seiner Stelle war jetzt Savernake Forest getreten, ein weitläufiges Erholungsgebiet. Allmählich brachte mir der große Wald Erleichterung, als wäre ich ein Wanderer, der den Schatten der Bäume genießt. Dass mein Herz immer noch schneller schlug, lag an dem Schrecken, der mir in der Vergangenheit in die Glieder gefahren war. Was war mir zugestoßen?

Ich bin in den Sechzigern. Als Rechtsmediziner habe ich mehr als 20 000 Autopsien durchgeführt. Aber das, was ich letztens erlebt hatte, bewog mich, zum ersten Mal in meiner ganzen Laufbahn anzunehmen, dass meine Arbeit, die mich in Kontakt mit dem menschlichen Körper nach Krankheit, Verwesung, Verbrechen, Unfällen und vernichtenden Naturkatastrophen gebracht hatte, bei mir emotionale Spuren hinterlassen haben könnte.

Ich will das nicht als Panikattacke bezeichnen. Aber es versetzte mir einen derartigen Schreck, dass ich anfing, mir Fragen zu stellen. Sollte ich einen Psychologen aufsuchen? Oder gar einen Psychiater? Und, was mich noch mehr beunruhigte, wollte ich etwa meinen Beruf an den Nagel hängen?

2

Der Amoklauf von Hungerford war mein erster großer Fall als Rechtsmediziner gewesen und ereignete sich, als ich am Anfang meiner beruflichen Laufbahn stand. Ich war jung, neugierig und hatte eine lange Ausbildung hinter mir. Jahrelange Spezialausbildung, die weit über das übliche Studium der Anatomie und Pathologie hinausging. Ich muss gestehen, dass ich so viel Zeit damit verbracht hatte, unter dem Mikroskop winzige Zellen auf Objektträgern hinsichtlich ihrer Unterschiede zu betrachten, dass ich vor Langeweile kurz davor war aufzugeben. Um mich selbst wieder zu motivieren, schlich ich mich oft in das Büro meines forensischen Mentors, Dr. Rufus Crompton. Er ließ mich seine Akten lesen und die Fotos seiner Fälle anschauen. Manchmal saß ich dort, vertieft, bis in den späten Abend. Und wenn ich dann ging, wusste ich wieder, warum ich all das eigentlich machte.

Kurz nach Abschluss meiner Facharztausbildung bekam ich eine Stelle am Guy's Hospital in der Abteilung für Forensische Medizin, unter der Leitung von Dr. Iain West, des damals bekanntesten Rechtsmediziners Großbritanniens.

Damals, in den späten 1980er-Jahren, stellte man sich Rechtsmediziner als trinkfeste, kein Blatt vor den Mund nehmende Alphamänner an der Seite von leitenden Police Officers vor. Sie galten als diejenigen, die notwendige Arbeiten durchführten, vor denen andere zurückschreckten, und die sich daher berechtigt fühlten, entsprechend herumzustolzieren. Iain war einer von ihnen. Er war ein charismatischer Mann, ein ausgezeichneter Forensiker und ein Bulle im Zeugenstand, der vor einem Kräftemessen mit dem Anwalt nicht zurückschreckte. Er genehmigte sich gern einen, beeindruckte die Frauen und konnte mit einer guten Geschichte eine ganze Kneipe unterhalten. Trotz gelegentlicher Schüchternheit hielt ich mich eigentlich für sozial kompetent, bis ich mich plötzlich in der Rolle von Iains linkischem jüngerem Bruder wiederfand. Sein Licht erstrahlte in den Pubs von ganz London, und ich stand zusammen mit dem bewundernden Publikum im Schatten, wagte es nur selten, selbst einen Witz beizusteuern. Vielleicht lag das auch nur daran, dass mir kein guter Witz einfiel, oder frühestens eine Stunde später.

Iain war Leiter der Abteilung, und es war ganz klar, dass er der Boss war. Der Amoklauf von Hungerford war eine nationale Katastrophe und eine persönliche Tragödie für die in dieser Stadt lebenden Menschen, vor allem für die unmittelbar betroffenen Familien. Unter normalen Umständen wäre Iain zum Tatort gefahren. Aber es war Mitte August, und er war gerade im Urlaub, also übernahm ich seine Arbeit.

Ich fuhr gerade nach Hause, als mein Pager sich mit einem Piepton meldete. Heute kann man sich kaum vorstellen, dass wir in einer Welt ohne Handys lebten, aber 1987 musste man sich mit einem einfachen Piepton begnügen, der einem bedeutete, man solle sich schnellstmöglich telefonisch zurückmelden. Ich schaltete das Radio ein für den Fall, dass der Piepton mit einer aktuellen Meldung zu tun hätte. Und die gab es allerdings.

Ein bewaffneter Mann lief Amok in der Nähe von Hungerford, einer Kleinstadt in der Grafschaft Berkshire, von der ich noch nie gehört hatte. Begonnen hatte er seinen Amoklauf im Savernake Forest, war dann zum Stadtzentrum von Hungerford vorgedrungen und hatte sich mittlerweile in einer Schule verschanzt. Die Polizei hatte das Gebäude umstellt und versuchte nun, ihn zum Aufgeben zu bewegen. Die Reporter nahmen an, dass er mindestens zehn Menschen getötet hatte, aber da über die ganze Stadt eine Ausgangssperre verhängt worden war, gab es keine genauen Zahlen.

Ich kam zu Hause an. Ein hübsches Häuschen in Surrey, eine glückliche Ehe, eine Nanny, zwei Kleinkinder, die im Garten spielten: Der Kontrast zu den Mordschauplätzen, die ich aufsuchte, hätte nicht größer sein können. Ich wusste, dass meine Frau, Jen, vermutlich nicht zu Hause, sondern noch in der Uni sein würde. Ich betrat das Haus, verabschiedete die Nanny und eilte sofort ans Telefon. Bei Telefonaten mit der Polizei und dem Büro des Coroners erfuhr ich den aktuellen Stand der Dinge und dass ich noch an diesem Abend nach Hungerford müsse. Ich versprach, mich sofort auf den Weg zu machen, sobald meine Frau zu Hause eintreffen würde.

Dann schaltete ich das Radio ein und hörte mir die aktuellen Meldungen an, während ich für die Kinder Tee kochte. Anschließend badete ich sie, las ihnen eine Geschichte vor und legte sie ins Bett.

»Schlaft schön«, sagte ich wie jeden Abend zu ihnen.

Ich war der fürsorgliche Vater, der sich um seine Kinder kümmert. Und gleichzeitig war ich der Rechtsmediziner, der so schnell wie möglich losfahren wollte, um zu sehen, was im bisher größten Fall seiner beruflichen Laufbahn vor sich ging. Als Jen hereinkam, schlüpfte ich sofort in die Rolle des Rechtsmediziners. Ich gab ihr einen Abschiedskuss und rannte los.

Die Polizei hatte mich angewiesen, die M4 an der Anschlussstelle 14 zu verlassen und an der Auffahrt auf meine Polizeieskorte zu warten. Wenige Augenblicke später hielt neben mir ein Polizeiwagen, und zwei grimmige Gesichter wandten sich mir zu.

Die Begrüßung sparten sie sich.

»Dr. Shepherd?«

Ich nickte.

»Folgen Sie uns.«

Natürlich hatte ich während der gesamten Fahrt Radio gehört und wusste bereits, dass der Amoklauf mit dem Tod des Schützen geendet hatte. Es handelte sich um den 27-jährigen Michael Ryan, der aus unersichtlichen Gründen mit zwei halbautomatischen Gewehren und einer Beretta durch Hungerford gezogen war, 16 Menschen erschossen und mindestens 13 weitere verletzt hatte. Nun war er tot, weil er entweder die Waffe gegen sich selbst gerichtet oder ein Scharfschütze ihn erschossen hatte. Die Reporter durften nicht an den Tatort, die Verletzten waren in Krankenhäuser gebracht worden, die Anwohner mussten in ihren Häusern bleiben, und die Stadt war der Polizei und den Toten überlassen worden.

Wir passierten eine Straßensperre, und ich folgte dem Polizeiwagen langsam durch gespenstisch leere Straßen. Die letzten Strahlen der sommerlichen Abendsonne schienen auf die Geisterstadt, tauchten sie in freundliches, warmes Licht. Die Überlebenden hielten sich in ihren Häusern auf und gingen auch nicht ans Fenster. Außer uns war kein einziges Auto unterwegs. Kein Hund bellte. Keine Katze streifte durch die Blumenbeete. Sogar die Vögel waren still.

Während wir durch die Außenbezirke kurvten, kamen wir an einem roten Renault vorbei, der quer am Fahrbahnrand stand. Über dem Lenkrad hing ein zusammengesackter Frauenkörper. Weiter vorn, als wir nach Southside kamen, glimmten auf der linken Seite die abgebrannten Überreste von Ryans Haus. Die Straße war blockiert. Ein Police Officer saß reglos in seinem Streifenwagen. Der Wagen war übersät mit Einschusslöchern. Ein blauer Toyota war mit ihm zusammengestoßen, und der Fahrer war ebenfalls tot.

Ein älterer Mann lag in einer Blutlache vor seinem Gartentor. Auf der Straße eine ältere Frau, tot. Gesicht nach unten. Anhand der Meldungen wusste ich, dass es sich dabei um Ryans Mutter handeln musste. Sie lag vor ihrem verbrannten Haus. Ein Stück weiter ein Mann auf dem Fußweg mit einer Hundeleine in der Hand. Das Nebeneinander von alltäglichen Straßen und dem völlig wahllosen Töten, das an diesem dämmernden Augustabend hier stattgefunden hatte, mutete offen gesagt surreal an. Etwas Vergleichbares war nie zuvor in Großbritannien passiert.

Wir hielten vor dem Polizeirevier. Auf das Zuschlagen meiner Autotür folgte das der Türen des Polizeiwagens. Danach legte sich bleierne Stille über Hungerford, nein, sie erstickte es vielmehr. Es sollte ein paar Jahre dauern, bis ich wieder eine solche Stille hörte, die Ruhe, die auf das Entsetzen folgt. Für gewöhnlich ist der Schauplatz eines Mordes geprägt vom Gewimmel der Lebenden – uniformierte Polizisten, Kriminalbeamte, Tatortermittler, Leute, die mit Formularen rascheln, Fotos schießen, Anrufe tätigen, die Tür bewachen. Aber das ungeheure Ausmaß des heutigen Tages schien Hungerford in eine Starre versetzt zu haben, die ich nur mit Leichenstarre vergleichen kann.

Das Polizeirevier wurde gerade renoviert: herausgebrochener Putz lag auf dem Boden, und Kabel hingen von der Decke. Man hat mich bestimmt begrüßt. Ich habe bestimmt Hände geschüttelt. Aber soweit ich mich erinnere, erfolgten die Formalitäten in absoluter Stille.

Kurz darauf war es draußen stockdunkel, und ich saß in einem Polizeiwagen, der mich zu der Schule brachte, in der sich Michael Ryan erst verschanzt und dann selbst gerichtet hatte.

Langsam glitten wir durch die stillen Straßen. Die Scheinwerfer erfassten ein beschädigtes Auto, der deutlich sichtbare Fahrer saß reglos hinter dem Steuer. Ich stieg aus, um mir die Sache genauer anzusehen. Der Lichtschein meiner Taschenlampe fuhr über die Füße, den Oberkörper, den Kopf. Nun, die Todesursache war eindeutig. Eine Schusswunde im Gesicht.

Beim nächsten Wagen hielten wir wieder an. Weitere folgten. Jedes Mal befanden sich die Schusswunden an anderen Körperstellen, manche Personen waren nur einmal, andere wieder und wieder getroffen worden.

Abschleppwagen warteten geduldig darauf, dass sie die ramponierten Autos abtransportieren durften, sobald die Polizei alles aufgenommen hatte und die Leichen herausgeholt worden waren. Ich wandte mich an den Polizisten, der mich fuhr. Meine Stimme durchschnitt die Stille wie zerspringendes Glas.

»Es ist nicht notwendig, dass ich mir weitere Leichen vor Ort anschaue. An der Todesursache besteht kein Zweifel, es genügt also, wenn ich alle später obduziere.«

»Sie müssen sich aber Ryan noch ansehen«, sagte er.

Ich nickte.

In der John O'Gaunt School wimmelte es nur so von Polizisten.

Im Erdgeschoss wurde ich über die Situation informiert.

»Er sagte uns, er habe eine Bombe. Noch haben wir ihn nicht durchsucht, aus Angst, die Bombe könnte explodieren, wenn wir ihn bewegen. Aber Sie müssen ihn sich jetzt anschauen und für tot erklären. Nur für den Fall, dass er in die Luft fliegt, wenn wir nach der Bombe suchen. Okay?«

»Okay.«

»Ich schlage vor, dass Sie ihn nicht bewegen, Sir.«

»Okay.«

»Möchten Sie eine kugelsichere Weste?«

Ich lehnte ab. Diese Weste wurde geschaffen, um das Eindringen von Projektilen zu verhindern und würde aus so kurzer Entfernung bei einer Bombe nicht viel nützen. Davon abgesehen hatte ich ganz bestimmt nicht vor, Ryan zu bewegen.

Wir gingen nach oben. Der typische unangenehme Geruch einer Schule. Als die Polizisten die Tür zu einem Klassenzimmer öffneten, sah ich, dass einige Tische umgestoßen waren, aber die meisten standen ordentlich in Reih und Glied. An den Wänden ringsum hingen Bilder und naturwissenschaftliche Grafiken.

Alles absolut normal. Abgesehen von dem Körper, in sitzender Position an der vorderen Wand nahe der Tafel.

Der Killer trug eine grüne Jacke. Ohne die Schusswunde in seinem Kopf hätte man ihn für einen Mann halten können, der an diesem Tag auf die Jagd gehen wollte. Seine rechte Hand lag auf seinem Schoß. Sie umfasste eine Beretta.

Als ich auf ihn zuging, merkte ich, dass sich die Polizisten leise zurückzogen. Ich hörte, wie hinter mir die Tür geschlossen wurde. Von irgendwo aus dem Flur ertönte der Funkspruch: »Er geht rein.«

Ich war allein im Klassenzimmer, zusammen mit dem schlimmsten Massenmörder Großbritanniens. Und vielleicht einer Bombe. Meine Begeisterung für diesen Beruf hatten die Bücher der Koryphäe der Rechtsmedizin, Professor Keith Simpson, hervorgerufen. Aber ich konnte mich nicht erinnern, dass er in einem seiner Bücher diese Möglichkeit erwähnt hatte.

Ich war mir selbst der kleinsten Details meiner Umgebung überdeutlich bewusst. Die leisen Geräusche hinter der Tür. Die Bogenlampen draußen, die sich überlappende, dunkle Schatten an die Decke warfen. Der schmale Lichtkegel meiner eigenen Taschenlampe. Der Geruch von Kalk und Schweiß im Klassenzimmer, vermischt mit dem von Blut. Ich durchquerte den Raum, konzentrierte mich auf den Körper in der Ecke. Dort kniete ich mich hin und betrachtete den Mann. Die Waffe, die an diesem Tag schon so viele Menschen getötet hatte, war direkt auf mich gerichtet.

Michael Ryan hatte sich in die rechte Schläfe geschossen. Die Kugel war durch seinen Kopf gegangen und auf der anderen Seite wieder hinausgetreten. Ich entdeckte sie später beim Rausgehen, sie steckte in einer Pinnwand.

Anschließend sprach ich mit den Polizisten. Es gab keine versteckten Drähte. Die Todesursache war die Schusswunde an der rechten Schläfe, was typisch war für einen Selbstmord.

Froh, dass ich diesen düsteren Unglücksort verlassen durfte, beschleunigte ich den Wagen, sobald ich auf der Autobahn war. Aber es war, als sei die Stille von Hungerford in mein Auto eingedrungen und begleite mich wie ein schwerer, unerwünschter Passagier. Plötzlich wurde ich überwältigt von allem, was ich an diesem Tag gesehen hatte. Von all dem ungeheuren Ausmaß. Vom Entsetzen. Ich fuhr auf den Seitenstreifen, blieb stehen und saß in dem dunklen Wagen, während die Lichter anderer Autos vorbeisausten, nichts sehend und nichts wissend.

Den Polizeiwagen hinter mir bemerkte ich erst, als jemand an die Scheibe klopfte.

»Entschuldigen Sie, Sir, geht es Ihnen gut?«

Ich erklärte, wer ich war und woher ich gerade kam. Der Officer nickte, sah mich prüfend an und schien zu überlegen, ob er mir glauben sollte.

»Ich brauche nur eine Minute«, sagte ich. »Dann fahre ich weiter.«

Police Officers kennen den Übergang zwischen Arbeit und Privatleben. Er nickte erneut und kehrte zu seinem Wagen zurück. Zweifellos, um meine Aussage zu überprüfen. Ein paar Minuten später begann ich endlich zu realisieren, dass ich Hungerford verlassen hatte und mich auf dem Heimweg befand. Ich blinkte, winkte dem Polizisten zu und reihte mich wieder in den fließenden Verkehr ein. Der Polizeiwagen fuhr ebenfalls los und folgte mir noch ein kurzes Stück, bevor er von mir abließ und abbog. Ich setzte meine Fahrt alleine fort.

Zu Hause lagen die Kinder schon im Bett, und Jen war unten und sah fern.

»Ich weiß, wo du gewesen bist«, sagte sie. »War es sehr schlimm?«

Das war es. Aber ich zuckte nur mit den Schultern und wandte ihr den Rücken zu, damit sie mein Gesicht nicht sehen konnte. Ich hatte das Bedürfnis, die Nachrichten im Fernsehen mit all den Reportern, die aufgeregt und eindringlich über den Amoklauf von Hungerford berichteten, abzuschalten. Für die Toten von Hungerford bestand keine Aufregung und Dringlichkeit mehr. Männer und Frauen waren einfach abgeschlachtet worden, als sie ihrer täglichen Arbeit nachgingen, die sie für wichtig hielten, bis alles ein abruptes Ende fand. Für sie gab es nichts Dringendes mehr.

Noch spät in der Nacht führte ich Telefonate, um zu klären, wie ich am nächsten Tag mehrere Obduktionen durchführen konnte. Ich hoffte, der Polizei beim Rekonstruieren jedes Tötungsdelikts und, mithilfe von Augenzeugenberichten, jedes Schrittes von Ryan helfen zu können. Die Rekonstruktion ist wichtig. Sie bedeutet nicht nur den betroffenen Personen viel, sondern auch der übrigen Welt. Als Menschen haben wir das Bedürfnis, Bescheid zu wissen. Über konkrete Todesfälle. Über den Tod im Allgemeinen.

***

Am darauffolgenden Morgen führte ich in der forensischen Leichenhalle Westminster ein paar Routineautopsien durch: Ertrunkene, Drogenopfer und Herzinfarkte. Während mich meine Kollegen nach Details über Hungerford fragten, brachte die Polizei die letzten Opfer zur Leichenhalle des Royal Berkshire Hospital in Reading. Als ich dort gegen 14 Uhr eintraf, wurde ich von den Mitarbeitern begrüßt und lernte sie, wie in unserem Metier üblich, bei einer Tasse Tee kennen. Teetrinken ist ein unverzichtbares Ritual vor dem Durchführen einer Obduktion.

Und dann wurde die Tür aufgestoßen, und Pam Derby kam hereingeeilt. Plötzlich schien alles in Bewegung zu geraten. Pam war unsere zierliche, unverzichtbare Sekretärin.

»Also!«, sagte sie.

Sie hatte stets ein imponierendes Auftreten, und nun war sie sofort die Effizienz in Person. Zwei trübsinnige Assistenten schleppten hinter ihr den Computer.

»Wo kann ich ihn anschließen?«

Das war keine Frage, sondern eine Aufforderung. 1987 steckten die Bürocomputer noch in den Kinderschuhen und waren überdimensional. Unserer schien aus einem Dinosaurier-Ei geschlüpft zu sein, da Pam ihn in einem Kleintransporter befördern musste.

Sie sah, dass ich meine grüne Schürze und die weißen Gummistiefel anhatte und alles für die äußere Leichenschau und die Röntgenaufnahmen vorbereitete. Ich konnte loslegen.

»Nein, nein, nein, Sie können nicht anfangen, bevor der Computer hochgefahren ist, und das dauert mindestens zehn Minuten. Sonst haben Sie zu viel Vorsprung vor mir. Machen Sie mir eine Tasse Tee«, ordnete sie an. Iain West machte sich offenkundig nur vor, dass er das Institut leitete.

Während der Computer und der Wasserkessel surrten, setzte sich Pam an die Tastatur.

»Es gibt nicht viel zu sagen zu dem ganzen Mist; sie wurden erschossen, das kann jeder sehen«, stellte sie schroff fest. Pam war vertraut mit dem emotionalen, ungeplanten Chaos echter Morde. Deshalb lasen sie und die anderen Mitarbeiter zur Entspannung oft spannende Krimis, in denen der Mörder klare Hinweise hinterlässt und sich am Ende alle Puzzleteile, die widersprüchlichen Fakten und deren Interpretationen, die den unschönen Aspekt echter Ermittlungen darstellen, zusammenfügen.

Sie hatte recht, an diesem Tag gab es keine Geheimnisse zu entschlüsseln. Aber jeder Fall war ein Geschwister- oder Elternteil, ein Kind, ein geliebter Mensch. Jeder war für Familie und Freunde etwas Besonderes, und jeder stellte für mich ein einzigartiges Puzzle dar, das ich lösen musste. Die sechs Tische zogen sich bis zum Ende des Raumes hin, mit einer Leiche auf jedem zweiten Tisch: Die leeren Tische dazwischen dienten zum Einsammeln und Dokumentieren der unzähligen Gewebeproben.

Die erste Leiche war Michael Ryan. Vermutlich würden die meisten Hinterbliebenen nicht wollen, dass er in derselben Leichenhalle lag wie seine Opfer, geschweige denn auf demselben Obduktionstisch. Die Presse wies immer noch voller Schadenfreude darauf hin, dass er von der SAS-Spezialeinheit ausgeschaltet worden war – trotz der Presseerklärung der Polizei, in der nach meiner Einschätzung am Tatort vergangene Nacht bestätigt wurde, dass er Selbstmord begangen hatte. Nun mussten wir diesen Selbstmord durch die Autopsie bestätigen.

Eine Obduktion, auch Autopsie genannt, wird aus zwei Gründen durchgeführt. Sie kann zum einen nach einem natürlichen Tod erfolgen, für gewöhnlich in einem Krankenhaus, obwohl die Todesursache bekannt ist, um die medizinische Diagnose zu bestätigen und möglicherweise die Auswirkungen der Behandlung zu untersuchen. Die direkten Angehörigen des Verstorbenen werden gebeten, eine Obduktion zuzulassen, sie haben aber das Recht, sie abzulehnen. Zum Glück stimmen viele zu. Ihre Entscheidung kann anderen Patienten helfen, indem sie dem medizinischen Personal eine ausgezeichnete Möglichkeit zu lernen und Behandlungsmethoden zu verbessern bietet. Einer solchen Bitte nachzukommen, zeugt meines Erachtens von Großmut.

Zum andern wird eine Obduktion angeordnet, wenn die Todesursache unbekannt ist oder ein unnatürlicher Tod vermutet wird. Dann wird der Fall an den Coroner übergeben. Alle verdächtigen, unnatürlichen, kriminellen oder unerklärlichen Todesfälle werden nicht nur pathologisch obduziert, sondern auch rechtsmedizinisch untersucht. Dabei handelt es sich um eine vollständige und extrem detaillierte äußere und innere Leichenschau.

Anschließend fasst der Rechtsmediziner diese Details im Obduktionsbericht zusammen.

Der Bericht muss die formale Identifizierung des Verstorbenen bestätigen, und allein das ist ein langwieriger und komplexer Prozess, der manchmal nicht abgeschlossen werden kann. Der Bericht erklärt auch, warum die Obduktion von der Polizei oder dem Coroner angeordnet wurde. Die bei der Obduktion Anwesenden werden aufgeführt. Der Bericht spezifiziert sämtliche daran anschließenden Laboruntersuchungen.

Der Großteil des Berichts ist eine Beschreibung dessen, was der Rechtsmediziner herausgefunden hat. Für gewöhnlich bieten wir eine Interpretation unseres Befunds an und nennen am Ende eine Todesursache. Falls wir nicht wissen, woran die Person gestorben ist, geben wir das an – wobei wir in der Regel vorher alle Möglichkeiten erörtern.

Trotz unserer langjährigen Ausbildung im Bereich des makro- und mikroskopischen Erscheinungsbildes der Organe bei Tausenden von Krankheiten ist häufig das sorgfältige Anschauen des vor uns liegenden Körpers der entscheidende Teil der Autopsie. Während der detaillierten äußeren Leichenschau messen und notieren wir Größe, Lage und Form jedes Kratzers und Blutergusses sowie Einschusslöcher und Stichwunden. Das mag simpel erscheinen im Vergleich zur inneren Leichenschau, aber es hat sich oft als der wichtigste Teil bei der Rekonstruktion eines Mordes erwiesen. Man macht es sich zu einfach, wenn man die äußere Leichenschau lediglich als Formalität betrachtet und sie deshalb allzu schnell durchführt. Denn nachdem der Leichnam verbrannt worden ist, könnten wir bedauern, nur dürftige Aufzeichnungen gemacht zu haben.

Michael Ryan war ein Massenmörder. Er tötete 16 Menschen und verwundete nahezu genauso viele. Bis dahin hatte ich mich in meinem Beruf auf die Opfer von Verkehrsunfällen, Verbrechen oder Menschen konzentriert, die einfach nur Pech hatten. Straftäter bekam ich selten auf den Tisch, und ganz sicher war noch nie jemand dabei, der so viel Tod und Leid verursacht hatte. Konnte ich beziehungsweise sollte ich Ryan den gleichen Respekt entgegenbringen, den ich seinen Opfern erwies?

Ich wusste, dass das meine Pflicht war. Gefühle sind im Obduktionssaal fehl am Platz. Vermutlich ist eine der größten Fähigkeiten, die ich erlernt habe, keine moralische Ablehnung zuzulassen, die nach Ansicht einiger Menschen nicht nur berechtigt, sondern auch geboten wäre. Was auch immer ich gegenüber diesem jungen Mann und seinen Taten empfand, ich schaltete es in meinem Verstand und meinem Herzen aus. Ich wusste, dass seine Untersuchung genauso viel, wenn nicht sogar noch größere Sorgfalt und Aufmerksamkeit als die seiner Opfer erforderte. Nur nach einer gründlichen und stichhaltigen körperlichen Untersuchung konnte ich den Coroner mit der benötigten Information ausstatten, die er vor Gericht brauchte. Ich wusste, dass Beweise für einen Urteilsspruch entscheidend waren, auch um juristische Anfechtungen oder unvermeidliche Verschwörungstheorien im Keim zu ersticken.

Es war nur schwer vorstellbar, dass der schlanke junge Mann, der nackt vor mir auf dem Obduktionstisch lag, Amok gelaufen war. Jeder im Raum – Police Officer, Sektionsassistenten, sogar Pam – starrte ihn mit Unverständnis an. Er sah so verwundbar aus wie jedes Opfer eines Verbrechens, wie die Opfer seines Verbrechens.

Dann machte ich mich an die Arbeit, das heißt, den Körper vollständig zu untersuchen, vor allem die Eintritts- und Austrittswunden an seinem Kopf. Als Nächstes öffnete ich die Leiche, sah mir den Körper von innen an und entnahm Proben für die toxikologische Untersuchung. Und schließlich verfolgte ich den Schusskanal der Kugel durchs Gehirn.

Sobald ich mit der Arbeit begann, breitete sich eine tiefe Stille aus. Keine Stimmen. Kein Klappern. Kein Hämmern. Einfach nur Stille. Sogar die Temperatur schien merklich zu sinken. Als ich fertig war, wurde der Leichnam hinausgerollt. Niemand wollte in der Nähe dieses seltsamen jungen Mannes sein, der zurückgezogen bei seiner Mutter gelebt hatte, eine Leidenschaft für Feuerwaffen und weiß Gott was für Fantasien hegte.

Nun wandte ich mich Ryans Opfern zu. Es würde ein langer, anstrengender Tag werden. Mit metallischem Klang wurden die Türen der Kühlfächer geöffnet und wieder geschlossen, wenn die Untersuchung einer Leiche beendet war und die nächste an die Reihe kam. Abgesehen von diesem Geräusch und meiner Stimme, während ich Pam diktierte, blieb es still im Raum. Unterstützt wurde ich von einer Forensikerin in der Ausbildung, Jeanette MacFarlane. Pam tippte, was ich diktierte, und wechselnde Schichten von Fotografen und Police Officers folgten mir von Tisch zu Tisch, die höhergestellten machten sich Notizen, andere nahmen meine Beweistüten entgegen.

Die Sektionsassistenten räumten hinter mir auf, säuberten die Leichen, nähten sie wieder zu und bereiten sie so vor, dass sie den Angehörigen gezeigt werden konnten.

Die Todesursachen waren eindeutig. Alle Opfer waren durch Schusswunden gestorben. Keiner von ihnen hatte Ryan mit Waffen hantieren sehen und daraufhin einen Herzinfarkt bekommen. Aber es war meine Aufgabe, nach etwaigen natürlichen Todesursachen oder Erkrankungen zu suchen, die den Tod möglicherweise beschleunigt hatten. Wieder musste ich jede einzelne Wunde sorgfältig dokumentieren, beschreiben, analysieren, die Schusskanäle verfolgen. Ich ging um jeden Leichnam herum, gab den Fotografen Anweisungen, vermaß Wunden, notierte Abweichungen, diktierte Pam meine Befunde. Allmählich entstand ein Bild von Ryans Tag des Wahnsinns.

Die mit einem einzigen Schuss getöteten Opfer waren meistens aus der Entfernung niedergestreckt worden. Kam Michael Ryan dagegen in die Nähe des Opfers, schien das bei ihm den Drang ausgelöst zu haben, mehrmals zu feuern.

Als seine Mutter, die in einer Schulkantine arbeitete, von einer Freundin erfuhr, was vor sich ging, eilte sie nach Hause, um ihn aufzuhalten. Die Freundin fuhr sie nach Southside, und das letzte Stück ging sie zu Fuß zu ihrem Haus, vorbei an Verletzten und Toten. Furchtlos näherte sie sich ihrem Sohn. Sie sagte: »Hör auf, Michael!«

Er sah sie an und schoss ihr mit dem halbautomatischen Gewehr ins Bein. Sie fiel vornüber zu Boden. Meiner Meinung nach wollte er sie mit diesem Schuss nur verletzen. Aber dann ging er zu ihr, stellte sich über sie und tötete sie mit zwei Schüssen in den Rücken.

Diese beiden Schüsse wiesen die typischen Schmauchspuren und anderen Verbrennungsrückstände um die Wunde herum auf, wenn die Waffe aus kurzer Distanz abgefeuert wird, aus vielleicht höchstens 15 Zentimeter Entfernung. Möglicherweise hatte er ihr nicht ins Gesicht sehen können, als er sie tötete. Bis zu ihrem Eintreffen hatte er sich in dem begrenzten Gebiet rund um das Haus bewegt, und ich persönlich stellte die Theorie auf, dass ihr Tod etwas in ihm auslöste, seinen Amoklauf durch die Stadt auszudehnen. Möglicherweise konnte er sich erst dann so richtig an der ungewohnten Macht berauschen, die er durch die Waffen über die Unbewaffneten besaß.

Im Laufe der darauffolgenden Tage setzte ich meine seltsame Arbeit fort, ging langsam von einem Körper zum nächsten über. Der Tod war für diese Menschen ein unerwartetes, brutales Ende ihres friedlichen und möglicherweise eintönigen Lebens gewesen. Allen in der Leichenhalle ging das sehr nahe, aber wir konnten uns nicht erlauben, unserem Gefühl von Entsetzen und Bestürzung nachzugeben. Betroffenheit hat bei der Arbeit eines Rechtsmediziners nichts zu suchen. Mit klinischer Distanziertheit müssen wir nach der Wahrheit suchen. Um der Gesellschaft zu dienen, müssen wir manchmal unser eigenes Mitgefühl ausblenden. Ich glaube, dasselbe ausgeblendete Mitgefühl meldete sich kraftvoll zurück, als ich fast 30 Jahre später über Hungerford flog.

So lange hat es tatsächlich gedauert, bis ich mir eingestehen konnte, wie betroffen ich von diesem Massaker gewesen war. Damals gestattete ich mir weder Entsetzen noch Trauer, in keiner Weise. Meine Kollegen, Alphamänner oder danach Trachtende, waren meine Vorbilder. Und sie hätten so etwas nie gezeigt, zum Ausdruck gebracht oder zu denken getraut. Um diese Arbeit zu verrichten, musste ich mich an der professionellen Integrität des Rechtsmediziners Professor Keith Simpson orientieren, der mich als Teenager dazu inspirierte, diesen Beruf anzustreben. Hatte er je über Betroffenheit oder Entsetzen geschrieben? Nie.

Als Iain aus dem Urlaub zurückkehrte, fragte er mich nicht nach Hungerford, er gab mir weder Ratschläge noch sprach er die Ereignisse überhaupt an. Sicher war er wütend auf mich, weil ich in seiner Abwesenheit einen so großen Fall übernommen hatte, andererseits musste ich ihn schließlich vertreten. Hätte ich ihn ausfindig machen und aus dem Urlaub zurückholen können? Vielleicht, und für diesen Fall hätte er sicher gern seinen Urlaub abgebrochen. Wir wussten beide, dass er einen derartig großen Fall hätte bearbeiten sollen: Er hatte bereits Erfahrung mit IRA-Bombenanschlägen und Geschossen; Ballistik war sein Spezialgebiet.

Seine Wut präsentierte sich als Kühle. Allmählich sickerten Berichte von Kollegen durch, dass laut Iain eines der dümmsten Dinge, die Ryan hatte tun können, darin bestand, ausgerechnet während seines Urlaubs Amok zu laufen. Und unter uns fügten wir hinzu, dass Iain ihn auch deshalb für einen Idioten hielt, weil er sich selbst erschossen hatte und dadurch den berühmten Dr. West einen spektakulären Auftritt vor Gericht vorenthalten hatte.

Lange Zeit stand Hungerford zwischen uns, aber meine Position im Guy's, vermutlich sogar in ganz Großbritannien, hatte sich durch die Arbeit an diesem Fall zweifellos verändert. Ich war nun selbst ein anerkannter Rechtsmediziner.

3

Mein seltsamer emotionaler Flashback zu den Ereignissen 1987 in Hungerford konnte ich leicht beiseiteschieben, sobald ich Funkkontakt mit dem kleinen Flughafen hergestellt, das Flugzeug in den Landeanflug gebracht und sicher gelandet war. Es handelt sich um eine Cessna 172, die ich mir mit etwa zwanzig anderen Menschen in Liverpool teile. Es macht mir Spaß (und ist verrückt, denn von Tür zu Tür wäre ich mit dem Zug fast immer schneller), zu Besprechungen und Obduktionen in andere Teile Großbritanniens und Irlands zu fliegen.

Bei strahlendem Sonnenschein holperte ich über die Landebahn des grasbewachsenen kleinen Flugfeldes, kam zum Stehen und schaltete den Motor ab. Ich kletterte aus der Cessna und entdeckte meine auf mich wartenden Kollegen. Es ging mir gut. Als wir losfuhren, fragte ich mich, ob ich mir nur eingebildet hatte, dass hier etwas passiert war. Hatte ich etwa im Cockpit unter Sauerstoffmangel gelitten? Sehr unwahrscheinlich bei einer Höhe von 3000 Fuß. In jedem Fall war ich sicher, dass meine Reaktion nicht so heftig gewesen sein konnte, wie ich sie in Erinnerung hatte. Und es war schon gar keine Panikattacke.

Als ich später zurückflog, verlangten die wechselhaften Wetterbedingungen meine ungeteilte Aufmerksamkeit, und ich dachte kaum noch an Hungerford. Lediglich, um den Gedanken daran zu verdrängen. Da kam mir zum ersten Mal in den Sinn, dass einer der Gründe, selbst zu fliegen, darin bestand, dass der Pilot derart darauf konzentriert ist, am Leben zu bleiben, dass alle anderen Gedanken, Gefühle und Ängste wirkungsvoll unterdrückt werden.

Endlich wieder zu Hause, verzogen sich die Wolken und machten Platz für einen lauen Sommerabend. Ich mixte mir einen Whisky Soda und setzte mich auf die Veranda, um die letzten Strahlen der untergehenden Sonne zu genießen.

Aber plötzlich, völlig unerwartet, erinnerten mich diese perlmuttfarbige Sommerdämmerung und die gedämpfte Stille an … Hungerford. Schon wieder. Mein Herz schlug schneller. Ich fühlte mich schwindlig – dabei hatte ich noch keinen einzigen Schluck getrunken. Wieder einmal bewegte ich mich langsam durch die Straßen einer Kleinstadt, in denen reglose Körper in Blutlachen neben dem Rasenmäher, im Auto und auf dem Bürgersteig lagen. Ein Gefühl von Furcht erfasste mich und drückte meine Brust fest zusammen.

Ich atmete tief ein, um mich zu beruhigen, erinnerte mich selbst daran, dass ich nun wusste, was gerade mit mir passierte. Ich hatte festgestellt, dass mein Verstand mir einen Streich spielte. Offensichtlich. Folglich musste ich ihn mit viel Mühe wieder unter Kontrolle bringen. Selbstverständlich.

Weiteratmen. Die Augen schließen. Ich musste dieses Gefühl zerquetschen, wie Schnee in einer Faust.

Langsam entspannte sich mein Körper, öffneten sich meine geballten Fäuste, atmete ich ruhiger. Zitterig hob ich das Glas an meine Lippen. Ja. Es war wieder alles unter Kontrolle.

Als ich das Glas geleert hatte, konnte ich bedenkenlos zwei Fragen beantworten, die ich mir an jenem Morgen im Flugzeug gestellt hatte. Nein, ich musste keinen Psychologen aufsuchen und schon gar keinen Psychiater. Allein der Gedanke war absurd. Und es gab auch keinen guten Grund, warum ich aufhören sollte, als Rechtsmediziner zu arbeiten. Was auch immer heute mit mir vorging, würde bald vorbei sein, und alles wäre wieder gut. Ganz sicher.

***

Ein paar Monate später, im Herbst 2015, forderten Terroranschläge auf Pariser Bars, Restaurants, ein Sportstadion und ein Konzert 130 Menschenleben und Hunderte weitere verletzte Personen. Ich hatte Bereitschaftsdienst, als ich in den Radionachrichten davon erfuhr. Hinter den Reportern hörte man das Heulen der Sirenen der Krankenwagen und der Polizeiautos und die Stimmen aufgebrachter Menschen. Die Klanglandschaft des Grauens. Ich musste mit dem Wagen anhalten.

Ich saß in einer Haltebucht in der Nähe meines Hauses und schloss die Augen. Aber meine Augen konnten immer noch sehen, und meine Ohren konnten immer noch hören. Blaulicht der Krankenwagen, Polizeiabsperrungen, ganze Reihen von Obduktionstischen unter dem Neonlicht der Leichenhalle und die darauf liegenden Körperteile. Rufe. Funkgeräte der Polizei. Schreie der Verletzten. Vor mir Körper. Den Geruch des Todes in meiner Nase. Ein Fuß, eine Hand, ein Kind. Eine junge Frau, die in einer Diskothek getanzt hatte, ihre Eingeweide quollen hervor. Männer in Anzug und Krawatte, aber ohne Beine. Büroangestellte, Teedamen, Studenten, Rentner. Jeder von ihnen zerstört.

Ich weiß nicht, welche der mir bekannten Katastrophen gerade vor meinem inneren Auge ablief: die Bombenanschläge von Bali, die Terroranschläge vom 7. Juli in London, der Eisenbahnunfall von Clapham, der Untergang der *Marchioness*, der 11. September in New York, das Massaker von Whitehaven … oder vielleicht alles zusammen.

Ich wartete am Straßenrand, bis die Flutwelle, die über mich gekommen war, zurückging. Als es vorbei war, blieb ein Gefühl von Elend und Grauen zurück. Der Geruch menschlicher Verwesung schien noch für Minuten in der Luft zu hängen. Ich atmete ein paarmal tief durch, und er verschwand wieder.

Ich fuhr erschüttert los, hatte mich aber unter Kontrolle.

Vielleicht musste ich doch mit einem Fachmann darüber sprechen. Eventuell mit einem Priester? Jedenfalls mit jemandem, der von Berufs wegen unsere Schwächen zu erkennen und uns Kraft zu geben vermag.

Unwillkürlich schüttelte ich den Kopf. Natürlich nicht. Die Ereignisse in Paris waren schrecklich, aber ich war nicht zu Hilfe gerufen worden, und diese Geschehnisse hatten nichts mit mir zu tun. Ich verfügte über umfassende Kenntnisse über den Tod und fürchtete ihn nicht. Die Nachrichten aus Paris hatten unerwartet einen Erinnerungsspalt geöffnet, aber dieser hatte sich bereits wieder geschlossen. Da ich wusste, was für eine lange, arbeitsreiche Nacht die Kollegen in Frankreich vor sich hatten, empfand ich echtes Mitgefühl für sie.

Ich setzte meine Fahrt ins rechtmedizinische Institut fort, um wie gewohnt mit der Arbeit zu beginnen. Sicher ging es mir wieder gut.

4

Schon in frühen Jahren hatte ich eine Beziehung zum Tod, die vertraut und zugleich distanziert war. Ich stamme aus einem gutbürgerlichen Elternhaus nahe London. Mein Vater war Buchhalter und zog mit meiner Mutter aus dem Norden in den Süden Englands, um dort sein Glück zu machen. Reich wurde er nicht, aber es ging uns gut: Menschen, die gern kategorisieren, würden uns der unteren Mittelschicht zuordnen. Meine Schwester ist zehn Jahre älter als ich, mein Bruder fünf. Ich war das geliebte Nesthäkchen der Familie, und ungewöhnlich waren wir nur in einer Hinsicht. Unsere Mutter litt an Herzbeschwerden, die dazu führten, dass sie allmählich immer schwächer wurde.

Als Kind war sie an rheumatischem Fieber erkrankt, und eine der damit einhergehenden Komplikationen war eine fortschreitende Schädigung der Mitralklappe. Heute weiß ich das. Damals wusste ich nur, dass sie bereits nach geringer Anstrengung atemlos war und sich, im Unterschied zu den Müttern anderer, oft hinsetzen musste.

Meine große Schwester, Helen, versicherte mir, dass meine Mutter früher eine lebhafte, humorvolle Frau gewesen sei, die meinen unwilligen, mürrischen Vater gnadenlos bei jeder Gelegenheit auf die Tanzfläche zerrte. Eine junge Frau, die kurz vor Kriegsausbruch mit ihm zu einer Tandem-Tour durch Europa aufgebrochen war. Die stets eine Stimmungskanone war.

Ich saß gern im Wohnzimmer und hörte den Geschichten meiner Schwester über meine Mutter zu. Die Wände waren damals ziemlich kahl, aber die Teppiche wogen das mit ihren grellen Farben und Mustern auf. In der Ecke stand ein kleiner Schwarz-Weiß-Fernseher, eines dieser Geräte, bei denen ein weißer Punkt in der Bildschirmmitte bleibt, wenn man das Gerät ausschaltet, und minutenlang in der Dunkelheit hypnotisierend leuchtet. Es gab auch eine Musiktruhe (eine riesige Kombination aus Plattenspieler und Radio), durch deren Vorderseite aus netzartigem Gewebe hauptsächlich leichte klassische Musik ertönte, von jener Art, die vom Mittelstand mit gesellschaftlichem Aufstieg verbunden wurde.

Der elektrische Heizofen verbreitete eine wohlige Wärme, auch wenn er vermutlich mehr Licht als Wärme abgab. Und die Sessel mögen abgewetzt gewesen sein, wurden aber geschickt mit Schonbezügen abgedeckt. Trotz allem war es beglückend, auf dem grellen Wohnzimmerteppich sitzend den Geschichten über diese lebhafte Frau zuzuhören. Aber sie schien nichts gemeinsam zu haben mit der Mutter, die oft matt im Bett lag. Oben. Oder im Krankenhaus.

Ihre Krankenhausaufenthalte waren lang und häufig – zumindest kam es mir als Junge so vor. Ich wurde oft zu meiner Großmutter in die Ferien ans Meer nach Lytham St Annes geschickt oder zu meiner Tante nach Stockport und fand erst sehr viel später heraus, dass es dabei nicht darum ging, dass ich mich am Strand vergnügte oder meinen Cousin sah, sondern um meiner Mutter Zeit für eine Operation und den Genesungsprozess zu verschaffen.

Wenn sie mit mir zu Hause war, bemühte sie sich sehr, sich ganz normal zu verhalten. Sie stand jeden Morgen auf und machte mich liebevoll für die Schule fertig (damals gingen selbst die jüngsten Kinder allein zur Schule). Erst als ich eines Tages meine Geige vergessen hatte, unerwartet zurückkehrte und sie im Bett vorfand, erkannte ich, dass sie jeden Morgen förmlich auf dem Bett zusammenbrach, sobald wir aus dem Haus waren. Sie war genauso erschrocken, dass ich dies herausgefunden hatte, wie ich über meine Entdeckung. Ich war so verblüfft, dass ich sogar mit der armen Frau schimpfte. Ich wünschte mir, dass es ihr bald besser gehen und sie wieder die Mutter sein würde, die sie nach jedermanns Ansicht früher war. Aber selbst ich konnte sehen, dass sie vor meinen Augen dahinschwand.

Eines Tages im Dezember kam ich aus der Schule nach Hause, und sie war nicht mehr da. Sie lag, wie ich heute weiß, im Royal Brompton Krankenhaus. Noch mehr Untersuchungen und Bettruhe. Damals war sie 47 Jahre alt.

Am ersten Weihnachtsfeiertag fuhren wir zu ihr. Meine Erinnerung an diesen Besuch ist unter der Last der darauffolgenden Erinnerungen an die zahlreichen Krankenhäuser meines Berufslebens beinahe verschüttet. Ich muss tief durch viele geologische Schichten graben, bis ich zu Weihnachten 1961 vordringe. Aber was ich dort finde, verwischt sich, wenn ich es zu betrachten versuche. Es lösen sich nur einzelne Eindrücke heraus.

Mir war klar, dass Neunjährige im Allgemeinen auf Krankenhausstationen nicht gern gesehen sind. Man sagte mir, ich solle mich von meiner besten Seite zeigen. Mit diesem Wissen wurde ich durch hohe, widerhallende Flure geführt. Geschäftige Krankenschwestern in schicken, gestärkten Uniformen huschten an uns vorbei. Auf jeder Seite gab es riesige Zimmer. Es roch nach Desinfektionsmittel. Durch hoch angebrachte Fenster fiel das gelbliche Licht eines trüben Londoner Tages herein. Ich folgte meinem Vater auf eine große Station. Eine lange Reihe Betten, alle weiß, alle bereit für den nächsten Patienten. In meiner Erinnerung waren alle bis auf eins leer. Darin lag meine Mutter und, wenn ich jetzt zurückdenke, schien es mir, als sei sie an Weihnachten der einzige Patient auf dieser Station gewesen.

Ich wünschte, ich könnte mich daran erinnern, wie meine Mutter mich begrüßte, wie sie mich angesehen hat. Ich vermute, dass sie mich umarmt und meine Hand gehalten hat. Ich glaube, das hat sie getan. Vermutlich bin ich aufs Bett geklettert und habe ihr die Spielsachen gezeigt, die ich geschenkt bekommen habe. Vielleicht habe ich ein paar Geschenke mit ihr zusammen ausgepackt. Ich denke, so war es. Ich hoffe es.

Ein paar Wochen danach, an einem kalten Januarmorgen stand ich so früh auf wie sonst auch und verließ das Zimmer, das ich mit meinem Bruder, Robert, teilte, um ins Elternschlafzimmer zu gehen und zu meinem Vater unter die Decke zu schlüpfen. Das tat ich jeden Morgen. Aber an diesem Morgen stimmte etwas nicht. Das Bett war kalt. Die Laken waren immer noch glatt. In diesem Bett hatte niemand geschlafen.

Ich schlich zum oberen Ende der Treppe. Licht brannte. Zu so früher Stunde brannte im Haus Licht. Und ich hörte Stimmen. Sie sprachen nicht normal, wie sie es tagsüber taten. Es war wie ein nächtliches Flüstern, seltsame, besorgt klingende Töne. Ich ging leise zurück und legte mich in mein Bett. Wartete. Sorgte mich. Irgendetwas war passiert, und früher oder später würde es mir jemand erklären.

Schließlich kam unser Vater herein.

Erschrocken sah ich, dass er weinte. Wir starrten ihn an, Robert blinzelte, weil er gerade erst aufgewacht war.

Unser Vater sagte: »Eure Mutter war eine wunderbare Frau.«

Für mich als Neunjährigen war diese Aussage unklar. Robert musste mir die Bedeutung der Vergangenheitsform erklären, dass für unsere Mutter nun die Vergangenheit zutraf. Weil sie tot war.

Später erfuhr ich, dass mein Vater und meine Schwester sie am Vorabend so wie immer im Royal Brompton besucht hatten. Es ging ihr zwar nicht gut, aber auch nicht schlechter als sonst. Sie wünschten ihr wie immer eine gute Nacht und wollten gerade gehen, als eine Schwester sie beiseitenahm und sagte: »Ist Ihnen klar, wie krank die Patientin ist? Ich befürchte, Mrs Shepherd wird die Nacht nicht überleben.«

Das waren erschreckende Nachrichten, denn die Möglichkeit ihres Todes war schlichtweg niemandem in den Sinn gekommen. Und wenn es meinem Vater doch eingefallen wäre, oder wenn einer der Ärzte es ihm gesagt hätte, hätte er sich vermutlich eingeredet, dass es nicht sein könne. Sie war im Krankenhaus, um wieder gesund zu werden. Die Familie besuchte sie. So waren die Dinge eben. Niemand hatte ein Ende erwartet.

Tatsächlich war sie unheilbar krank. Ihr Herz versagte zunehmend, und sie litt mittlerweile an Bronchopneumonie, einer Krankheit, die oft als »Freund der alten Menschen« bezeichnet wird, weil sie die Geschwächten von ihrem Leid erlöst. Der Körper meiner Mutter war zu schwach, um gegen die Lungenentzündung anzukämpfen, obwohl es Antibiotika gab, um die Infektion zu behandeln. Wenn es doch schon Penizillin gegeben hätte, als meine Mutter als Kind am rheumatischen Fieber erkrankte!

Jahre später, ich war Student der Medizin, zog mein Vater feierlich ihren Obduktionsbericht aus der Schublade und bat mich, ihm diesen zu erklären. Ich erzählte ihm, inwiefern die Reaktion ihres Körpers auf das rheumatische Fieber in der Kindheit Stoffe in ihrem Blut produziert hatte, die die Bakterien abtöteten. Aber diese Stoffe griffen nicht nur die Krankheitserreger an, sondern auch das körpereigene Gewebe – in diesem Fall, was recht typisch ist, die Mitralklappe. Die Klappe, die den Blutfluss durch die linke Herzkammer kontrolliert, war derart vernarbt, dass sie unbeweglich geworden war und teilweise geschlossen blieb. Jedes Mal, wenn meine Mutter zu einer Operation am offenen Herzen in die Klinik musste, stachen die Chirurgen buchstäblich ihre Finger durch die Klappe, um die Klappensegel zu befreien. Ergebnis: Sie konnten sich wieder bewegen, und der Blutfluss zwischen dem linken

Vorhof und der linken Herzkammer war wieder hergestellt. Oder zumindest verbessert. Für eine Weile.

Deshalb war meine Mutter so oft völlig geschwächt im Krankenhaus verschwunden und gestärkt zurückgekehrt. Aber mit jedem Mal fiel die Besserung geringer aus.

Für die damalige Zeit war die Operation am offenen Herzen Pionierarbeit, aber es war nicht möglich, den Kampf gegen eine störrische Herzklappe zu gewinnen, die zu zerstören sich der Körper der Patientin zur Aufgabe gemacht hatte. Als ich zehn Jahre später anfing, Medizin zu studieren, war diese Art der Behandlung bereits überholt. Mittlerweile hätte man ihr eine neue, künstliche Herzklappe einsetzen können. Sie hätte überlebt und noch viele Jahre ein aktives Leben führen können.

Als meine Mutter starb, wusste ich all das noch nicht. Ich wusste auch nicht, was ich fühlen sollte. Alle sahen mich mit Tränen in den Augen an und erwarteten irgendetwas. Aber was? Ich ging nach nebenan, zum Haus meines Freundes John. Es war ein Samstag, und die ganze Familie war da. Seine Mutter war herzlich und hatte Tränen in den Augen. John und ich sahen uns Trickfilme im Fernsehen an. Selbst wenn sie lustig waren, dachte ich, dass ich nicht lachen sollte.

All das wiederholte sich kurz danach, als ich aus der Schule nach Hause kam und das Haus voller Verwandter und Blumen war. Später fand ich heraus, dass die Beerdigung stattgefunden hatte. Es war niemandem in den Sinn gekommen, dass ich dabei sein sollte. Als ich eintrat, sahen mich alle mitleidig an. Was erwarteten sie von mir? Was sollte ich tun oder sagen? Ich spürte nichts. Vielleicht begriff ich tief in meinem Innern einfach nicht, was der Tod bedeutete. Meine Mutter war so oft verschwunden, aber immer zurückgekehrt. Vielleicht vertraute ich allem Anschein zum Trotz darauf, dass sie auch dieses Mal wiederkommen würde.

Wenn ich an meine frühe Kindheit und an meine Mutter zurückdenke, dann erinnere ich mich an wenig und empfinde nichts für sie. Liegt das daran, dass sie so oft im Krankenhaus war, oder daran, dass sie auf seltsame Weise auch zu Hause nicht richtig präsent war, wenn sie sich dort aufhielt? Wieso erinnere ich mich an so viele Dinge aus dieser Zeit über meine Großeltern, meinen Bruder, meine Schwester, meinen Vater, meine Tante … aber an der Stelle, an der meine Mutter stehen sollte, ist nur Leere? Vermutlich wird es auch immer so bleiben.

***

Nach ihrem Tod passierte etwas völlig Überraschendes. Mein Vater veränderte sich. Ich nehme an, dass ihm klar wurde, was wir verloren hatten, und er deshalb für uns gleichermaßen Vater wie Mutter sein wollte. Er verwandelte sich von einem mürrischen in einen äußerst liebevollen Mann. Meine große Schwester unterstützte ihn sehr, obwohl sie beim Tod meiner Mutter bereits 19 war und nicht mehr zu Hause wohnte, sondern ein Lehramtsstudium begonnen hatte. Mein Vater hatte wohl gedacht, sie würde zurückkommen und sich um uns Jungs kümmern, aber sie war so klug, das nicht zu tun – wenn sie auch eine liebevolle und fürsorgliche große Schwester blieb –, selbst nach ihrer Heirat ein paar Jahre später.

Mein Vater kümmerte sich um den Haushalt, kaufte ein, kochte und arbeitete Vollzeit in einem Stadtteil, in dem es nur wenige alleinerziehende Väter gab und die wenigen dort existierenden Geschäfte stets geschlossen hatten, wenn Berufstätige einkaufen gehen konnten. Aber er war fest davon überzeugt, dass man etwas schaffen konnte, wenn man dazu entschlossen war. Er strich die Küche, wartete das Auto und lernte kochen (mit zugegebenermaßen wechselndem Erfolg). Außerdem organisierte er sein Leben so, dass es zu unseren Bedürfnissen passte, und dazu gehörte das Entdecken seiner Fähigkeit, Zuneigung zu schenken und selbst welche anzunehmen. Wenn ich daran zurückdenke, empfinde ich große Bewunderung für ihn.

Es gibt ein kleines Schwarz-Weiß-Foto von meinem Vater mit einem langbeinigen Kind auf dem Schoß. Das muss ich gewesen sein. Wir schlafen beide. Dieses Foto ist für die damalige Zeit sehr ungewöhnlich. Nachkriegsmänner waren in der Regel von viktorianischen Vätern aufgezogen worden und wussten einfach nicht, wie man ihren Söhnen Liebe und Fürsorge zeigt.

Er sorgte dafür, dass ich eine schöne Kindheit hatte. Ich ging gern zur Schule, bestand meine Prüfung für den Übergang zur weiterführenden Schule, schwamm gern, ging ins örtliche Jugendzentrum, sang im Chor und hatte viele Freunde. Einer dieser Freunde war der Sohn eines praktischen Arztes. Als wir etwa 13 waren, »lieh« sich dieser Freund eins der Medizinbücher seines Vaters aus dem Bücherregal aus und brachte es mit in die Schule. Es handelte sich um die dritte Auflage von *Simpson's Forensic Medicine* von Professor Keith Simpson, ein nicht sehr dickes, abgegriffenes rotes Buch, dessen Einband keinen spannenden Inhalt versprach. Der Innenteil war jedoch voller Bilder von toten Menschen. Genau genommen vor allem von ermordeten Menschen. Sie waren erwürgt, durch einen Stromschlag getötet, erhängt, erstochen, erschossen, erstickt … Professor Simpson hatte kein abscheuliches Schicksal ausgelassen. Er hatte alles gesehen. Ein Foto zeigte farnartige Haut, wie ein Blitzschlag sie hinterlassen kann. Auf einem anderen Bild war das Innere des Schädels eines Jungen zu sehen, der mit einem Ziegelstein erschlagen worden war. Und es gab eine Menge Bilder von Körpern in unterschiedlichen Verwesungszuständen.

Mittlerweile war ich natürlich mit dem Tod vertraut. Ich hatte persönlich viele seiner Auswirkungen erfahren. Aber ich wusste nichts über die physische Erscheinung des Todes. Meine Mutter war in einem Krankenhaus weit weg von mir gestorben, und natürlich hatte es niemand für angemessen gehalten, dass ich ihren Leichnam sehen sollte. Jeder Amateurpsychologe kann daraus schließen, was der Grund für mein außergewöhnliches Interesse an diesem Exemplar von *Simpson's Forensic Medicine* war. Es war nicht nur Interesse, es war Faszination. Es ging über Sensationslust hinaus und sehr viel weiter als die Begeisterung der anderen Jungen, sich zu »gruseln«.

Ich lieh mir das Buch aus und studierte es stundenlang. Ich las den Text immer wieder und betrachtete die dazugehörigen Bilder. Sie waren zweifellos anschaulich, vor allem, da zu jener Zeit keine Anstalten gemacht wurden, die Angehörigen zu schonen. Darum waren die Gesichter nicht unkenntlich gemacht worden.

Vielleicht wollte ich diese entsetzliche Sache, das Schlimmste, was passieren kann, diese Sache, die man Tod nennt, durch die distanzierten, klinischen, analytischen Augen des berühmten Simpson sehen. Vielleicht half Simpson mir, das nicht zu Bewältigende zu bewältigen. Vielleicht war ich aber auch einfach begeistert von dieser Mischung aus medizinischem Wissen und Detektivarbeit.

Ich hatte überlegt, Medizin zu studieren. Pathologie war interessant, aber Forensische Medizin ging darüber hinaus. Ich verstand, dass der forensische

Mediziner im Unterschied zum Pathologen »Patienten« hatte. Im Unterschied zu anderen Ärzten waren ihre Patienten jedoch schon tot. Und ganz sicher konnte man das nicht mit der Arbeit eines Allgemeinmediziners oder praktischen Arztes vergleichen, der jeden Morgen mit einer Reihe schniefender Menschen konfrontiert ist.

Ich erfuhr, dass der Rechtsmediziner zu jeder Tages- und Nachtzeit zu jedem verdächtigen Todesfall gerufen wird, also dem Ort des Verbrechens. Seine Arbeit (damals handelte es sich nahezu immer um einen »Er«) bestand darin, eine sorgfältige medizinische Untersuchung des Leichnams durchzuführen, um der Polizei bei der Aufklärung des Verbrechens zu helfen. Handelte es sich zum Beispiel um einen Toten mit Schussverletzungen, dann untersuchte er nicht nur den Tatort und die Wunden, sondern bestand auch darauf, so Simpson, die in unmittelbarer Nähe aufgefundenen Schusswaffen zu sehen.

Anschließend musste er sich vier Fragen stellen:

1. Konnte die Wunde durch die Waffe verursacht worden sein?
2. Aus welcher Entfernung war sie abgefeuert worden?
3. Aus welcher Richtung?
4. Konnte die Verletzung von einem *selbst* herbeigeführt worden sein?

Für Professor Keith Simpson gehörte das zur täglichen Arbeit. Begierig, mehr zu erfahren, las ich alles, was ich über ihn finden konnte, und begeisterte mich für die Art und Weise, wie er zu Tatorten eilte, damals oft mit der Dampfeisenbahn, und seine medizinischen Fähigkeiten einsetzte, um Kriminalbeamten beim Rekonstruieren von Mordfällen zu helfen, um das Unlösbare zu lösen, Unschuldige zu entlasten, vor Gericht auszusagen und den Täter seiner gerechten Strafe zuzuführen.

Danach war meine Zukunft für mich klar. Mein hochtrabendes Ziel bestand darin, der nächste Professor Keith Simpson zu werden.

5

Ich befand mich in einem riesigen, steril wirkenden, weiß gefliesten Keller in Bloomsbury. Grelle Neonlampen an der Decke. Vor mir lag unter einem Laken, die Form kaum erkennbar, die erste Leiche, die ich zu sehen bekam.

Alle Medizinstudenten am University College London belegten Anatomie. Es gab etwa 70 Studienanfänger, und wir wussten, was Anatomie bedeutete. Sezieren. Ich hatte einen Hundshai in der Schule zerlegt. Auch eine Ratte. Jetzt würden wir einen menschlichen Körper sezieren.

Als ich die Stufen hinunterging und das Formalin roch, erinnerte es mich sofort an das Biologielabor in der Schule. Wir durchquerten den Raum und passierten etwa 40 Tische, an denen die Studenten der höheren Semester mit Sezieren beschäftigt waren. Wir bewegten uns vorsichtig, wussten, dass sich unter den Laken tote Körper befanden. Als ich aus Versehen zu dicht an einem Tisch vorbeiging, verrutschte das Laken an einer Ecke und gab einen riesigen, haarigen Gorillafuß frei. Na toll, der war für den Kurs Vergleichende Anatomie. Ich lachte nervös. Wir alle lachten nervös. Jeder war nervös.

Für viele Menschen war das, was wir tun würden, abschreckend oder widerlich. Meine Angst gestaltete sich anders. Ich war immer noch entschlossen, Forensiker wie Professor Keith Simpson zu werden, aber bisher hatte ich tote Menschen nur auf Fotos gesehen. Wie würde ich wohl auf meine erste Leiche reagieren? Ich wusste, wenn ich erbrechen, blass werden, schwanken oder sogar in Ohnmacht fallen würde (und es gab Menschen im Raum, die kurz davor standen), wäre meine angestrebte Laufbahn vorbei, bevor sie überhaupt begonnen hatte.

Jeweils zu viert versammelten wir uns in unseren neuen, gestärkten, weißen Kitteln um einen Tisch. Die vor uns liegenden Körper würden uns die nächsten 18 Monate in unserem Anatomiekurs begleiten, bis wir physisch mehr über sie wussten, als sie jemals selber über sich gewusst hatten – gleichzeitig wussten wir weniger über sie persönlich als ein Fremder, der mit ihnen im Bus gefahren war und ihre Gesichtsregungen gesehen oder ihre Stimme gehört hatte.

Während wir auf den Dozenten warteten, versuchte jeder auf seine Weise, Gefühle zu verdrängen. Aber die unmissverständlichen Kurven dieser menschlichen Formen, die leblos unter den Laken warteten, veränderten die Dynamik in unserer Gruppe. Es gab viel Angeberei. Einige machten Witze, andere fühlten sich verpflichtet, herzhaft zu lachen. Blicke trafen sich, wurden erwidert. Ein paar Einladungen für Verabredungen wurden ausgesprochen. Unter diesem neuen ungewohnten Druck pulsierte der Raum nur so vor intensiver Kontaktpflege.

Dann begann der Dozent zu reden, und wir standen aufmerksam bei unseren Leichen, lauschten mit aufmerksamem Schweigen seinen Erklärungen. Das grelle Licht wurde von den Kacheln, von unseren Laborkitteln, von den glänzenden Skalpellen und unseren angespannten, blassen Gesichtern reflektiert.

Die Laken wurden entfernt, und da waren sie. Die Toten. Grau, reglos, schweigend, blicklos. Einige Studenten fixierten mit ihren Augen den Dozenten. Andere starrten auf den nackten Körper vor ihnen oder auf dessen ausdrucksloses Gesicht.

Auf unserem Tisch lag ein älterer Mann. Augen und Mund waren geschlossen, die Wangen angespannt, das Fleisch unter seinem Kinn fest, die Arme ausgestreckt neben dem Körper, sein Bauch rundlich, die Kniegelenke arthritisch, seine breiten Füße ausladend. Verwundbar und unverwundbar. Mensch und doch kein Mensch mehr.

Wir erfuhren, wann die Personen gestorben waren. Der Kandidat meiner Gruppe bereits vor über einem Jahr. Dieser Mann hatte seine sterblichen Überreste großmütig der medizinischen Wissenschaft hinterlassen, und anscheinend wurden wir unreife Studenten als medizinische Wissenschaft betrachtet.

Er war kurz nach dem Tod einbalsamiert und dann in Formalin eingelegt worden, bis er auf diesen Tisch gelegt wurde. Es dauerte eine Weile, bis ich verstand, dass seine seltsame Graufärbung auf das Formalin zurückzuführen war, das ihm injiziert wurde, um ihn zu erhalten, und keine Folge des Todes selbst.

Wir erfuhren weder die Namen dieser Leichen noch irgendetwas Persönliches über sie, möglicherweise um sie ein wenig zu enthumanisieren. Da ich *Simpson's Forensic Medicine* mittlerweile fast auswendig kannte, hoffte ich insgeheim wenigstens auf eine kleine Schussverletzung, aber wir wurden aufgeklärt, dass alle Personen eines natürlichen Todes gestorben seien und wir nicht nach einer Todesursache suchen würden – obwohl wir womöglich auf eine stoßen könnten. Dies war lediglich eine grundlegende Einführung in den menschlichen Körper und seine Funktionen. Wir würden selber sehen, wie die Muskeln mit den Knochen verbunden waren, wir würden Nervenstränge freilegen, die Verbindungen um die Nieren und die Gefäße um das Herz herum untersuchen.

Wir öffneten unsere Handbücher: Aitken, Causey, von Joseph und Young das *A Manual of Human Anatomy* (Handbuch der menschlichen Anatomie), Band 1, Kapitel 1: Brust und obere Extremitäten. Der Dozent erklärte, dass wir mit dem Aufschneiden des Brustkorbs in der Mitte beginnen würden. Schweigen trat ein, als er fragte, wer jeweils in der Gruppe das Skalpell übernehmen würde. Wer war bereit, den ersten Schnitt in das menschliche Fleisch zu tun?

Ich war dazu bereit. Das war eine wichtige Prüfung für mich. Ich musste wissen, ob ich es tun konnte.

Ich starrte auf das Gesicht des toten Mannes, das von seiner langen Geistesabwesenheit zeugte. Was hatte er gesehen? Was hatte er gewusst? Er war ein Teil derselben Welt wie unsere gewesen, aber in dem Jahr seit seinem Tod hatte sich diese Welt verändert und weiterentwickelt, nur er nicht. Ich schaute auf seine Brust. Die Haut darauf war nicht wie meine Haut. Sie war fest, gummiartig.

Ich nahm das Skalpell in die Hand. Zwar hatte ich schon früher in der Schule ein Skalpell benutzt, aber dieses hier fühlte sich schwerer an. Wie viel Kraft würde ich aufwenden müssen, um das menschliche Fleisch zu durchschneiden? Die Augen der Gruppe waren auf mich gerichtet. Niemand sprach.

Eine Hand positionierte das Skalpell auf der Brust des Körpers. Ich beobachtete die Hand und erkannte, dass es meine war. Die Gruppe drängte nach vorne. Ich drückte nach unten. Nichts geschah. Ich drückte fester und spürte, wie die Haut nachgab. Ich hatte einen Schnitt gemacht. Ich zog die Klinge langsam und fest nach unten. Das Fleisch teilte sich säuberlich, als ich in einer möglichst geraden Linie von der Drosselrinne bis zum Xiphoid, dem Schwertfortsatz des Brustbeins, schnitt. Wir waren im Begriff, diese Teile zu öffnen, so wie man ein Buch aufschlägt, und im menschlichen Körper zu lesen! In diesem Augenblick drängte es mich, tiefer zu forschen, um zu sehen, was darin enthalten war.

Ich war so in meine Arbeit versunken, dass ich den Dozenten, die anderen Studenten und den Geruch nach Formalin vergessen hatte. Als der Dozent redete, blickte ich auf, vor Überraschung blinzelnd. Um uns herum war Bewegung eingetreten. An einem anderen Tisch war ein Mädchen ohnmächtig geworden und wurde umringt von anderen, die sich Sorgen machten. Weiter hinten in dem riesigen Raum schlugen die Schwingtüren hinter einem zu, der schnell hinausgelaufen war. Einige andere Studenten gingen jetzt ebenfalls auf diese Türen zu. Einer davon war ein Freund, der nie wieder zurückkam, weder zu den Anatomiekursen noch zu anderen Medizinkursen. Aber unter denjenigen von uns, die geblieben waren, entstand eine neue Nähe. Indem wir eine Leiche sezierten, wurden wir gemeinsam zu Fachleuten. Wir bildeten eine sehr kleine Gruppe, eine Sekte, einen Stamm. Wir waren eingeweiht. Und für mich hatte dieser Jungfernflug mit dem Skalpell meine große Hoffnung bestätigt: Ich gehörte hierhin.

***

Ich begeisterte mich für die Anatomiekurse und freute mich, als ich erfuhr, dass die routinemäßigen Autopsien von Patienten, die im University College Hospital gestorben waren, täglich zur Mittagszeit durchgeführt wurden. Die Medizinstudenten durften dabei zusehen. Und das tat ich häufig, wenn ich nicht gerade von einem Bier oder einem Stück Kuchen in der Mensa der Mediziner angelockt wurde. Diese Lehruntersuchungen unterschieden sich sehr von unserer sorgfältigen, langsamen Analyse, Schicht für Schicht, Muskel für Muskel, jeder einzelne Nerv des menschlichen Körpers. Das war ein Ort, an dem ich Experten bei der Arbeit beobachten konnte. Sie schnitten entlang der Mittellinie auf, wie ich es im Anatomiekurs getan hatte – jedoch furchtloser. Dann sah ich, wie sie mit großer Sachkenntnis Schichten des Körpers abschälten, um die Organe freizulegen und die Todesursache aufzudecken. Eine schwere Krebserkrankung, eine befallene Bauchspeicheldrüse, eine Hirnblutung, eine verstopfte Arterie. Ich wollte sie alle sehen.

Die Universität war voller Möglichkeiten: interessante Dinge tun, Menschen treffen, studieren, Spaß haben. Welche Erleichterung war es, wenn ich das Haus verließ, um in diese Welt einzutauchen. Mein Zuhause hatte sich verändert. Es war zu einem angespannten und manchmal unbehaglichen Ort geworden. Mein Vater, auf der einen Seite liebevoll und umsorgend, konnte nach dem Tod meiner Mutter auch jähzornig sein. Sehr jähzornig sogar. Ich verstand, woher das kam: Seine geliebte Ehepartnerin war gestorben, und alle zuvor geteilten Lasten lagen nun auf seinen Schultern. Er war mit einem kleinen Sohn zurückgelassen worden, der seiner Liebe bedurfte, und einem weiteren Sohn, der unter dem Verlust seiner Mutter litt und sich zu einem schwierigen Teenager entwickelt hatte. Obendrein sehnte sich mein Vater nach weiblicher Gesellschaft.

Trotz seines großen Kummers begann er einige Zeit nach dem Tod unserer Mutter, Frauen zu treffen. Robert und ich protestierten nicht: Unser Vater war unglücklich, und eine seiner ersten Freundinnen, Lillian, war eine Witwe, durch die er sich – im Endeffekt wir alle – viel besser fühlte. Sie war warmherzig und mütterlich. Sie lachte viel. Unser eigenes Haus war ziemlich ruhig, ein Ort der Schatten, Erinnerungen und einiger leerer Räume, während es in Lillians Haus laut und lustig zuging, mit gutem Essen auf dem Tisch, an dem freundliche Gäste saßen. Und Lillian veranstaltete Partys! Wir nahmen zum Beispiel an einem Weihnachtsfest teil, bei dem unter Kichern und Scherzen mit den anderen Gästen eine Orange von Kinn zu Kinn weitergereicht wurde.

Leider gehörte aber Lillian bald der Vergangenheit an. Jemand – und die Hauptverdächtige war Lillian selbst – setzte das Gerücht in Umlauf, dass sie und unser Vater heiraten würden. Vater drehte sich auf dem Absatz um und machte sich auf und davon. Er hatte bislang unsere Mutter als eine Art Heilige betrachtet, und so schnell eine andere Frau zu heiraten hätte diesen Nimbus zerstört.

Eines Sommers, als wir alle auf einem Wanderurlaub in Devon unterwegs waren, verschwand unser Vater und verkündete, dass er einen alten Freund aufsuchen würde. Wir bemerkten, dass er sich für diesen alten Freund ziemlich in Schale geworfen hatte.

Am nächsten Tag brachte er »den Freund« mit zu uns. Ihr Name war Joyce. Sie hatte anscheinend früher im selben Büro wie unser Vater gearbeitet, aber dann London aus ungeklärten Gründen verlassen und sich in ihr Haus im Südwesten des Landes zurückgezogen.

Joyce gab sich alle Mühe, nett zu sein. Sie war mittleren Alters, bescheiden und so zuckersüß zu uns, dass sich mir der Magen umdrehte, aber ich habe es ihr nicht übel genommen, weil sie mir irgendwie leidtat. Sie hatte so etwas Eingeschüchtertes an sich. Und tatsächlich stellte sich heraus, dass sie mit ihrem kranken Vater und ihrer herrischen, anmaßenden Mutter zusammenlebte. In der Nähe hatte sie eine verheiratete Nichte, die freundlich zu sein schien. Abgesehen von der Nichte, dem anspruchslosen Vater und der schrecklichen Mutter hatte Joyce niemanden auf der Welt.

Ihre Beziehung mit unserem Vater war mehr als ein kurzes Wiedersehen in den Ferien. Sie begann, am Wochenende bei uns zu Hause aufzutauchen. Sie versuchte, sich mütterlich zu geben, aber sie wusste einfach nicht, wie man Verantwortung für Jungen im Teenageralter übernimmt. Doch sie kochte richtige Mahlzeiten, die mit den Kochkünsten meines Vaters nicht zu vergleichen waren. Einmal versuchte sie sich sogar an Paella, einem gewagten Gericht in den 1960er-Jahren. Sie brachte auch Ordnung und eine weibliche Note in unseren männlich geprägten Haushalt.

»Wir brauchen keine weibliche Note«, sagte Robert. Er mochte ihre zuckersüße Art nicht und lehnte ihre ungeschickten Versuche ab, die durch den Tod unserer Mutter entstandenen Lücken zu schließen. Mutterbedingte Lücken, wenn Umarmungen oder Gelächter fehlten, oder Gesprächspausen.

Ich protestierte nicht gegen sie, stellte aber fest, dass ich mich die meiste Zeit bei Freunden zurückzog, wenn sie zu uns kam. Fakt war, sie machte unseren Vater, wenn nicht wirklich glücklich, dann mindestens weniger launisch. Denn dieser freundliche und liebevolle Mann war im Verborgenen ein Vulkan. Er konnte jederzeit ausbrechen. Plötzlich. Unvorhersehbar.

Wenn er seine Geduld verlor, schrie er, brüllte, warf mit Gegenständen und erschreckte mich. Es kam nicht sehr häufig vor, aber ich wusste immer, dass in ihm ein Vulkan brodelte, der nur darauf wartete, bei einem Wutanfall auszubrechen. Es war so furchterregend, dass ich mir einmal sogar in die Hose machte.

Manchmal verbrachten wir ein wenig Zeit in dem gemütlichen, frisch gebohnerten Haus meiner Großmutter mütterlicherseits in der Nähe von Manchester. Eines Morgens, als ich etwa 13 war, kletterte ich dort wie gewohnt in das Bett meines Vaters, um mit ihm zu plaudern und eine Tasse Tee zu trinken. Ich rekelte mich bequem gegen seine Kissen, unter einem frischen Leinenlaken liegend und mit einem warmen Becher in den Händen, als er plötzlich sagte: »Ich überlege, Joyce zu heiraten.«

Eigentlich wollte ich schreien: »Nein!«

Aber ich sagte: »In Ordnung.«

Vielleicht würde er glücklich sein, wenn er sie heiraten würde. Und das wollte ich wirklich. Vielleicht würde er nicht mehr so oft in Jähzorn verfallen. Und auch das wollte ich.

Von uns wurde niemand zur Hochzeit eingeladen. Unser Vater fuhr einfach eines Tages nach Devon und kam verheiratet zurück. Für Joyce war es die erträumte Flucht vor ihrer mürrischen Mutter. In eine andere Art Gefängnis womöglich, weil sie jetzt alleine den Haushalt besorgen musste. Tatsächlich schien mein Vater so schnell die Hauswirtschaft aufzugeben, wie er vorher damit angefangen hatte. Vielleicht war es weniger ein Liebeswerben gewesen als ein Vorstellungsgespräch. Und der Job war: Haushälterin.

Ich glaube wirklich, dass Joyce versucht hat, eine gute Ehefrau zu sein. Unser Haus war sicherlich zu einem staubwedelgepflegten Ort geworden. Aber für mich gab es kein Entrinnen mehr: Joyce war immer da. Ich konnte noch nicht einmal meine Freunde nach Hause einladen, weil sie einfach nicht wusste, wie man Menschen empfängt. Aber sie war so nett, und glücklicherweise gab sie bald ihre ungeschickten Versuche auf, mir eine Mutter sein zu wollen, weil ich mich nicht bemühte, sie wie eine solche zu behandeln.

Mein Vater, Joyce, Robert und ich waren nur vier Menschen, die zufällig im selben Haus lebten. Selbst mein Vater verhielt sich ihr gegenüber distanziert. Ich kann diese Ehe nicht als glücklich bezeichnen. Es gab Streitereien und Zeiten eisigen Schweigens. Einmal setzte er sie, zu Roberts und meinem heimlichen Entzücken, bei ihrer Mutter in Devon ab. Aber sie kam zurück. Am darauffolgenden Tag gab es wieder Streit, gefolgt von nächtlichen Annäherungen, was mir im Rückblick klar wurde. Der Morgen danach war dann immer übertrieben liebevoll, was aber nicht lange andauerte. Es war, offen gesagt, verwirrend.

Robert ging zur Uni, um Jura zu studieren, ein Fachgebiet, das unser Vater außerordentlich begrüßte. Ich vermisste meinen Bruder, aber zumindest bedeutete seine Abwesenheit, dass es weniger Streitigkeiten und Wutausbrüche gab.

Ein Jahr später tauchte Robert wieder auf, er war bei seinen Prüfungen durchgefallen. Er verkündete, dass er Jura auf keinen Fall weiterstudieren wollte. Er würde zu Psychologie und Soziologie wechseln.

Das Ergebnis: ein explodierender Vater.

»Soziologie?«, brauste er auf. »Was für ein Fach soll das sein?«

Aber Robert studierte tatsächlich Soziologie und schlug dann eine erfolgreiche Laufbahn ein, indem er an mehreren Universitäten in Frankreich lehrte. Wo er für den Rest seines Berufslebens blieb.

Helen machte uns immer, wenn sie uns besuchte, auf all die Dinge aufmerksam, die aus unserem Haus verschwunden waren. Ich hatte mich entschieden, ihren Bemerkungen keine Beachtung zu schenken, aber als ich älter wurde, stellte ich fest, dass sie recht hatte. Unsere Mutter wurde allmählich »redigiert«. Im Laufe der Jahre verschwand alles, was mit ihr zu tun hatte, bis kein Nippes, Bild, Foto, Stickerei, Nähkorb, Buch, Staubtuch oder Geschirr übrig blieb. Die arme Joyce versuchte zwar, alle diese Sachen durch etwas Eigenes zu ersetzen, aber nichts, was sie kaufte oder tat, würde jemals die Leere füllen, die meine Mutter in diesem Haus hinterlassen hatte.

***

Zu der Zeit, als ich nach London ging, fühlte es sich manchmal an, als ob Joyce meine Mutter ausgemerzt und ihr zu einem gewissen Teil auch meinen Vater weggenommen hatte. Das alles änderte sich, als ich ein paar Jahre später meine Medizinausbildung absolviert hatte. Vater legte sein Amt im Stadtrat nieder und nahm einen Job als Buchhalter im Zentrum von London an. Jetzt waren unsere Treffen nicht auf meine gelegentlichen Besuche zu Hause im Beisein von Joyce beschränkt. Wir konnten uns zum Mittagessen in der Stadt treffen, und das taten wir häufig. Ich hatte wieder Zeit mit ihm allein.

Wir gingen immer in dasselbe Restaurant in der Greek Street. Es war so winzig, dass es einem wie ein privates Wohnzimmer vorkam. Das Essen war preiswert und köstlich, und ich vermute, dass die Küche alles andere als hygienisch mustergültig war, aber das spielte keine Rolle: Wir hatten herzliche, innige Vater-Sohn-Mittagessen. Es war wie in alten Tagen – ich meine, in der Vor-Joyce-Zeit. Er war entspannt und liebevoll und ich auch, nicht zuletzt weil ich nicht befürchten musste, dass der Vulkan in einem öffentlichen Lokal ausbrach.

Vielleicht begann mein Vater auch, mich als Arzt und Erwachsenen zu betrachten; jedenfalls war er sehr mitteilsam. Er erzählte mir, dass Joyce' »Nichte« in Wirklichkeit ihre Tochter war, gezeugt von einem kanadischen Flieger im Krieg. Joyce' Mutter hatte das Mädchen aufgezogen, und Joyce war zur Rolle einer gelegentlichen Tante verdammt – eine Geschichte, die in den 1940er-Jahren ziemlich üblich war. Diese große heimliche Scham hatte es Joyce' Mutter ermöglicht, sie fest unter der mütterlichen Fuchtel zu halten. Und als dann mein Vater auftauchte, hat Joyce, inzwischen eine Frau mittleren Alters, in ihm ihren Rettungsweg gesehen.

Das erklärte, warum es ihr nicht gelungen war, das geringste mütterliche Gefühl für zwei Jugendliche aufzubringen. Sie hatte nie die Chance gehabt, ihr eigenes Kind zu bemuttern.

Mein Vater beschrieb sogar das Elend seiner Hochzeit mit ihr, und wie er auf dem Weg nach Devon ernsthaft überlegt hatte, das Auto zu Schrott zu fahren. Nicht so schlimm, dass er dabei ums Leben gekommen wäre, sondern nur genug, um der Ehe zu entgehen. Aber, typisch für ihn, hatte er entschieden, dass er es durchziehen sollte, weil Joyce – oder wahrscheinlicher ihre Mutter – ihn sonst wegen des Bruchs des Eheversprechens verklagt hätte.

Ich musste schmunzeln, als ich hörte, wie mein Vater versuchte, bei allem, was er tat, korrekt zu sein, und ich erinnerte mich an das Wörterbuch, das er mir gegeben hatte, als ich 16 Jahre alt war. Auf die leere Seite neben dem Titel hatte er in gestochen scharfer Handschrift ein paar Verse von Alexander Pope geschrieben und sie sorgfältig mit Tinte eingerahmt. Wovon handelten jene Verse? Ich hatte sie als Teenager auswendig gelernt, aber jetzt konnte ich mich nur an ein Bruchstück davon erinnern.

Es müsse Wahrheit jeder Richterspruch
und Herzenslauterkeit verkünden.

Ich beschloss, in meine Wohnung zurückzugehen und alle Verse wieder auswendig zu lernen. Ich erinnerte mich, dass das Gedicht eine Anleitung für ein anständiges Leben und richtiges Verhalten bot. Mein Vater glaubte an diese Anleitung und wollte, dass auch ich es tat.

Bei einem dieser Mittagessen erzählte er mir, dass er nach dem Tod meiner Mutter oft mit dem Gedanken gespielt hatte, Selbstmord zu begehen. Nur das Gefühl, dass er Robert und mich nicht verlassen konnte, hatte ihn davon abgehalten. Um damit umgehen zu können, wurde ihm Valium verschrieben. Allmählich entwöhnte er sich davon, indem er es durch Alkohol ersetzte, der ihm helfen sollte zu schlafen und sich zu entspannen. Ich habe ihn nie betrunken erlebt: Er trank höchstens ein Pint oder zwei Devon Cider am Abend, aber das schien seinen Verlust und seine spätere, unglückliche Ehe erträglich zu machen.

So offen wie er über sein eigenes Leben, einschließlich seiner Reue und Fehler sprach, erzählte er mir, wie stolz er auf uns drei war: Helen, die Lehrerin, Robert, der Universitätsdozent, und ich, der Arzt. Und wie stolz unsere Mutter gewesen wäre. Ich war tief gerührt, diese Bestätigung zu erhalten, die sich anfühlte, als ob sie von beiden Eltern gekommen wäre. Selbst jetzt, obwohl meine Mutter und mein Vater lange tot sind, fühle ich mich immer noch durch jene Worte berührt, die er in einem schäbigen kleinen Restaurant in Soho zu mir sagte. Wie glücklich ich war, diese erwachsenen, ehrlichen Gespräche mit diesem lieben Mann zu führen!

Nach einem Jahr endeten sie. Meinem Vater wurde eine Dozentenstelle an der Wirtschaftsfakultät der Universität von Loughborough angeboten. Das war eine echte Leistung für jemanden, der mit 14 von der Schule abgegangen war. Er und Joyce mussten jetzt das Familienhaus verkaufen und in einen anderen Teil des Landes umziehen. Ich fragte mich, welche Wirkung das auf die beiden haben würde, aber tatsächlich besserte sich dadurch ihre Beziehung beträchtlich: keine schicksalhafte erste Frau, die unauslöschliche Fingerabdrücke in ihrem Haus in Loughborough hinterlassen hatte.

Die meisten Studenten kehrten in den Ferien zu ihrer Familie nach Hause zurück, aber das war eine Gewohnheit, die ich früh abgelegt habe. Die Sommerferien wurden dafür genutzt, um zu arbeiten und zu reisen. 1974, als ich mit meinen Kumpels in einem Ford Anglia die italienische Küste entlang Richtung Venedig fuhr, mir zum Glück nicht der politischen Umbrüche bewusst war, die wir gerade in Griechenland hinter uns gelassen hatten, und *Tubular Bells* auf dem Kassettenrecorder hörte ... spielte es keine Rolle, dass es für mich kein Zuhause mehr gab, jetzt, da mein Vater und Joyce weggezogen waren. Eine Hauptwurzel meines Lebens hatte sich verlagert, während sich andere Wurzeln ausbildeten. Ich hatte eine neue Freundin, und sie schien die Zukunft zu sein.

6

Ich war fast dreißig, als ich die erste Autopsie durchführte. Ich hatte die üblichen Praktika in den verschiedenen Abteilungen des Krankenhauses absolviert, von Chirurgie zu Gynäkologie, von Dermatologie bis zu Psychiatrie. Erst als diese gegen 1980 abgeschlossen waren, begann ich, mich auf mein Ziel zu konzentrieren. Es war über zehn Jahre her, dass ich die Arztausbildung begonnen hatte, und bisher hatte ich noch nicht einmal die erste Stufe auf der Leiter zum Rechtsmediziner erreicht: die Qualifikation als Histopathologe (oder Krankenhauspathologe).

Die Pathologie ist eine Wissenschaft, die uns ermöglicht, krankhafte Veränderungen des Körpers zu verstehen, indem wir sie bis ins mikroskopische Detail untersuchen: Wir benennen sie, finden die Ursachen, lernen, wie Krankheiten fortschreiten. Jeder hat auf irgendeine Weise Kontakt mit einem Pathologielabor, ohne sich dessen wirklich bewusst zu sein: Alle Urin- und Blutproben zum Beispiel werden dorthin geschickt. Natürlich ist es keine glamouröse Arbeit, minutiös auf so viele Proben zu starren, zudem ist die Pathologie meistens in einem abgelegenen Bereich des Krankenhauses untergebracht, weit weg von den Patienten.

Sich zum Krankenhauspathologen zu qualifizieren, bedeutet, viel Zeit darauf zu verwenden, sowohl gesunde als auch krankhaft veränderte Gewebeproben durchs Mikroskop zu untersuchen. Ich habe aufgehört, die Stunden zu zählen, die ich damit zugebracht habe, beispielweise Krebszellen zu begutachten.

Ich fand all das sehr langweilig, weil ich wusste, dass ich, wenn ich wirklich mein Ziel erreicht haben und Rechtsmediziner werden würde, solche Gewebeproben an Experten weitergeben und sie selten selbst analysieren würde. Aber im Augenblick musste ich mich damit befassen. Es gibt viele Pathologen, die Autopsien durchführen, auch wenn ein natürlicher Tod vorliegt, um dessen genaue Ursache zu erforschen. Das würde der nächste Bestandteil meiner Ausbildung sein – denn wie könnte ich verdächtige, unerklärliche

Todesfälle unter forensischem Aspekt untersuchen, wenn ich natürliche Ursachen nicht erkennen könnte?

Also gab es nichts Kriminaltechnisches bei meiner ersten Autopsie. Der Patient war im St.-Georg-Krankenhaus im Londoner Stadtteil Tooting gestorben, und der Fall war extra für mich ausgewählt worden, weil er als unkompliziert galt.

Ich wusste, dass ich von älteren Kollegen und hilfreichem Leichenhallenpersonal umgeben sein würde, aber dennoch erinnerte mich das Gefühl von Schmetterlingen im Bauch, als ich zur Arbeit ging, an meinen ersten Schultag. Der Regen prasselte gegen die Busfenster und lief daran herunter, verwischte die Welt draußen, und ich sehnte mich nach dem Tag, an dem ich mir ein gutes Paar Schuhe leisten könnte, die meine Füße trocken halten würden, und nach einem vernünftigen warmen Mantel. Ich saß zusammengekauert oben vorne im Bus, der zum Tooting Broadway holperte und wackelte. Nun versuchte ich, dieser Erinnerung nicht nachzuhängen, indem ich immer wieder die medizinischen Unterlagen des Verstorbenen las. Sie waren mir am Vortag ausgehändigt worden, und ich hatte sie mit den erfahrensten Studenten durchgesprochen und kannte sie bereits fast auswendig.

Ich hatte bei einigen Autopsien in der Leichenhalle zugeschaut und den Zeitpunkt, wenn es an mir wäre, das Skalpell in die Hand zu nehmen, teils erwartet, teils gefürchtet. Wie beim ersten Anatomiekurs bestand die Prüfung darin, nicht ohnmächtig zu werden, zu erbleichen oder mich zu übergeben. Nicht, weil dies das Ende meiner Laufbahn bedeutet hätte, sondern weil ich wusste, dass meine Kollegen mich immer daran erinnern würden. Dasselbe galt für Fehler. Die anderen würden mich korrigieren – und mich damit dann endlos aufziehen. Und ich wollte es wirklich gut machen. Nicht in meine Finger schneiden, sondern in den Patienten, keine wichtigen Organe verletzen, kein versehentliches Auftrennen des Darms. Mir schwebten saubere Schnitte, entschiedene Freilegung der relevanten Organe, zutreffende Kommentare, eine genaue Diagnose vor. Und zusätzlich ein wenig Glück. Und nicht zuletzt eine Menge Mut.

Die meisten Menschen schrecken beim Geruch einer Leichenhalle zurück. Ich würde mittlerweile sagen, dass Leichenhallen überhaupt nicht riechen, aber es kann sein, dass ich einfach daran gewöhnt bin. Bestimmt schien es mir damals, dass meine Nasenschleimhäute durch die Duftwolke von Formalin angegriffen wurden, ein beißender Geruch wie der von abgebrochenen Zweigen: möglicherweise von Ilex im Winter oder einem älteren Strauch im Sommer. Aber viel eindringlicher.

Das erste Geräusch beim Betreten einer Leichenhalle ist der melodische Klang meist freundlicher Stimmen. Und, ob Sie es glauben oder nicht, häufig ertönt wie in jedem Büro oder an jedem Arbeitsplatz sogar ein Lachen. Tatsächlich meine ich, dass unter Bestattern Scherze an der Tagesordnung sind, obwohl ich nie Witze auf Kosten der Toten gehört habe. Nach meiner Erfahrung werden sie immer mit dem größten Respekt behandelt.

Der Eingangsbereich für die Toten ist für die Öffentlichkeit nicht einsehbar. Er befindet sich für gewöhnlich neben einem gepflegten, hellen Büroraum, wo die Verstorbenen sorgfältig, nein akribisch, eingetragen und dann über gut beleuchtete Gänge zu den Kühlfächern gebracht werden, zehn oder 15 pro Reihe.

Die Kühlfächer sind ein paar Meter hoch. Sie können jeweils etwa sechs Körper beherbergen. Die auf einer Metallplatte gelagerten Leichen werden von einem Metallwagen, auf dem sie transportiert wurden, in die Kühlfächer geschoben. *Schepper*. Die Tür wird geschlossen. *Rumps*. Der Metallwagen wird abgestellt und ist bereit für seinen nächsten Einsatz. *Ratter*. Das ist der Klang einer Leichenhalle. *Schepper, Rumps, Ratter*.

Ich kannte diese Töne und Gerüche bereits gut. Leichenhallen begannen gerade, wie ein Zuhause für mich zu wirken. Aber ich kann nicht behaupten, dass diese Vertrautheit an diesem Morgen irgendeinen Vorteil brachte.

»Eine Tasse Tee, Dick?«, bot mir ein freundlicher Assistent an. Ich konnte ihm nicht antworten, ganz zu schweigen davon, etwas trinken.

Das restliche Leichenhallenpersonal war entschlossen, meinen Initiationsritus mit Humor anzugehen.

»Ähm, Dick, passen Sie bloß auf, dass Sie auch den richtigen aufschneiden.«

Und so weiter. Ich versuchte zu lachen, aber das hämische Grinsen – das verkrampfte, festgefrorene Lächeln, das auch bei einer Vergiftung mit Strychnin auftritt – schien bereits eingesetzt zu haben.

Ich trat in meinem Kittel aus dem Umkleideraum und entdeckte Leichenhallengummistiefel. Sie hatten einen Farbton, den ich als leichenblass bezeichnen würde, und das an diesem Tag perfekt zu meinem Gesicht passte. Ich trug ein Paar hellgelbe Handschuhe von Marigold und eine Schürze. Die Ausstattung hat sich im Laufe der Jahre sehr verändert, aber damals hatte die Schürze große Ähnlichkeit mit den Schürzen, die in Schlachthäusern und Metzgergeschäften getragen wurden. Die Handschuhe waren zweifellos preiswert und gut geeignet, um Teller zu waschen, aber sie schützten einen nur vor Keimen, nicht vor Schnitten.

»Und denken Sie daran, Dick, diese Handschuhe verraten Ihnen auch, wo Ihre Finger sind ...« Das war der letzte nützliche Ratschlag des Personals, als ich die Kühlfächer passierte und in den Autopsieraum ging.

Die Patientin war eine Frau mittleren Alters, die mit akuten Brustschmerzen ins Krankenhaus eingeliefert worden und einige Tage später auf der kardiologischen Intensivstation verstorben war. Das Leichenhallenpersonal hatte sie für mich auf einen Tisch gelegt. Sie war noch mit dem Leichentuch abgedeckt. Das akkurate Einwickeln von Körpern in feste Bettlaken gehörte zu den herausragenden Fähigkeiten einer Krankenschwester, ebenso wie das perfekte Glattziehen der Bettdecken, aber mittlerweile wird das selten, falls überhaupt noch, praktiziert. Diese Prozedur war eine Respektbezeugung gegenüber den Toten, verärgerte aber die Krankenschwestern: Sie brauchten bestimmt eine gute Stunde, um einen Körper zu verhüllen, nur damit wir einfach das Laken in der Leichenhalle abziehen konnten, um die Autopsie durchzuführen. Kein Wunder, dass das viel beschäftigte Stationspersonal dieses ganze Laken-Origami aufgegeben und angefangen hat, stattdessen einfache Papierleichentücher zu verwenden.

Das Institutspersonal hatte nun das Leichentuch entfernt, um den Körper freizulegen.

Ich starrte darauf. Sezieren in der Anatomie war eine Sache. Dort waren die Leichen lange eingelegt und grau gewesen, man konnte fast vergessen, dass sie jemals gelebt hatten. Aber das hier war etwas anderes. Hier lag ein frischer Körper, eine Frau, die vor 24 Stunden noch gelebt, geatmet und mit ihrer Familie und ihren Ärzten gesprochen hatte. Den Aufzeichnungen über sie zufolge wollte sie unbedingt wieder gesund werden, um zur Hochzeit ihrer Enkelin zu gehen, die in einem Monat stattfand. Eine Stunde später war sie tot.

Eigentlich sah sie gesund und überhaupt nicht tot aus. Ich hatte das unheimliche Gefühl, dass sie jederzeit aufwachen könnte. Und ich war dabei, in ihr rosa Fleisch zu schneiden. Ein Messer ihren Körper entlangzuführen und ihn zu öffnen. Chirurgen tun das, aber für sie gibt es zumindest in der Theorie einen guten Grund: Sie versuchen, ein Leben zu retten oder dessen Qualität zu verbessern. Ich konnte diesen Anspruch nicht erheben und fragte mich plötzlich, ob ich nicht mehr mit einem gemeingefährlichen Wahnsinnigen gemein hatte als mit einem Arzt.

Meine erfahreneren Kollegen hörten auf herumzualbern und beobachteten genau, wie ich die äußere Leichenschau durchführte, nach Anzeichen und Hinweisen auf die Todesursache suchte.

Genau das hatte ich immer tun wollen. Ich hatte hart dafür gearbeitet, um diesen Punkt zu erreichen. Aber jetzt plötzlich wirkte mein Ehrgeiz, Keith Simpson zu werden und mich auf die Rechtsmedizin zu spezialisieren, um zu helfen, Verbrechen zu lösen, wie eine Schülerfantasie. Die Frau, die regungslos auf dem Obduktionstisch vor mir lag, war die Realität. Was hatte mich nur getrieben? Ich musste wahnsinnig gewesen sein, um das tun zu wollen.

»Alles in Ordnung?«, fragte eine Stimme. Der Humor war der Besorgnis gewichen. Ich atmete tief ein, wappnete mich, nahm das Messer in die Hand und setzte es an der kleinen Kerbe in der Mitte ihrer Halsbasis am inneren Ende des Schlüsselbeins an. Ihre Haut leistete keinen Widerstand, als ich die Klinge eindrückte. Ich zog die Mittellinie entlang. Ich versuchte, meine Hand vom Zittern abzuhalten. Weiter, tiefer, den ganzen Körper entlang bis zum Schambein.

Mein zweiter Schnitt entlang derselben Linie brachte mich durch eine Schicht von hellgelbem Fett. Die Patientin war übergewichtig. Fett erstarrt und haftet an der Haut, wenn der Körper sich nach dem Tod abgekühlt hat, und kann einfach abgezogen werden. Darunter ist die Muskelschicht und unterhalb dieser der Brustkorb der dünnen Person, die immer innerhalb dieses rundlichen Körpers – allerdings verborgen – steckt.

Der folgende Schnitt war auch leicht, der Schnitt durch die Muskeln. Es ist kaum zu glauben, wie sehr der menschliche Körper, wenn er bis zu den Knochen abgezogen wird, den Tierkörpern ähnelt, die beim Metzger hängen, und wie stark menschliche Muskeln einem Steak gleichen können.

Jetzt konnte ich die Haut von der Mittellinie seitwärts und nach außen klappen, als ob ein Buch aufgeschlagen wird. Sogar mit einem Busen an jeder Seite ist das leicht. Das Hauptproblem war sicherzustellen, dass mein Messer nicht die dünne Haut um den Hals verletzte: Wenn ihre Verwandten, die ihr die letzte Ehre erweisen wollten, das dann sehen mussten, wäre es für sie so schockierend wie nach einer Messerstecherei. Tatsächlich ist das Leichenhallenpersonal darin bewandert, die Fehler von unerfahrenen Ärzten zu reparieren – aber das würde mich eine Flasche Whisky kosten, die ich mir nur schwer leisten konnte.

Wenn erst einmal Haut, Fett und Muskeln beiseitegezogen sind, ist es leicht, durch die Vorderseite der Rippen zu schneiden und diese zu entfernen. Und nachdem das erledigt war, lagen vor mir die inneren Organe dieser Frau, bereit für meine Untersuchung.

Ihre Lungenflügel sahen lila und angeschwollen aus. Sie waren mit Rußpartikeln besprenkelt.

»Hm, offenbar eine Raucherin«, bemerkten meine älteren Kollegen und schüttelten missbilligend die Köpfe. Dabei versteckten sie ihre nikotinverfärbten Finger.

»Aber die lila Farbe deutet auf ein Ödem hin«, kommentierte jemand.

»Lungenödem …«, antwortete ich nervös. Das bedeutete, dass sich Flüssigkeit in der Lunge gesammelt hatte. Das kann geschehen, wenn eine Herzerkrankung vorliegt, aber ich wusste, dass es sehr häufig während des Sterbeprozesses geschah, wenn das Herz schließlich versagte. Da der Tod aus tausend verschiedenen Gründen verursacht werden kann, ist eine Lunge mit einer Wasseransammlung allein gewöhnlich für diagnostische Zwecke nicht nützlich.

Ich öffnete den Herzbeutel, den bindegewebigen Sack, der das Herz umschließt. Es befindet auf der linken Seite der Brust.

»Kein Blut oder übermäßige Flüssigkeit. Aber es sieht aus, als hätte sie einen schweren Infarkt gehabt«, sagte ich schnell, bevor ein anderer das sagen konnte. Etwa ein Drittel des Muskels an der Vorderseite des Herzens war eindeutig blasser als der Rest, was darauf hinwies, dass er von Blutversorgung und Sauerstoff abgeschnitten worden war. Ein Herzmuskelinfarkt, umgangssprachlich Herzanfall genannt, ist der Tod des Herzmuskels: Wenn der Patient die anfängliche Verletzung überlebt, wird der Muskel narbig. Aber dieser Herzanfall war für Narben zu frisch.

»Wie hoch war ihr Blutdruck das letzte Mal, als er gemessen wurde?«, fragten sie mich.

»Hoch. 180 zu 100.«

»Hoher Blutdruck … oh, und sie war eine großherzige Frau«, deutete jemand an.

Für mich sah es aus wie ein normales Herz.

»War es vergrößert?«

»Die Wand der linken Herzkammer scheint ein bisschen dick … wieg es.«

Das Herz wog 510 Gramm. Das ist viel.

»Was meinst du?«, fragten die anderen.

»Ähm … Flüssigkeitsansammlung in der Lunge. Hoher Blutdruck, linke Herzkammer vergrößert und ein Infarkt. Eine der Koronararterien wird durch einen Blutpfropfen blockiert.«

»Ja. Aber welche?«

Zurück zum Anatomiekurs. Die Anatomie des Herzens. Aus persönlichem Interesse hatte ich viel Zeit damit verbracht, dieses Organ zu studieren. Seine Struktur. Seine Pathologie. Die damit verbundenen krankheitserzeugenden Mechanismen. Seine Arterien. Seine Klappen. Insbesondere die Mitralklappe. Ja, ich wusste einiges über das Herz.

»Es sollte eine Verstopfung geben in … der linken vorderen absteigenden Koronararterie?«

Sie nickten. »Sieh nach!«

Ich tat es, und da war es. Ein großes, rotes, festes Gerinnsel, das den Blutfluss durch die Arterie unterbrochen, den Herzmuskel seiner Blutversorgung und des notwendigen Sauerstoffes beraubt hatte. Darum war die Frau gestorben.

Der Mensch kam mir an jenem Tag wie ein bemerkenswerter Mechanismus vor! Als meine Angst abklang, vertiefte ich mich in meine Arbeit. Aber ich hatte noch Zeit, um die Wunderwelt des Körpers zu ergründen: seine verschachtelten Systeme, seine Farben und, ja, seine Schönheit. Blut ist nicht einfach rot – es ist hellrot. Die Gallenblase ist nicht einfach grün, ihr Grün ist das von Dschungelblätterwerk. Das Gehirn ist weiß und grau – aber es ist nicht das Grau eines Novemberhimmels, es ist das Silbergrau eines flitzenden Fisches. Die Leber ist nicht einfach braun wie eine Schuluniform, sie hat die rotbraune Farbe eines frisch gepflügten Feldes.

Als ich alle Organe untersucht und sie wieder in den Körper zurückgelegt hatte, oblag es dem Leichenhallenpersonal, seine Magie der Rekonstruktion zu entfalten.

»Gut gemacht«, sagte einer der höheren Semester. »War gar nicht so schlimm, nicht wahr?«

Es war vorbei, und ich war langsam gewesen – es war weit nach der Mittagszeit –, aber ich hatte alles richtig gemacht. Ich hatte meine Gefühle über ältere Frauen mit Herzproblemen beiseitegelegt, mich an meine Ausbildung erinnert und war auf kühle, sachliche Weise vorgegangen. Als ich mich später wusch, spürte ich die Erleichterung. Ich fühlte mich wie ein Pferd, das nach jahrelangem Galopprennen angesichts eines Hindernisses nervös gewesen war – und hatte dieses dann leicht überwunden.

Es stellte sich heraus, dass die Obduktion an diesem Tag nicht die schwerste Aufgabe sein sollte. Das Treffen mit den Verwandten der verstorbenen Frau erwies sich als viel schwieriger. Hätte ich die Wahl gehabt, wäre ich ihnen nicht begegnet. Aber sie hatten zu Recht um ein Treffen mit dem obduzierenden Arzt gebeten, um besser zu verstehen, warum die Frau gestorben war. Und dieser Arzt war zweifelsohne ich.

Ich wurde von meinen Kollegen gerettet, die das ganze Gespräch übernahmen. Ich war der Aufgabe einfach nicht gewachsen, so unerträglich fand ich den Schock und die Trauer der Verwandten. Ich fühlte mich hilflos angesichts ihrer Gefühle. Ihr Elend schien sich auf mich, auf meinen Verstand und meinen Körper, zu übertragen, als ob wir durch unsichtbare Leitungen miteinander verbunden wären. Ich weiß nicht mehr, ob ich überhaupt irgendetwas gesagt habe: Wenn ich das getan habe, habe ich wahrscheinlich nur immer wieder gesagt, wie sehr mir ihr Verlust leidtäte. Ich bin überzeugt, dass ich meistens genickt habe, während meine Kollegen geredet haben.

Das Treffen machte mir – oder vielleicht war das gar nicht nötig – den schrecklichen Zusammenprall zwischen den stillen, fühlungsunempfindlichen Toten und der Unermesslichkeit des Gefühls bewusst, die sie im Leben erzeugen. Ich habe den Raum erleichtert verlassen und mir vorgenommen, künftig den Hinterbliebenen um jeden Preis aus dem Weg zu gehen und in der sicheren Welt der Toten mit ihren Tatsachen, ihren Messdaten, ihren Gewissheiten zu verbleiben. In ihrem Universum herrschte völlige Emotionslosigkeit. Von deren unangenehmer Schwester, dem Schmerz, ganz zu schweigen.

7

Selbst im Alter von dreißig Jahren war ich noch sehr viel besser darin, starke Emotionen zu bewältigen, als sie zu erleben. Vermutlich hatte ich als Junge hart daran gearbeitet, die durch die Krankheit meiner Mutter hervorgerufene Angst zu unterdrücken und trotz meiner Trauer über ihren Verlust einfach weiterzumachen. Unser Zuhause, mit der Stille und den leeren Räumen, wurde zu einer Art Einöde, in der zu meiner Erleichterung keine starken Gefühle gediehen. Obwohl es hin und wieder urplötzlich durch die Provokationen meines Bruders oder die Wutausbrüche meines Vaters so beängstigend sein konnte, als würde plötzlich etwas von einem anderen Planeten herabstürzen. Kaum vorstellbar, dass solche intensiven Gefühle die ganze Zeit unterschwellig vorhanden waren.

Ich hätte mir ein emotional ereignisloses Leben gewünscht, aber als ich meine erste Obduktion durchführte, war das sicher nicht der Fall. Als ich aus dem rechtsmedizinischen Institut zurückkehrte und die Haustür öffnete, hörte ich meinen neugeborenen Sohn weinen. Er war sich der großen Liebe und Verunsicherung, die er in seinen Eltern hervorrief, nicht bewusst. Und meine Frau konnte sich überhaupt nicht mit der verhaltenen Emotionalität anfreunden, die ich bevorzugte.

Jen und ich hatten uns im Krankenhaus kennengelernt, als ich noch studierte. Sie war eine wunderschöne, dunkelhaarige Krankenschwester, die mir bei der Abschlussprüfung den Schweiß von der Stirn tupfte und mit einer Klugheit und Vitalität in mein Leben trat, für die ich sie bewunderte. Täglich löste sie das Kreuzworträtsel in der *Times* in unglaublicher Geschwindigkeit – wenn auch nicht ganz so schnell wie ihr Vater, Austin, der sogar das im *Telegraph* schaffte. Er befand sich nach einer bemerkenswerten Karriere bei der Colonial Police in Uganda und nach seinem Dienst bei der Indian Mounted Police im Ruhestand und lebte nun auf der Isle of Man.

Jens Eltern waren das schlagende Herz der Gesellschaft von Man. Als sie mich das erste Mal mit nach Hause nahm, war ich überwältigt von ihrer quirligen, geschäftigen und für mein Empfinden luxuriösen Welt. Austin hielt mit viel Charme Hof in einem Wohnzimmer voller Gäste. Whiskey und Limonade, Lärm und Lachen. Dass dieses große alte Haus nicht gut geheizt war, fiel nicht auf, so herzlich wie man willkommen geheißen wurde. Überall schwere Vorhänge mit Volants. In der riesigen, wenn auch ein wenig abgewirtschafteten Küche roch es immer gut. Und vor dem Herd schliefen stets zwei Hunde.

Es spielte keine Rolle, wenn wir erst mitten in der Nacht auftauchten. Jens Mutter begrüßte uns mit einem Gin Tonic in der einen Hand und einem Holzlöffel in der anderen überschwänglich und versorgte uns mit gutem Essen. Sie war die Art Frau, deren Anwesenheit jede Party prägte. Die Art Mutter, wie meine es nach den Aussagen meiner älteren Geschwister auch einmal war, obwohl ich mir das kaum vorstellen konnte. Aus der Perspektive des quirligen Hauses von Austin und Maggie auf der Isle of Man aus betrachtet, erschien mir das Haus meiner Kindheit wie ein karger, stiller Ort. Geradezu leer. Ich versuchte, mich liebevoll an die Musiktruhe zu erinnern, an die Polsterschoner, den grellen Teppich. Aber es gelang mir nicht.

Als wir heirateten, halfen Jens Eltern uns beim Kauf unseres eigenen Hauses in Surrey. Ich hatte meinen Doktortitel erworben, meine klinischen Praktika absolviert und begann gerade meine Ausbildung zum Rechtsmediziner. Jen arbeitete mittlerweile als Gesundheitsberaterin. Eine Zeit lang konnten wir uns nicht einmal ein anständiges Bett, geschweige denn andere Möbel leisten, aber wir waren glücklich. Und nach ein paar Jahren wussten wird, dass der Zeitpunkt gekommen war, eine Familie zu gründen.

Widrigkeiten waren uns lange Zeit fremd, aber sie blieben nicht aus. Jen hatte eine Fehlgeburt. Wir waren beide am Boden zerstört. Ich hatte keine Ahnung, wie ich mit den überwältigenden Gefühlen des Verlusts eines Kindes umgehen sollte, das das Licht der Welt hätte erblicken können, mit dem Gefühl eines Leben, das wir mit ihm hätten leben können, oder was ich mit der Liebe anfangen sollte, die ich diesem ungeborenen Baby entgegengebracht hatte. Mein Schmerz war eine drückende, unsichtbare Bürde, die ich betreten mit mir herumschleppte. Wo in aller Welt sollte ich sie ablegen? Ich war nicht einmal in der Lage, Jen in ihrer Trauer Unterstützung zu bieten. Sollte ich etwas sagen? Etwas tun? Wenn ja, was?

Ich schaffte es nicht, etwas zu sagen, was immer es auch war, ich schaffte nicht, es zu tun. Und ich schaffte es nicht zuzugeben, dass ich emotional völlig überfordert war. Als wir noch ein Baby verloren und dann wieder eines, quälte mich Jens augenscheinlich unüberwindbarer Kummer immer mehr. Er war im Grunde das Spiegelbild meiner eigenen Verzweiflung, aber zu meinem großen Bedauern muss ich gestehen, dass ich mich abkehrte, statt mich ihr zuzuwenden. Ich zog mich zunehmend zurück. Und sie sich auch.

Ich schaffte es, ihr zu sagen, wie sehr ich sie liebte und wie traurig ich darüber sei, dass es unseren Babys nicht gegeben war, größer als eine Ansammlung von Zellen zu werden. Half das?

Nein. Sie schien mehr von mir zu erwarten. Und sie hatte recht. Obwohl ich mir immer noch nicht vorstellen konnte, was sie von mir erhoffte. So wie damals, als ich noch ein kleiner Junge war und nicht wusste, was die Menschen nach dem Tod meiner Mutter von mir erwarteten.

Als Jen schließlich wieder ein Kind erwartete, musste sie fast die ganze Zeit im Krankenhaus Bettruhe halten. Es war keine glückliche Zeit, wir distanzierten uns innerlich nur noch mehr voneinander. Bis an einem Wintertag zum errechneten Termin ein wunderschöner Junge namens Christopher auf die Welt kam.

Die meisten Eltern erinnern sich an das Chaos bei der Geburt ihres lang ersehnten Erstgeborenen. Erst war ich überfordert gewesen von dem Gefühl, dass es uns nicht gelang, Kinder in die Welt zu setzen, jetzt war ich überwältigt, weil es endlich ein Kind in unserem Leben gab.

Jen ging es genauso, obwohl sie mittlerweile eine erfahrene Gesundheitsberaterin war. Und ich war ein Arzt, der immerhin seine Pflichtstunden in Kinderheilkunde während der Ausbildung absolviert hatte. Aber wir waren beide bestürzt über das Weinen, die pure Unzufriedenheit, mit der unser kleiner Prinz auf unsere Bemühungen reagierte, ihn glücklich zu machen. Und die ganze Zeit waren wir überflutet von Liebe für ihn, die so tief und leidenschaftlich war, dass es mich bis ins Mark erschütterte. Sein offenkundiger Mangel an Wertschätzung unserer Bemühungen erschütterte uns vermutlich beide.

Als ich nach meiner ersten Obduktion nach Hause kam, die Tür öffnete und von Chris' vertrautem schrillem Weinen und dem süßen Duft von

Babyöl empfangen wurde, fand ich Jen oben. Sie hatte ihn gebadet und gewickelt und versuchte, ihn behutsam zu besänftigen. Unten im Wohnzimmer lagen ihre aufgeschlagenen Bücher: Sie hatte gerade angefangen, für einen Abschluss an der Open University zu lernen, aber der weinende Chris hatte diesen Plan für heute zunichtegemacht.

Jen war die ganze Zeit von dem Kleinen in Anspruch genommen: Kein Wunder, dass sie vergessen hatte, dass der heutige Tag für mich so wichtig war. Und nachdem ich die Hürde der ersten Obduktion genommen hatte, begann ich mich zu fragen, ob sie wirklich so hoch gewesen war.

Ich ging nach oben, um nach meiner Frau und dem Kleinen zu schauen. Chris sah mich an und verzog das Gesicht zu einer Grimasse, die sich in einem Lächeln hätte entladen können. Oder in einem Aufschrei des Missfallens. Wie vorherzusehen war, folgte ein Aufschrei. Ich nahm ihn auf den Arm, und er weinte noch mehr. Ich wiegte ihn, schaukelte ihn, schaute ihn an, zog lustige Grimassen. Seine winzigen Gesichtszüge verzogen sich erneut zu einer komischen, aber unschönen Gebärde. Ein Lächeln? Natürlich nicht. Heraus kam ein weiterer Schrei. Wie konnte ich ihn dazu bringen, mit dem Schreien aufzuhören?

Jen brachte das Baby ins Bett, während ich das Abendessen zubereitete. Auf wundersame Weise verstummte Chris' Geschrei in dem Moment, als das Essen fertig war. Wir aßen, genossen die Stille genauso sehr wie das Essen. Anschließend lernten wir beide. Ich lebte in einer Welt nie enden wollender Prüfungen, einer Welt, in die Jen mit ihrer Zusatzausbildung gerade im Begriff war einzutreten.

***

Es ist spät geworden. Ich bin erschöpft, weil ich vergangene Nacht wenig geschlafen habe, um mich auf die heutige Obduktion vorzubereiten, und weil ich nervös war. Der Tag ist vorbei, und als ich mich hinlege, will ich nur noch schlafen. Ich spüre, wie der Schlaf mich umfängt. Mein Körper entspannt sich, ich gleite hinab, als plötzlich … *Wääääh*!

Chris. Wieder. Er weint so viel, dass wir bereits annehmen, dass er unter Laktoseintoleranz leidet – obwohl er gestillt wird. Aber was nützen mir all diese Theorien in diesem Moment? Denn Chris mag zwar allergisch auf

Milch reagieren, aber er besitzt eine kräftige Lunge, schreit aus Leibeskräften, und einer von uns beiden wird etwas unternehmen müssen.

»Du bist dran«, murmelt Jen.

Ich stehe auf. Das Haus ist still und kalt.

Ich hebe Chris' heißen, starren, wütenden kleinen Körper aus der Wiege. Ich liebe ihn, aber ich möchte jetzt eigentlich nur noch schlafen. Ich gehe mit ihm durchs Haus, wiege ihn in meinen Armen. Der Schlafmangel beraubt mich meiner Menschlichkeit, ich bin ein Roboter, dazu verdammt, bis ans Ende aller Tage mit meinem strampelnden kleinen Bündel umherzulaufen. Ich weiß, dass dieses Bündel ein Baby ist, ein verwundbares Baby. Dennoch beginne ich, mich zu fragen: Ist er in Wahrheit ein Tyrann? Ein Tyrann, dessen einziges Ziel ist, mich von dem abzuhalten, wonach ich mich am meisten sehne, dem Schlaf?

Langsam und nach sehr langer Zeit verleitet ihn das sanfte Schaukeln dazu, weniger zu schreien, mehr zu gähnen, die Augen zu schließen. Ich lausche auf sein Atmen. Ruhig, tief. Ja, er ist eingeschlafen.

Ganz, ganz vorsichtig schleiche ich auf leisen Sohlen wie ein Kunstdieb zum Kinderzimmer und lege mein winziges Kunstwerk behutsam in seine Wiege. Ich ziehe die Decke über seinen süß duftenden Körper. Er ist nun vor Schläfrigkeit gefügig. Ich betrachte ihn einen Moment lang. Er verzieht das Gesicht und das könnte bedeuten … Ich halte die Luft an, aber alles bleibt still. Er träumt. Ich verspüre so etwas wie Freude, als ich zurück zu meinem Bett schleiche. Das Federbett umschließt mich wie eine Umarmung. Ich schließe die Augen. Und dann … *Wäääääh!*

***

Welche verzweifelten Eltern haben nicht schon gefürchtet, sie könnten die Beherrschung verlieren, das Kind schütteln, in die Wiege schleudern oder ihm einen kurzen festen Schlag verpassen, damit endlich Ruhe ist? Welches verzweifelte Elternteil war nicht über sein drängendes Bedürfnis nach einer Atempause von den ständigen Ansprüchen, dem zermürbenden, durchdringenden *Wääääh* erschrocken?

Ich wusste, dass Chris sich wegen irgendetwas quälte, ihm jedoch keine Gefahr drohte. Ich brauchte ein paar Momente Ruhe. Ich schloss die Zimmertür zu meinem schreienden Sohn und ging hinunter in die Küche. Auch diese Tür schloss ich hinter mir. Er schrie immer noch, aber in der Ferne. Ich hielt mir die Ohren zu. Jetzt hörte ich ihn nicht mehr. Fünf Minuten lang verharrte ich so. Atmete tief durch. Stellte mein inneres Gleichgewicht wieder her. Dann kehrte ich an seine Wiege zurück. Vielleicht nicht randvoll mit Liebe, aber liebevoll und mit wiedererwecktem Mitgefühl. Behutsam wiegte ich ihn wieder in den Schlaf.

Danach informierten wir uns über Neugeborenen-Milchallergie, und Jen hörte auf, Milchprodukte zu sich zu nehmen. Chris war urplötzlich wie ausgewechselt. Er schlief. Er lächelte sogar. Aber ich bin dankbar für alles, was ich von einem schreienden Baby gelernt habe. Danke, Chris, dass du mir das Verständnis für den großen Druck vermittelt hast, unter dem manche Eltern stehen.

8

Zwei Jahre später bekamen wir noch ein Kind, Anna. Sie hatte keine Laktoseintoleranz und war unkompliziert, oder vielleicht waren wir einfacher, weil wir inzwischen mehr Erfahrung mit Kindern hatten.

Als Anna geboren wurde, lag meine erste Obduktion lange zurück, und viele waren bereits darauf gefolgt. Sobald ich den ersten Teil meines Examens zum Forensischen Pathologen bestanden hatte, sammelte ich Erfahrungen, wurde geschickter und schneller durch meine Arbeit in Leichenhallen in ganz London, von Wembley über Finchley bis Tooting.

Wenn ich morgens zur Arbeit kam, lagen die für mich vorgesehenen Leichen bereits auf einer Reihe von Tischen. Es handelte sich nicht um verdächtige Todesfälle. Man nahm an, dass die meisten eines natürlichen Todes gestorben waren, und es war meine Aufgabe, dies zu bestätigen.

In vielen Fällen ist die Ursache offensichtlich. Etwas, das wie ein Klumpen Johannisbeerenmarmelade im Gehirn aussieht? Das ist ein Hirnschlag. Schwere Herzkrankheit? Das ist schnell geklärt durch eine Sektion der Koronararterien, um zu sehen, ob diese verkalkt sind, oder durch Öffnen des Herzbeutels, um eine blockierte Klappe oder den leichten Schatten eines unter Sauerstoffmangel leidenden Herzmuskels vorzufinden. Nieren sind leicht zu beurteilen, ebenso Lunge, die Milz, Leber, Galle, Gallenblase, Bauchspeicheldrüse, Magen und Darm. Für das Herz braucht man etwas länger, ebenso für Kehle, Hals, Luftröhre und Bronchien.

Für diejenigen von uns, die Obduktionen durchführten, war es eine Zeit großer Veränderungen. Die durchschnittliche Dauer, die meine Vorgänger, einschließlich Professor Simpson, für die Durchführung einer Obduktion und Bestimmung der Todesursache benötigten, wenn kein Verdacht auf ein Verbrechen vorlag, schockiert möglicherweise die heutigen Rechtsmediziner: 15 Minuten. Das lag zum Teil daran, dass die Sektionsassistenten den Aufwand verringerten, indem sie die Leichen vorbereiteten und die inneren Organe zur Untersuchung entfernten, bevor der Rechtsmediziner eintraf.

Diese Vorgehensweise war noch üblich, als ich anfing. Genauso üblich war es, zur nächsten Leiche überzugehen und die restlichen Organe nur kurz zu protokollieren, sobald man die Todesursache festgestellt hatte. Rechtsmediziner alter Schule argumentierten dahingehend, dass es unnötig sei, Zeit mit dem Wiegen der Nieren zu verschwenden, wenn eindeutig ein Herzproblem vorlag. Und der von der Regierung veröffentlichte Pro-forma-Bericht des Coroners schien dies zu bestätigen, denn er war nur eine Seite lang.

Natürlich führte das hinter vorgehaltener Hand zu Berichten über Rechtsmediziner, die sich nur das Herz ansahen und, wenn sie auf eine Herzerkrankung stießen, Herzversagen zur Todesursache erklärten. Sie machten sich nicht die Mühe weiterzusuchen, dabei leiden fast alle Menschen in der westlichen Welt in gewissem Maße an arteriosklerotischen Gefäßveränderungen (Verengung durch Ablagerungen), und viele laufen mit dieser Art von Herzerkrankung munter herum. Niemand wusste, wie viele Schnellfeuer-Rechtsmediziner praktizierten, aber es bestand der dringende Verdacht, dass ihre exzessiven Diagnosen von Herzversagen die Statistiken der Regierung über Todesursachen verfälschten.

Diese Zeiten hatten sich aber geändert, bevor ich meine Ausbildung abgeschlossen hatte. Ich war nicht nur darauf vorbereitet worden, die Leichen sorgfältiger zu untersuchen, sondern der Forensiker in mir brannte darauf, zur Tat zu schreiten. Ich war stets darauf erpicht herauszufinden, ob hinter einem Tod mehr steckte, als es im ersten Moment den Anschein hatte. Außerdem war ich nicht nur bestrebt, die unmittelbare Todesursache festzustellen, sondern auch alles, was damit in Zusammenhang stand.

Aber wie schwierig war es doch, in den alten öffentlichen Leichenhallen auf die erlernten neumodischen Methoden zu drängen! Dazu zählten die äußere Leichenschau eines Leichnams, bevor die Mitarbeiter der Leichenhalle ihn auch nur berührten, das Wiegen und die Untersuchung jedes Organs, die Probenentnahme für Toxikologie oder Histologie, das detaillierte Protokollieren sämtlicher Befunde ... sogar hellere Lampen. Den Mitarbeitern gefiel nichts davon. Ihre Leichenhallen befanden sich oft im hinteren Teil eines düsteren Friedhofs, und die älteren Mitarbeiter hatten dort jahrelang gearbeitet und waren die traditionellen Methoden der Obduktion gewohnt. Ich musste mich nicht sonderlich bemühen, um das rebellische Gemurmel über die »neuen Jungs« und »die guten alten Zeiten« zu hören, das aus ihren Büros herüberwaberte. Manchmal, wenn ich darauf bestand, einem Fall, den sie als Routine erachteten, besondere Aufmerksamkeit zu schenken, wurden sie richtig wütend und verweigerten mir meine gewohnte Tasse Tee. Eine grausame Bestrafung, die selten lange währte.

Etwas lernte ich jedoch von der Denkweise alter Schule. Diese Scharlatane, die nur allzu bereit waren, die erste Unregelmäßigkeit, auf die sie stießen, als Todesursache zu bezeichnen, machten mich mit der Dehnbarkeit der Wahrheit bekannt. Wahrheit basiert auf Wissen. Als Arzt suchte ich über die Fakten nach der Wahrheit. Als Rechtsmediziner lernte ich nun, dass die Wahrheit unmittelbar von den von mir getroffenen Entscheidungen beeinflusst werden konnte, nämlich, wie viele Fakten ich mich zu untersuchen entschied. Dies war der erste Schritt zu dem, was eine lebenslange Untersuchung der Natur des Todes werden sollte.

Indem ich eine große Anzahl von Obduktionen so penibel wie möglich durchführte und stets Ausschau hielt nach Mord, lernte ich den menschlichen Körper und seine Schwächen so gut kennen wie den Liniennetzplan der U-Bahn – vielleicht sogar besser. In jenen Jahren hatte ich unentwegt zu tun: lernen, Medizinstudenten unterrichten und natürlich Obduktionen durchführen. Der Tod war zu meiner Lebensgestaltung geworden, und in der nächsten Phase meiner Ausbildung musste ich quasi gewaltsam aus dem Obduktionssaal gezerrt werden, um mehr Zeit damit zu verbringen, auf den verhassten Objektträgern menschliche Krankheiten unter dem Mikroskop zu betrachten.

Niedergeschlagen schlich ich mich aus den Pathologielaboren der Krankenhäuser davon, wann immer ich im Büro meines großartigen Freundes und Mentors, des Forensischen Pathologen Dr. Rufus Crompton, sitzen konnte. Er hatte meinen beruflichen Werdegang gesteuert und ließ mich nun Stapel von Polizeifotos anschauen, Berichte lesen und machte mich mit allen Problemen der Forensik vertraut: mit Tatorten, Verletzungen, Ausreden und Erklärungen Beschuldigter, Augenzeugenaussagen. Und schließlich begann ich, unter Aufsicht bei plötzlichen oder verdächtigen Todesfällen Obduktionen durchzuführen, der Art von Todesfällen, derentwegen Coroner amtliche Untersuchungen einleiten und die Polizei ermittelt.

Endlich, 16 Jahre nachdem ich mit meiner medizinischen Ausbildung begonnen hatte – mein Sohn war mittlerweile sechs und meine Tochter vier –, war ich als Rechtsmediziner qualifiziert. Ich hatte das Ziel, das ich angestrebt hatte, seit ich als Teenager Simpsons Buch in die Finger bekommen hatte, erreicht. Aber das war natürlich erst der Anfang.

***

Meine erste Stelle bekam ich im Guy's Hospital. Mein Chef war Iain West, der Mann, der in unserem Beruf das Sagen hatte. Nach jedem Mord oder jeder Katastrophe war seine Abteilung die Anlaufstelle für die Polizei, den Coroner oder die Anwälte. Noch aufregender war, dass an diesem Ort mein Idol, Professor Keith Simpson, gearbeitet hatte.

Es gab dort vier Rechtsmediziner, und wir standen alle »auf Abruf bereit« – konnten die Arbeit unter uns jedoch weitergeben. Weniger interessante Fälle, das heißt, Fälle, die medizinisch oder forensisch eindeutig waren, wurden in der Regel entsprechend der Hackordnung nach unten weitergereicht. Und als Neuzugang stand ich ganz unten in der Hackordnung.

Wenn es keinen Mord zu untersuchen gab, unterrichteten wir Medizinstudenten oder professionelle Zuhörerschaften wie Coroner oder Polizeibeamte. Die Studenten befanden sich meistens im vierten Studienjahr ihrer Ausbildung zum Allgemeinmediziner und für viele von ihnen war dies die Einführung in eine Welt, der ihr bürgerliches Elternhaus sie bislang nicht ausgesetzt hatte. Vergewaltigung, Mord, Körperverletzung; der Hörsaal platzte aus allen Nähten. Die Studenten saßen in den Gängen und drängten sich hinten im Saal. Sie lernten nicht nur über das Leben, sondern auch, wie Dummheit und Unmenschlichkeit zu tödlichen Verletzungen führen, und ich hoffe, sie lernten auch, wie man verdächtige Todesfälle erkennt.

Es machte Spaß, sich vor vollen Sälen auszulassen, aber wir verwendeten wesentlich weniger Zeit darauf, über Mord zu sprechen, als uns die Folgen anzusehen. London schien nämlich von Morden oder zumindest von plötzlichen und verdächtigen Todesfällen überflutet zu sein. Wir hielten Besprechungen in unseren Büros ab, brüteten über Fotos, diskutierten über Fälle und setzten die Gespräche dann im Pub fort, manchmal zusammen mit Anwälten oder der Polizei. Es ging lebhaft zu.

Natürlich untersuchte ich meine ersten Fälle, so einfach sie auch waren, mit der größten Konzentration und Ernsthaftigkeit, arbeitete unter der Anleitung von Iain und anderen Kollegen. Aber es kam der Tag, da musste ich allein zu meinem ersten Mordfall als Lehrbeauftragter in Forensischer Medizin am Guy's, und weil wir überlastet waren, kam dieser Tag schnell. Es lässt sich kaum beschreiben, wie stolz ich war, als ich zu dem tristen Häuserblock in Croydon eilte, wo mich eine Leiche erwartete. Stolz und kein bisschen nervös.

Es war ein Wochentag, vormittags. Mein Herz schlug heftig, vielleicht weil ich mich so anstrengte, wie ein Rechtsmediziner auszusehen, der schon oft zu solchen Fällen gerufen worden war.

Hinter dem von Polizisten bewachten Absperrband, an dem sich Schaulustige, Nachbarn und die Presse drängten, lag ein junger Mann in der Gosse. Ein Fotograf der Metropolitan Police war bereits vor Ort und machte Aufnahmen, unterbrach seine Arbeit jedoch, als ich mich hinunterbeugte, um den Körper zu untersuchen.

Der Verstorbene lag auf dem Rücken, und sein Gesicht wies lediglich ein paar Schnitte und Schürfwunden auf. Ich wusste jedoch, dass es noch etwas anderes geben musste, denn unter seinem Oberkörper befand sich eine Blutlache.

Ich streckte die Hand aus. Die Leiche fühlte sich noch warm an. Er war noch nicht steif, aber seine Muskeln begannen bereits zu erhärten, vor allem rund um Hals und Kinn und in den Fingern.

Ich drehte ihn um. Seine dicke Jacke wies ein Einstichloch auf. Dort war das Blut ausgetreten. Ich ließ den Körper in die ursprüngliche Position zurückfallen.

Während der Fotograf arbeitete, machte ich mir Notizen für meinen Obduktionsbericht. Ich würde den Tatort beschreiben müssen und was ich vorgefunden hatte. Dann kämen die Details meiner vollständigen Obduktion und schließlich meine Schlussfolgerung bezüglich der Todesursache. Der letzte Teil würde hoffentlich einfach sein, denn es tropfte immer noch Blut aus der Einstichwunde im Rücken des jungen Mannes. Aber bis dahin lag noch eine Menge Arbeit vor mir.

Das Opfer konnte noch nicht identifiziert werden, deshalb wurde es im Protokoll vorerst als unbekannt/jung/hellhäutig/männlich aufgeführt. Der junge Mann war ungefähr 18 Jahre alt und schlank, man konnte ihn durchaus als attraktiv bezeichnen. Ich fertigte eine Skizze des Fundorts an, vor allem von der Position der Blutflecken auf der Straße und dem angrenzenden Bürgersteig. Dann machte ich mir Notizen über den Fundort, die Kleidung des Verstorbenen und die Lage der Leiche. Diese Notizen würden später im Obduktionsbericht wieder auftauchen als:

> Ausgeprägte Nackenstarre im Hals- und Kinnbereich, aber weniger deutlich im übrigen Körper. Dies weist darauf hin, dass der Tod vermutlich vor drei Stunden eingetreten ist.

Immer noch bemüht, souverän zu wirken und nicht so, als wäre dies mein erster Fall, bat ich den Untersuchungsbeamten, die Leiche ins rechtsmedizinische Institut transportieren zu lassen. Ich folgte ihr dorthin, wo sich mir verschiedene Police Officer, einschließlich eines Kriminalhauptkommissars anschlossen. Ungläubig lese ich das jetzt in meinem Bericht. Heutzutage würde wegen einer Messerstecherei auf der Straße niemals ein höherer Beamter vor Ort sein.

Im Obduktionssaal wurden noch mehr Fotos aufgenommen, und ich machte mir ausführliche Notizen über die Kleidung des Opfers, bevor ich mit der Untersuchung des Körpers anfing.

> Jacke: großer Blutfleck auf der linken Seite des Rückens. Es findet sich auch Schotter von der Straße. Beschädigungen des Stoffs an drei Stellen. Beschädigung eins – 8 Zentimeter links von der Mittellinie, etwa 21 Zentimeter vom Kragen. 8 Millimeter lang, etwa horizontal. Beschädigung zwei – 12 Zentimeter rechts von der Mittellinie, etwa 21 Zentimeter vom Kragen. 16 Millimeter lang. Vertikal. Beschädigung drei – 3,5 Zentimeter unter derselben etwa auf der lateralen Mittellinie des rechten Ärmels. 18 Millimeter lang. Horizontal.
>
> Sporthemd: Blutflecken auf dem Rücken und der linken Seite.
>
> Drei Beschädigungen im Stoff …

> Blutflecken auf der Rückseite des Hosenbunds der Jeans, Boxershorts und Unterhose. Blutspitzer auf der Rückseite der unteren Hälfte des Hosenbeins …

Nachdem ich mehrere Notizen über die Kleidung gemacht hatte, entfernten wir diese und legten jedes Stück in eine separate Beweismitteltüte, die von einem Police Officer entgegengenommen und beschriftet wurde.

Sobald die Leiche nackt auf dem Obduktionstisch lag, konnte ich sehen, wie zahlreich die Wunden waren. Drei Stichwunden im Rücken, davon eine, die eindeutig tödlich gewesen war, und neun weitere signifikante Verletzungen des Bauchraumes und des Gesichts. In meinen Notizen befinden sich Körperzeichnungen – einfach nur die Umrisse –, und auf diese zeichnete ich Details der Verletzungen, nummerierte sie und fügte Anmerkungen hinzu:

Fünf Verletzungen in der linken Gesichtshälfte:

1. 3 Millimeter Durchmesser Prellung unmittelbar über dem seitlichen Rand der linken Augenbraue.
2. 10 Millimeter lange bogenförmige Platzwunde mit einhergehendem Bluterguss auf dem seitlichen Rand des linken oberen Augenlids.
3. 20 × 22 Zentimeter große Schürfwunde seitlich über dem linken Jochbogen. Oberfläche getrocknet …

Platzwunden unterscheiden sich von den sauberen Schnittwunden eines Messers. Bei einer Platzwunde reißt die Haut, und das wird durch eine stumpfe »Waffe« bewirkt. Nicht viele Menschen betrachten eine Straße oder einen Bordstein oder ein Gebäude als »Waffe«, aber wenn ein Körper dagegen geschleudert wird, dann ist die Wirkung des Aufpralls der einer Waffe gleich. In diesem Fall vermutete ich, dass die Platzwunde durch den Aufprall des Opfers beim Sturz auf die Bordsteinkante entstanden war.

Hautabschürfungen sind Kratzer oder Schrammen, die selten bis unter die Epidermis, die oberste, verhornende Epithelschicht der Haut, reichen. Deshalb bluten diese Verletzungen nicht wirklich, können jedoch Blut punktuell durchsickern lassen. Sie können ein Merkmal von Verkehrsunfällen sein, da sie oft durch das Rutschen über raue Oberflächen entstehen. Natürlich gibt es im Leben jede Menge Schrammen, aber in forensischer Hinsicht sind sie interessant, weil sie auch nach dem Tod auftreten können. Wenn der Körper des jungen Mannes beispielsweise über die Straße geschleift wurde, hätten die Schrammen dadurch verursacht worden sein können, und es war schwer festzustellen, ob er vor oder nach seiner Ermordung geschleift wurde.

Blaue Flecken sind Blutergüsse. Äußere Gewalteinwirkung lässt die feinen Venen und Arterien reißen und ins Gewebe bluten. Kinder besitzen ein elastischeres Bindegewebe, sodass ihre Haut nicht so leicht einen Bluterguss bekommt wie die Haut älterer Menschen, die diese Elastizität verloren hat. Blutergüsse können jedoch irreführend sein, denn ihre Hauptkomponente ist Blut, und das ist sowohl flüssig als auch biologisch abbaubar. Die Folge: Blutergüsse verändern sich über die Zeit und unter dem Einfluss der Schwerkraft. Und vor allem verändern sie die Farbe. Das liegt daran, dass der Körper sofort das Blut zu zersetzen beginnt, sobald es sich außerhalb eines Blutgefäßes befindet. Gewöhnlich wechseln Blutergüsse ihre Farbe von Lila zu Gelb, Grün und Braun. Es wurde viel über das Datieren von Blutergüssen anhand ihrer Farbe geforscht, und es wäre sehr hilfreich, wenn eines der entwickelten Systeme dies verlässlich tun könnte, denn leider ist das nicht der Fall.

Es kann ziemlich verwirrend sein festzustellen, dass Blutergüsse nach dem Tod markanter werden und dass sogar »neue« Blutergüsse Tage oder sogar Wochen später auftreten. Das bedeutet nicht, dass der Körper in der Leichenhalle verletzt wurde. Es ist lediglich ein Zeichen dafür, dass weiterhin rote Blutkörperchen aus den verletzten Blutgefäßen ausgetreten sind – wenn auch durch die Schwerkraft herausgezogen, statt durch den Blutdruck herausgedrückt.

Es brauchte viel Zeit, um sämtliche äußeren Verletzungen des Opfers zu protokollieren. Als ich fertig war, schaute ich blinzelnd hoch. Die Police Officer blinzelten zurück. Es folgte eine Pause, in der ich überlegte, was als Nächstes käme.

Heute wäre es mir nicht im Geringsten peinlich innezuhalten, um zu überlegen, aber damals wollte ich unbedingt so wirken, als hätte ich alles unter Kontrolle. Also tat ich so, als würde ich weiterhin Notizen machen, um mir etwas Zeit zu verschaffen. Ich wünschte, die Mitarbeiter würden das Radio abschalten, aber ich traute mich nicht, sie darum zu bitten.

Chris de Burgh sang etwas über eine Dame in Rot.

Ich versuchte, mich zu konzentrieren. Klar. Abstriche waren als Nächstes dran. Von Genitalien, Anus und Mund, damit im Labor nach Anzeichen von sexueller Gewalt gesucht werden konnte.

»Könnten Sie vielleicht diesen Lärm abstellen?«, bat der Superintendent.

Die Mitarbeiter waren nicht begeistert, taten es aber zu meiner großen Erleichterung.

Darauf trat gespenstische Stille ein, während ich Proben von den Haaren und Fingernägeln des jungen Mannes nahm, um sie anschließend nach Hautresten, Fasern oder anderen Rückständen zu untersuchen, die das Opfer mit dem Täter oder einem Ort in Verbindung brachten. Zum Schluss nahm ich noch Proben von Blut, Urin und Gewebe für die histologische Untersuchung sowie von alldem, was relevant hätte sein können.

Die Proben werden eingetütet, mit meinen Initialen und einer Nummer versehen (RTS/1). Ich beschriftete jedes Etikett mit kindlichem Stolz. 30 Jahre lang hat dieses einzigartige Buchstabentriplett meine Einbeziehung in einen Fall markiert. Aber an jenem Tag, als ich sie zum ersten Mal schrieb, wirkten die Buchstaben nüchtern und fremd wie eine Schuluniform zu Beginn des Schuljahres.

Alle im Raum Anwesenden – der Coroners Officer und die Polizisten – warteten darauf, dass ich mit der inneren Leichenschau begann. Es ist eine kaum bekannte Vorschrift, dass Ermittlungsbeamte bei der Obduktion anwesend sein müssen: Der Superintendent hatte im Laufe seiner Dienstzeit natürlich schon einigen Obduktionen beigewohnt, aber für einen der Polizisten war es ebenfalls eine Premiere. Er hatte bereits während der äußerlichen Untersuchung ziemlich elendig dreingeschaut, und als ich das Skalpell in die Hand nahm, wurde er kreidebleich.

»Alles in Ordnung, Junge?«, fragte der Superintendent.

Der Polizist nickte mit finsterer Miene.

Ich überlegte, was ich sagen könnte, damit es ihm besser ging. Aber mir fiel nichts ein. Ich war zu sehr damit beschäftigt, so auszusehen, als hätte ich schon jede Menge Obduktionen allein durchgeführt.

»Sie werden sich schnell daran gewöhnen«, sagte ich leichthin, um meine eigene Nervosität zu kaschieren.

Der Polizist schluckte. Ich versuchte, ihn aufmunternd anzulächeln, war aber derart angespannt, dass sich meine Gesichtsmuskeln seltsam steif anfühlten und das Lächeln womöglich mehr eine Grimasse war, denn der Polizist wirkte daraufhin noch besorgter. Als ich dann die Leiche öffnete, fiel mir auf, dass der junge Polizist mich unentwegt ansah. Die Art, wie er mein Gesicht anstarrte, war so beunruhigend, dass ich beim Schneiden ein wenig zitterte. Ich schaute zu ihm hoch und sah, dass sein Gesicht wie eine Maske des nackten Grauens war. Mein Gesicht zu fixieren war offenbar seine Methode, nicht auf das zu achten, was meine Hände taten.

Gern hätte ich ihn beruhigt, aber aufgrund meiner eigenen Anspannung war es mir nicht möglich, Zuversicht auszustrahlen. Sogar der erfahrene Superintendent und der Coroners Officer, die einander begrüßt hatten, als hätten sie gemeinsam schon vielen Obduktionen beigewohnt, hatten aufgehört zu sprechen und starrten mich schweigend an. Gewöhnlich ist auf die Mitarbeiter im Obduktionssaal Verlass, dass sie die Atmosphäre mit einem Witz oder einem Kommentar ein wenig auflockern, aber heute waren sie still. Warum sagte niemand etwas? Irgendetwas? Alle schwiegen. Fast hätte ich mir gewünscht, sie würden das Radio wieder einschalten. Vielleicht aber einen anderen Sender.

Alle schauten zu, während ich die Wunden im Innern des Körpers nachverfolgte. Als ich die Gesichtswunden von innen begutachtete, schüttelte sich der junge Polizist plötzlich, hielt die Hand vor den Mund und rannte hinaus.

»Oh-oh«, sagte der Superintendent. Der Coroners Officer lachte. Dann schwiegen wieder alle.

Ich führte eine Routinesektion der inneren Systeme und Organe des Opfers durch und überprüfte, ob Rippenbrüche oder andere Frakturen vorlagen. Man muss nämlich sicherstellen, dass der Tod nicht auf natürliche Weise eingetreten ist. Aber der junge Mann hatte sich bester Gesundheit erfreut.

Ich war froh, als die Obduktion abgeschlossen war, und fragte mich, warum die Atmosphäre sich so stark von der bei anderen Obduktionen unterschieden hatte. Ich würde nicht gerade behaupten, dass die Stimmung üblicherweise ausgelassen ist, aber meistens spürte man einen kameradschaftlichen Zusammenhalt, oder es gab zumindest eine beruhigende leise Geräuschkulisse. An jenem Tag herrschte jedoch bleiernes Schweigen. Woran konnte das liegen?

Zurück im Büro begann ich, meinen Bericht zu schreiben.

> Stichwunde 1 befand sich 6 Zentimeter links von der Rückenmittellinie … Wundrand oben spitz zulaufend, unterer Wundrand stumpf … Länge der Wunde 26 Millimeter … Der Stichkanal verläuft nach innen zwischen der fünften und sechsten Rippe des linken Hemithorax … bis in den linken oberen Lungenlappen auf der hinteren Seite und weiter nach vorn, leicht nach unten in Richtung der Mittellinie. Der Stichkanal führt durch den oberen linken Lungenlappen und öffnet die linke Lungenarterie … Diese 40 Millimeter lange, unregelmäßige Schnittwunde … Mehr als 1 Liter teilweise geronnenes Blut befindet sich im linken Hemithorax. In dem an die Wunde angrenzenden Bereich finden sich keine Hämatome auf der Haut.

Im Körperinneren war die Wunde also fast doppelt so lang wie äußerlich. Ich zog ein paar Schlussfolgerungen.

> Der Verlauf des Stichkanals durch die Rückenmuskulatur legt nahe, dass der linke Arm zum Zeitpunkt der Verletzung angehoben gewesen sein muss. Die Diskrepanz zwischen der Größe von äußeren und inneren Verletzungen lässt auf Bewegung schließen, während sich die Waffe in der Brusthöhle befand.

Die Bewegung des Messers konnte von Bedeutung sein. Ganz sicher war es ein Hinweis, dass es sich bei der Tat um eine Bewegung aufweisende Situation gehandelt haben musste, wie es bei vielen Messerstechereien der Fall ist. Entweder hatte sich das Opfer oder der Angreifer bewegt, möglicherweise hatte sich auch nur das Messer in der Wunde bewegt. Manchmal wird die Signifikanz einer solchen Bewegung erst später deutlich und muss deshalb vermerkt werden.

Ich protokollierte noch die beiden anderen Stichwunden und die Stichkanäle: Beide hatten lediglich den Rückenmuskel durchgestoßen. Anschließend nummerierte ich die »stumpfen« Verletzungen. Auffallend war, dass es keine Abwehrverletzungen gab. Klassische Abwehrwunden sind leicht zu finden – bei einer Messerattacke können Handfläche und Finger aufgeschlitzt sein, weil das Opfer um sich zu schützen, versucht hat, die Messerklinge zu greifen. Dieser junge Mann hatte keine Abwehrverletzungen, allerdings wurde der Hauptangriff von hinten ausgeführt.

Nun zu meinen Schlussfolgerungen. Das ist der Teil des Berichts, den die Laien – Polizisten, Verwandte und so weiter – zuerst lesen und verstehen können sollten.

Mittlerweile kenne ich den Modus. Als Erstes muss jede Möglichkeit ausgeschlossen werden, dass das Opfer an einer natürlich aufgetretenen Krankheit gestorben ist. Als Nächstes muss man die tatsächliche Todesursache nennen und wie schnell das Opfer vermutlich gestorben ist. Es folgen nützliche Bemerkungen über mögliche Waffen oder Ereignisse oder Handlungen, die zu den Verletzungen geführt haben. Abschließend äußert man eine medizinische Meinung zur Todesursache. Das ist der formale, juristische Teil des Berichts, der – falls er akzeptiert wird – auf dem Totenschein stehen wird.

Ich schrieb:

> Der Tod trat nicht aufgrund natürlicher Ursachen ein. Stichwunde 1 … führte zu Blutungen. Der Tod muss innerhalb von Minuten eingetreten sein. Das Erscheinungsbild der Wunden entspricht einer Waffe mit einer einseitigen Schneide von circa 18 bis 20 Millimetern Breite und einer Klingenlänge von 15 bis 17 Zentimetern. Die Waffe muss mindestens 15 Zentimeter lang und spitz zulaufend gewesen sein.
>
> Sowohl die Verletzungen auf der rechten Seite als auch die Verletzungen (1.) bis (4.) auf der linken Gesichtsseite entsprechen einem Schlag durch oder Aufprall auf eine flache Oberfläche. Die Möglichkeit, dass diese durch den Sturz auf die Straße entstanden sind, ist unwahrscheinlich, kann jedoch nicht völlig ausgeschlossen werden. Diese Verletzungen scheinen einige Zeit vor der Verletzung (5.) der linken Gesichtsseite beigebracht worden zu sein. Diese Verletzung entspricht dem Kontakt mit einer rauen Oberfläche.

Todesursache:
1a Verbluten
1b Stichwunde in die Brust.

Dieses Verbrechen war, obwohl zweifellos zerschmetternd für die Familie des Opfers, für den Rechtsmediziner Routine. Mein Bericht war nicht der längste oder detaillierteste, den ich je geschrieben habe. Aber er kostete mich die halbe Nacht. Sobald der junge Mann identifiziert war, konnte ich seinen Namen verwenden, aber abgesehen von dieser Gewissheit quälten mich bei jedem Fakt wie auch meinen Schlussfolgerungen die Selbstzweifel. Erging ich mich zu sehr in Vermutungen? Wie sicher war ich, dass die Gesichtsverletzungen nicht von dem Sturz auf die Straße herrührten? Sollte ich Erklärungsvorschläge vorbringen, wieso sich das Messer im Brustraum bewegt hatte? Klang ich überzeugt genug? Ich wollte nicht, dass, sobald die Polizei jemanden auf die Anklagebank gebracht hatte, der Verteidiger sagen würde: »Sagen Sie mir, Dr. Shepherd, wie viele Leichen mit Stichverletzungen haben Sie vor dieser bereits obduziert? Wie bitte? *Keine?*«

Obwohl ich erst am Anfang meiner beruflichen Laufbahn stand, wusste ich bereits, dass das Erscheinen vor Gericht dem Betreten eines Minenfelds gleichkam. Den Obduktionsbericht im Büro zu verfassen, ist eine Sache, aber diesen als Sachverständiger unter Dauerbeschuss vor Gericht zu präsentieren eine andere. Ich hatte von älteren Kollegen zahlreiche Geschichten aus dem Gerichtssaal gehört und freute und fürchtete mich gleichermaßen vor meinem ersten Auftritt im Zeugenstand.

Die Polizei befragte schon kurz darauf einen Verdächtigen in der Messerstecherei von Croydon, einen Mann in den Dreißigern, den das Opfer zuvor anscheinend nicht gekannt hatte. Das Opfer hatte den Mann in einer nahe gelegenen Garage aufgesucht, um ein billiges, vermutlich gestohlenes Autoradio zu kaufen.

Die Polizei bat mich, die Version des Verdächtigen bezüglich der Ereignisse zu untersuchen, und wir kamen überein, dies am besten vor Ort zu tun. Also kehrte ich wenige Tage später, begleitet von demselben Kriminalhauptkommissar sowie einem Detective Inspector und einem Detective Sergeant zurück nach Croydon.

Wir standen vor einer Reihe schäbiger Garagen. Die Farbe blätterte von den Toren ab.

»Der Beschuldigte sagt, jemand anderer habe den jungen Mann erstochen, nachdem er von hier fortgegangen sei. Dass er in der Nähe des Ortes erstochen worden sein muss, an dem wir ihn gefunden haben«, sagte der Superintendent.

Ich erwiderte: »In der Garage wurden keine Blutspuren gefunden, es könnte also tatsächlich so gewesen sein.«

Die anderen wirkten enttäuscht. Es sollte nicht das letzte Mal in meiner Laufbahn sein, dass ich die Polizei enttäuschte.

»Nun, wir denken, dass der Beschuldigte das Opfer hier erstochen hat. Andererseits ... gibt es keine Blutspuren vor den Garagen. Oder auf der Straße. Oder sonst irgendwo, außer unterhalb der Leiche.«

Ich kam mir wichtig vor. Ich fühlte mich wie Simpson. Dem hochrangigen Officer dicht folgend, ging ich den Weg ab (etwa 100 Schritte) und stoppte die Zeit, die ich für angemessen hielt bei einem sterbenden Mann, der soeben einen Stich in die Lunge davongetragen hatte (53 Sekunden) – und vergaß auch nicht, am Ende wegen der zunehmenden Atemlosigkeit und Benommenheit immer langsamer zu werden.

Ich wandte mich den Kommissaren zu.

»Sie könnten recht haben: Die Stichverletzung könnte ihm bei der Garage zugefügt worden sein, und er könnte sich bis zu der Stelle geschleppt haben, wo er gefunden wurde.«

Sie lächelten.

Ich notierte:

> Meines Erachtens ist es durchaus möglich für einen Menschen mit einer Wunde wie Verletzung 1 diese Strecke zu Fuß zurückzulegen, bevor er zusammenbricht. Das Fehlen von Blutspuren auf dem Weg dorthin könnte durch zwei Faktoren erklärt werden. Erstens hätte eine aufrecht stehende Person mit Verletzung 1 äußerlich nicht viel Blut verloren, weil sich das Blut zunächst im Brustraum gesammelt hätte. Zweitens trug der Verletzte Kleidung, vor allem eine dicke Jacke, die eine Menge Blut aufgesogen hätte.

Ich hätte mir keine Sorgen wegen meines Auftritts vor Gericht machen müssen. Die erste Verhandlung platzte, weil die Geschworenen wegen eines Formfehlers entlassen wurden, bevor ich meine Aussage machen konnte. Als der Fall erneut vor Gericht kam, war ich ein alter Hase mit so viel Erfahrung in Sachen Mord, dass der Verteidiger nicht im Traum darauf gekommen wäre, dass dies mein erster Fall gewesen war.

Ich machte meine Aussage, und das Kreuzverhör lief glatt.

Für mich war die Sachlage eindeutig. Ich hatte die Beweise gesehen, die gegen den Angeklagten sprachen, und hielt sie für stichhaltig. Und drei Stichwunden einschließlich eines tiefen Einstichs von hinten in die Lunge des Opfers boten den Boulevardzeitungen die Chance, eine ihrer Lieblingsformulierungen zu verwenden: »wie von Sinnen auf das Opfer eingestochen«. In dem Versuch, bei den Geschworenen Abscheu hervorzurufen, wurde diese Formulierung sicher auch vom Staatsanwalt benutzt. Darum war ich überrascht, als der Angeklagte freigesprochen wurde. Offenbar hatten die Geschworenen nicht zweifelsfrei von seiner Schuld überzeugt werden können. Ich überlegte, was schiefgelaufen war und ob ich es bei meinem ersten Fall nicht geschafft hatte, einen überzeugenden Bericht zu liefern. Oder hatte ich gegenüber den Geschworenen den falschen Ton angeschlagen? Ich werde es nie erfahren.

Als ich ein paar Jahre später zufällig während einer Busfahrt den *Evening Standard* las, fiel mir in einem Bericht über eine Gerichtsverhandlung ein Name auf, der mir bekannt vorkam. Ich las, wie ein junger Mann im Alter von 18 Jahren niedergestochen worden war – mit drei Stichen. Einer dieser Stiche drang in den linken Lungenflügel ein und wäre beinahe tödlich gewesen. Wie durch ein Wunder überlebte der Mann und konnte seinen Angreifer identifizieren: Tatsächlich konnte er sogar aussagen, dass sich der Täter über ihn gebeugt und gesagt hatte, da er doch sterben würde, würde es eine angemessene letzte Handlung sein, Sex zu haben.

Ich erinnerte mich an meinen ersten Fall. Derselbe Angreifer. Das gleiche Verbrechen. Ein anderes – aber ähnlich aussehendes und glücklicheres – Opfer.

Ich dachte an die frühere Mordanklage. Die Geschworenen sprachen ihn dieses Mal schuldig wegen versuchten Mordes.

***

9

Das Opfer in meinem zweiten Fall wurde ebenfalls erstochen. Eines Abends wurde ich gegen 21 Uhr zu einem der typischen Londoner Reihenhäuser aus rotem Backstein gerufen, das sich von den anderen in der Straße nur durch die davor stehenden Polizisten unterschied.

Drinnen überraschte mich ein reich verziertes Interieur. Am Treppengeländer klebte Blut. Ich folgte der Spur nach oben bis zum Schlafzimmer, wo in Richtung Tür in einer großen Blutlache ein nackter grauhaariger Mann mit dem Gesicht nach unten lag.

Ich schob die Tür auf. Eine triste, gemusterte Tapete und große, schwere Holzmöbel verliehen dem Raum eine düstere Atmosphäre. Das Zimmer war vollgestellt, aber alles befand sich an seinem Platz. Der Wecker. Das Radio. Die gerahmten Fotos. Der kleine Fernseher auf der Mahagonikommode gegenüber dem Bett.

Dies war das Zimmer eines Mannes, der ein geordnetes Arbeitsleben führte, das jedoch jäh ausgelöscht worden war. Und der berufstätige Mann lag in seinem eigenen Blut. Es war schwierig, um ihn herum zu gehen. Sein Rücken war mit Blutspritzern und -rinnsalen übersät. An der Wand klebte Blut. Das Bett war zur Hälfte mit einem Federbett bedeckt, das jedoch die großen dunklen Blutflecken auf dem Laken nicht zu verbergen vermochte. Auf dem Boden nahe einer Steckdose, beinahe in Blut schwimmend, lag ein langes Küchenmesser mit Holzgriff. Äußerst vorsichtig drehte ich den Körper herum. In der Brust entdeckte ich eine klaffende Stichwunde. Vermutlich gab es noch mehr Einstiche, versteckt von dem vielen Blut.

Ich maß die Temperatur des Toten. Da er bereits nackt war, ging das problemlos. Die rektale Temperatur zu messen, vor allem, wenn der Tote dafür erst ausgezogen werden muss, kann forensisches Chaos verursachen. Ich hatte bereits gelernt, dass es oft besser ist, den Leichnam schnell in die Rechtsmedizin zu befördern, und dort die Temperatur zu messen. In diesem Fall zeigte das Thermometer 26,6 Grad Celsius an.

Der Kommissar, der mich dabei beobachtete, fragte: »Also, Doc, was ist der genaue Todeszeitpunkt?«

Mir wurde mulmig zumute. Vor allem bei dem Wort »genau«. Alle stellen diese Frage als Erstes. Und alle denken, dass diese Frage beantwortet werden kann. Das ist die Frage, die die riesige Kluft zwischen der öffentlichen Wahrnehmung von Rechtsmedizinern und der Wahrheit ausmacht. Schuld daran sind die Krimis im Fernsehen. Tatsache ist, dass es für uns äußerst schwierig ist, den genauen Todeszeitpunkt zu bestimmen.

Der Kommissar wartete.

Ich sagte: »Nun ja ... mit Sicherheit kann ich das nicht sagen ...«

Die Körpertemperatur kann der beste forensische Indikator zur Bestimmung des Todeszeitpunkts sein, aber er ist nicht besonders verlässlich. Die Physik lehrt uns, dass sich ein warmer Körper abkühlt, indem er seine Wärme an die kühlere Umgebung abgibt. Aber so einfach ist das natürlich nicht. Das würde bedeuten, dass sich ein Körper acht Stunden nach Eintritt des Todes kalt anfühlt. Aber auch das ist nicht so einfach. Tatsächlich fühlt sich ein Körper möglicherweise 36 Stunden lang noch nicht kalt an, und eine Reststoffwechselaktivität kann bedeuten, dass die Temperatur nie auf das Umgebungsniveau sinkt. Und wenn die Verwesung einsetzt, steigt die Temperatur sogar wieder.

Es gibt viele Möglichkeiten, die die Geschwindigkeit der Abkühlung nach dem Tod beeinflussen können: die Körpertemperatur bei Eintritt des Todes, Wetterschwankungen, Zentralheizung, offene Fenster, wie viel Kleidung der Verstorbene trägt, der TOG-Wert der Decke [wie warm eine Decke ist] über dem Körper, die Körperhaltung (wir alle wissen aus Erfahrung, dass eine zusammengerollte Position mehr Wärme speichert), Körperfett (Fett ist ein guter Isolator), Muskelmasse (je weniger Muskelmasse desto schneller kühlt der Körper aus) und das Alter des Verstorbenen (Kinder haben in Relation zum Körpergewicht eine größere Oberfläche und verlieren deshalb schneller Wärme) – eine Vielzahl kleiner Faktoren erschwert das Schätzen des Todeszeitpunkts anhand der Körpertemperatur.

Nicht einmal ein Computerprogramm, das zahllose Möglichkeiten berücksichtigt, könnte einen exakten Todeszeitpunkt benennen. Es würde einen Zeitraum errechnen, der sich jedoch über mehrere Stunden erstrecken kann. Und eine höhere Genauigkeit als 90 Prozent würde auch dann niemand annehmen.

Der Kommissar nickte weise und sagte: »Sie werden es anhand der Leichenstarre bestimmen können.«

Nein, doch nicht! Das ist der andere Irrglaube. Die Leichenstarre ist einer der offensichtlichsten durch den Tod hervorgerufenen Prozesse, aber sie variiert derart stark, dass sie noch unzuverlässiger ist als die Körpertemperatur. Geschwindigkeit und Einsetzen der Leichenstarre werden durch die Temperatur bestimmt. Bei einer Leiche, die draußen im Winter in der Kälte liegt, hat möglicherweise nach einer Woche noch keine Leichenstarre eingesetzt, diese kann jedoch rasch eintreten, sobald der Körper in den wärmeren Obduktionssaal gebracht wird. Es gibt weitere Störfaktoren. Hat sich der Verstorbene kurz vor dem Tod sportlich betätigt? Die bei körperlicher Betätigung produzierte Milchsäure lässt die Leichenstarre schneller einsetzen. Steht der Tod in Zusammenhang mit hohem Fieber? Auch dann setzt die Leichenstarre schneller ein. War ein Stromschlag die Todesursache? Das beschleunigt die Leichenstarre, möglicherweise wegen der Stimulation der Nervenzellen. Trat der Tod in der Nähe eines Feuers ein? Schnellere Leichenstarre. Bei einem heißen Bad? Schnellere Leichenstarre.

Leichenstarre wird durch komplexe Veränderungen hervorgerufen, die auftreten, sobald das Herz aufhört zu schlagen und die Muskelzellen nicht mehr mit dem für den Stoffwechsel benötigten Sauerstoff versorgt werden. Jahrelang wurde angenommen, die Leichenstarre würde im Gesicht beginnen, wie jeder, der eine verspätete Mund-zu-Mund Beatmung versucht hat, möglicherweise auch schon gedacht hat. Mittlerweile wissen wir, dass sie sich gleichmäßig im gesamten Körper entwickelt, in den kleineren Muskeln jedoch zuerst feststellbar ist – und diese kleineren Muskeln befinden sich vor allem im Kinn, rund um die Augen und die Finger. Verallgemeinernd kann man sagen, dass sich die Leichenstarre in diesen Bereichen etwa drei Stunden nach Eintritt des Todes feststellen lässt. Dann breitet sie sich vom Kopf hinunter zu den Beinen aus, wobei das genau genommen nur das sich unterscheidende Erstarren längerer Muskeln und größerer Muskelgruppen ist. Das Erstarren der Muskeln läuft in der Regel schneller ab als das Sinken der Körpertemperatur, es gibt also eine Phase, während der die Leiche noch warm, aber bereits erstarrt ist. Die Leichenstarre ist auch kein dauerhafter Zustand: sie löst sich nach einem oder zwei Tagen, und die Muskeln erschlaffen wieder.

In einem gemäßigten Klima wie in Großbritannien kann die Leichenstarre innerhalb von zwölf Stunden sämtliche Muskeln erfasst haben – man spricht von einer voll ausgeprägten Leichenstarre. In heißen Äquatorregionen kann die Leichenstarre innerhalb einer Stunde voll ausgeprägt und wieder verschwunden sein. Und es kann manchmal so wirken, als hätten bestimmte Menschen – sehr junge, sehr alte oder abgemagerte – überhaupt keine Leichenstarre, weil sie so wenig Muskelmasse aufweisen.

Die Stärke der Ausprägung kann überraschen: Es gibt berühmte Fotos von Toten mit voll ausgeprägter Leichenstarre, die mit dem Kopf auf einem Stuhl und mit den Füßen auf einem anderen liegen, der nicht gestützte Körper ist hart wie ein Brett. Eine Obduktion während der Leichenstarre durchzuführen stellt eigene Probleme dar.

Am einfachsten ist es abzuwarten, bis die Leichenstarre sich wieder gelöst hat. Bedauerlicherweise ist Warten für einen Rechtsmediziner bei einer Mordermittlung keine Option, da Eile geboten ist.

In jener Nacht verließ ich schon bald den Tatort und eilte ins rechtsmedizinische Institut. Der Verstorbene wurde kurz nach mir dorthin überführt. Hals, Arme, Kinn und Knie wiesen Leichenstarre auf, und er war mit einem Arm hinter dem Körper und dem anderen nach vorne angewinkelt gestorben. Sein rechtes Bein war angehoben.

Für die Obduktion musste er flach auf dem Tisch liegen, also musste ich die Leichenstarre brechen. Das bedarf einiger Stärke. Wenn ein Arm gebeugt ist, muss ich fest auf das Gelenk drücken, bis ich die chemischen Verbindungen zwischen den Molekülen Aktyn und Myosin in den Zellen »breche«. Sobald das geschehen ist, kann ich den Arm flach auf den Tisch legen. In manchen Fällen, wenn der Verstorbene ein muskulöser junger Mann ist, dessen Tätigkeit das Heben schwerer Lasten beinhaltete, kann es sein, dass mir ein Mitarbeiter dabei helfen muss. Um die Leichenstarre zu brechen, muss beträchtlicher Druck auf das jeweilige Gelenk ausgeübt werden, um den Muskel zu lockern, der dann langsam nachgibt, und nicht etwa so, als würde man einen Knochen brechen.

In diesem Fall war der Tote 62 Jahre alt, und die Leichenstarre ließ sich recht leicht brechen, indem ich die Arme energisch vor und zurück bewegte, bis sie sich locker anfühlten.

Auf wiederholtes Nachfragen des Police Officer setzte ich auf Grundlage der beiden unzuverlässigen Anhaltspunkte – Körpertemperatur und Steifheit – einen Zeitraum fest, in dem der Tod vermutlich eingetreten war. Vor etwa vier bis sechs Stunden.

»Gut gemacht, Doc«, sagte der leitende Officer, der in diesem Moment den Obduktionssaal betrat, nachdem er ein Telefonat geführt hatte. »Der Bursche, der ihn umgebracht hat, sagt, es sei gegen halb fünf, fünf heute Nachmittag gewesen.«

»Sie haben ihn bereits gefasst?«

»Er hat sich gestellt. Die beiden Männer hatten eine homosexuelle Beziehung. Er sagt, er habe die Beherrschung verloren.«

Da hatte aber jemand gewaltig die Beherrschung verloren. Es gab acht Stichwunden, eine klaffende Wunde, die direkt ins Herz führte. Messer hinterlassen so deutliche Einstichkanäle und die Griffe Blutergüsse, dass ich detaillierte Zeichnungen der Waffe anfertigen konnte, die bei dem Mord benutzt worden war. Es war meine erste Messerzeichnung auf Basis von Stichkanälen, und ich war erstaunt, wie exakt die Zeichnung mit dem am Tatort gefunden Küchenmesser übereinstimmte. Von nun an war Shepherd ein »Messer-Mann«.

Obwohl mir das rückblickend haarsträubend überzogen erscheint, dachte ich auch noch, ich könnte anhand der Blutspuren am Tatort exakt rekapitulieren, was passiert war. Schließlich war es genau das, was Professor Simpson getan hätte.

Ein Blutspritzer an der Wand verriet, dass der erste tödliche Stich hier erfolgt sein musste. Die Wunde befand sich im linken oberen Brustbereich, und der Stichkanal führte leicht von links nach rechts. Klassisch. Das sagte mir, dass der Täter Rechtshänder war, dass sowohl er als auch das Opfer standen und dass er beim Zustechen den Arm von oben nach unten bewegt hatte.

Das Opfer war anschließend auf die linke Bettseite gefallen. Das war klar erkennbar an der Position der Blutflecken auf dem Laken. Und von den feinen Blutlinien an der Decke darüber – »Schleuderspuren«, von der Messerspitze an die Decke, als der Angreifer das Messer hob, um erneut zuzustechen – war es einfach zu folgern, dass der Täter über dem Opfer stand, während er drei weitere Male zugestochen hatte.

Das Opfer war aus dem Bett gerollt und zur Tür gekrochen. Das zeigte die Blutspur, die er dabei hinterlassen hatte. Die letzten vier Stiche waren mit ziemlicher Sicherheit an der Stelle beigebracht worden, an der das Opfer in einer Blutlache liegend verstorben war. Der Täter hätte sich die ganze Mühe jedoch sparen können: Der erste Stich war tödlich, und nachdem dieser das Herz durchdrungen hatte, blieben dem Opfer nur noch wenige Minuten. Die Nähe und Ähnlichkeit dieser vier Wunden, alle aus demselben Winkel, jede eine Kopie der vorherigen, zeigten an, dass das Opfer bereits reglos und vermutlich sogar schon tot war. Und was war mit dem Blut auf dem Treppengeländer? Das musste der Täter beim Hinausgehen hinterlassen haben: Das Opfer hatte schon sein Leben ausgehaucht, bevor der Täter die Tür erreichte.

Der Täter hatte bereits gestanden, aber ich war so stolz auf meine Schlussfolgerungen, dass ich nach der Obduktion darauf bestand, dem Kommissar meine Ergebnisse zu präsentieren.

»Aha«, sagte er, ohne sonderlich großes Interesse.

»Hier können Sie sehen …« Ich hielt ihm meine Zeichnung hin. Er nahm sie nicht.

Da bot ich ihm an, eine schriftliche Beschreibung des Tathergangs aus meiner Sicht abzufassen.

Er blinzelte und schaute weg.

»Sparen Sie sich die Mühe, Doc. Niemand wird sie lesen, der Bursche hat schon alles ausgespuckt.«

Ich war sehr enttäuscht. Zum ersten Mal wurde mir bewusst, dass die Polizei nicht wollte, dass ich Sherlock Holmes spielte. Oder Keith Simpson. Mein Idol war in der ersten Hälfte des 20. Jahrhunderts ein unschätzbarer Bestandteil bei jeder Phase der Mordermittlungen gewesen: beim Durchspielen von Theorien mit hochrangigen Ermittlern oder Anwälten, beim Diskutieren von Hinweisen am Tatort. Das wollte ich auch alles tun. Manchmal hatte ich das dringende Bedürfnis, der Polizei sagen zu wollen, was aufgrund meiner Fähigkeiten und meiner Ausbildung passiert sein musste. Aber die Vorgehensweise bei polizeilichen Ermittlungen hatte sich geändert.

»Die Wissenschaft« der Tötung war mittlerweile ein derartig spezialisiertes Geschäft geworden, dass viele Disziplinen einbezogen waren, die ihre jeweiligen Fakten beitrugen. Die Polizei koordinierte die Entdeckungen aller und zog ihre eigenen Schlussfolgerungen. Das kann funktionieren – wenn die Officer erfahren und fähig sind.

Als Nächstes entscheidet dann die britische Staatsanwaltschaft, ob Anklage erhoben wird. Fein. Solange die Staatsanwälte keine Mühe haben, wenn ihnen die komplexen medizinischen Sachverhalte vorgelegt werden.

Ich denke, das System wäre effizienter, wenn wir uns bei einem schwierigen und komplizierten Fall alle zusammensetzen – die Polizei, die Staatsanwaltschaft mit dem Rechtsmediziner, die Forensiker, der Blutspritzerexperte, der Toxikologe, der Ballistikexperte – und die Fakten gemeinsam besprechen würden. Aber das wird heutzutage nur noch selten so gemacht.

10

Allmählich wurden Tatorte und Obduktionen zu meinem alltäglichen Berufsleben. Anfangs wurden mir einfache Fälle zugewiesen. Jeder war anders, aber alle waren unkompliziert. Genauer gesagt: Routine. Abgesehen davon, dass es an einem Tatort nichts Routinemäßiges gibt, versuchen wir, es so aussehen zu lassen. Ein regloser Körper, manchmal scheußlich verstümmelt, liegt vor den Augen eines Netzwerks herumgeisternder Profis, die engagiert arbeiten und dennoch eine kühle Haltung in Bezug auf die entsetzlichen Geschehnisse wahren.

Und am Rand dieses Netzwerks, in sicherer Entfernung, sind der Schock und die Trauer der Hinterbliebenen. Rechtsmediziner wissen, dass selbst Routinefälle für einen ein großes Trauma darstellen. In diesem Stadium war ich nach wie vor entschlossen, mich von diesem Trauma möglichst nicht vereinnahmen zu lassen. Ich wusste allerdings, dass es früher oder später eine Schnittstelle zu den Lebenden geben musste.

Zu Hause hatte ich heranwachsende Kinder und eine viel beschäftigte Frau. Ich war ein im Haushalt mit anpackender Vater, was damals vielleicht ungewöhnlich war, aber ich war selbst von einem solchen Vater aufgezogen worden, und als Folge davon hatte es für mich größere Priorität als für viele andere meiner Generation, Zeit mit meinen Kindern zu verbringen. Ich musste jedoch lernen, den Obduktionssaal nicht mit nach Hause zu nehmen. Ich musste den Anblick, die Gerüche, das Mordopfer vergessen, das ich gerade obduziert hatte, und die Maske der klinischen Distanziertheit herunterreißen, sobald ich durch die Haustür in die von Tageslicht und Kindern bestimmte Welt trat. Das war natürlich nicht einfach. Meine Maske saß ziemlich fest. Und deshalb legte ich sie vermutlich nicht immer ab. Meine Frau hatte bestimmt ein Problem damit. Jen verstand, warum ich so distanziert sein musste. Sie sagte mir jedoch, dass ich zu oft mit wissenschaftlicher Distanziertheit an alles heranging. Zu Hause. In unserer Ehe. Die nun ziemlich angespannt war.

Ein paar Jahre zuvor hatte Jen, die immer gern Kranken- und Gesundheitsberaterin gewesen war, mir verlegen gestanden, dass sie eigentlich Ärztin hatte werden wollen. In der Schule war sie nicht sehr gut gewesen, weil ihr Vater extrem konservative, geradezu kolonialistische Ansichten vertrat, welche Ausbildung und Arbeit für Frauen geeignet sei. Außerdem hatte Jen eine leichte Legasthenie, die ihre frühen schulischen Leistungen zusätzlich beeinflusste.

Ich hegte keine Zweifel bezüglich ihrer Fähigkeiten und Intelligenz, und als sie mir von ihrem Traum erzählte, versprach ich, sie in den kommenden harten Jahren des Büffelns zu unterstützen. Nun war ich sehr stolz darauf, wie sie sich ihren Weg durch die Open University zu einem Platz in meiner ehemaligen Alma Mater, dem University College London, erarbeitet hatte. Sie steuerte bereits den Abschluss des Medizinstudiums an.

Allerdings standen wir deshalb auch ziemlich unter Druck: zeitlich und finanziell. Ich bezog ein ordentliches Gehalt, aber Kindermädchen waren teuer, und Jen würde zwar eines Tages Geld verdienen, aber das dauerte noch. Oft kollidierten meine Arbeitszeiten mit ihren Seminaren, und einer von uns musste dann absagen. Unser Leben war hektisch und kompliziert, und unsere Beziehung litt darunter. Eine forensische Untersuchung unserer Ehe hätte eine Häufung kurzer Gespräche aufgedeckt, einer von uns war immer dabei aus dem Haus zu gehen, wenn der andere gerade kam, die Kommunikation war meistens beschränkt auf Termine, Elterngespräche, Sporttage in der Schule. Logistik. Eine emotionslose Interaktion dieser Art.

Ein wunderschöner Sonntagmorgen im Sommer. Die Kinder, immer noch klein, schossen wie von der Tarantel gestochen in den Garten, sobald ich die Hintertür öffnete. Ich, ein frischgebackener Rechtsmediziner, stets bereit, an den Ort des Verbrechens zu eilen und einen Adrenalinschub zu bekommen, sobald das Telefon klingelte, wenn ich Rufbereitschaft hatte. Jen, eine angehende Ärztin, die ununterbrochen lernte.

Ich wollte gerade das Frühstück zubereiten.

Draußen schrien die Kinder: »O nein!«

Das Telefon klingelte. Zu dieser frühen Stunde. Das konnte nur eines bedeuten.

Ich wog die Möglichkeiten ab. Vermutlich war jemand infolge einer Samstagabend-Schlägerei gestorben. Ich stellte mir vor, dass Jen oben gerade vor sich hin seufzte. Mit den Ellenbogen auf dem Tisch, den Kopf zwischen den Händen.

Ich bekam ein schlechtes Gewissen. Sie war seit Tagesanbruch auf und lernte, und ich hatte versprochen, mich heute um die Kinder zu kümmern. Falls kein Anruf kam. Aber es hatte geklingelt, und nun war Jen im Begriff, den Querschläger von einer Schlägerei zwischen Betrunkenen abzubekommen.

Meine innere Stimme sagte mir, dass das Opfer ein junger weißer Mann sei. Es hatte also ganz sicher vergangene Nacht eine Kneipenschlägerei stattgefunden. Aber etwas war seltsam. Der Anrufer stellte sich als Detective Chief Inspector vor und sagte am Ende des Gesprächs, dass er mich zusammen mit einem Detective Chief Superintendent im Leichenschauhaus erwarten würde. Hohe Tiere. Am Wochenende. Irgendetwas an diesem Fall musste ungewöhnlich sein.

»Welches Leichenschauhaus?«, fragte Jen und stand von ihren Büchern auf. »Westminster?«

»Swindon.«

Meine Frau machte große Augen.

»*Swindon*? In *Wiltshire*?«

Ich nickte.

Sie seufzte. »Dann bis heute Abend.«

***

Als ich in Swindon eintraf, warteten die beiden leitenden Beamten zusammen mit einem Police Officer und einem Coroners Officer. Ein Institutsmitarbeiter reichte mir eine Tasse Tee, und der Chief Superintendent begann mit seinen Ausführungen.

»Junger Mann. Zu viel Promille, um noch fahren zu dürfen, hat auf einer Landstraße eine Kurve nicht gepackt. Seine Freundin saß auf dem Beifahrersitz und hat … du hast ihre Aussage, John?«

Der Kriminalkommissar nickte, schlug eine Akte auf und blätterte darin.

»Also … der Bursche hat Freitag die ganze Nacht gearbeitet und war vermutlich den ganzen Samstag auf. Er hat wohl ein paar Drinks zu sich genommen, ist jetzt müde und betrunken, und es ist 18 Uhr. Das Licht ist gut, aber die Straße ein wenig feucht. Er hat das Mädchen abgeholt und will mit ihr eine gemütliche Samstagnacht bei sich zu Hause verbringen. Sie fahren um eine Kurve, plötzlich kommt ihnen ein Lieferwagen entgegen und sie sagt …«

Er fuhr mit dem Finger über die Seite nach unten.

»›Ich schrie: O mein Gott, Michael, pass auf!‹, und er riss sofort das Steuer nach links. Michaels Wagenseite kollidierte mit der Fahrerseite des Lieferwagens. Im Moment des Zusammenpralls schloss ich die Augen. Als ich sie wieder öffnete, standen beide Fahrzeuge, aber im Innern des Autos flog immer noch Glas herum. Ich schaute zu Michael hinüber. Sein Kopf war nach hinten geneigt, und die Augen waren geschlossen. Ich dachte, er sei bewusstlos. Ich schüttelte ihn, woraufhin er sich aufrecht setzte, als hätte ich ihn gerade geweckt.

Ich sah den anderen Fahrer aussteigen. Und dann tauchte dieser Mann auf. Ich weiß nicht, wo er herkam. Er trug eine Hose, aber kein Hemd, war braun gebrannt und wirkte wie ein Arbeiter.‹«

Der Chief Superintendent sagte: »Er hat in seinem nahe gelegenen Garten gearbeitet und den Zusammenstoß gehört.«

Sein Kollege nickte und fuhr fort.

»›Dieser Mann fragte, ob ich okay sei. Michael kletterte durch die Frontscheibe hinaus und ging vor das Auto. Er riss lose Stücke ab und wirkte sehr wütend. Ich war auch außer mir. Ich war hysterisch. Michael trat vor das Auto und bekam einen Wutanfall.

Ich stieg aus, zündete eine Zigarette an, hielt sie Michael hin, und dann sagte dieser Mann ohne Hemd: ›Sie sollten nicht rauchen, hinten aus dem Wagen ist Benzin ausgelaufen.‹ Michael erwiderte, er solle sich um seine eigenen Angelegenheiten kümmern und dann sagte der Mann ohne Hemd etwas zu Michael, ich konnte aber nicht hören, was. Aber es reizte ihn, und dann begann eine Schlägerei.‹«

Der Kommissar hörte auf zu lesen und sah mich an. Beide schauten mich an, als würden sie einen Kommentar von mir erwarten.

»Was genau passierte bei dem Kampf?«, fragte ich.

»Michael holte aus, schlug aber daneben. Der Mann ohne Hemd schlug zurück, das ist alles.«

Das konnte nicht alles gewesen sein. Warum zögerten sie so, mir mehr zu sagen? »Also, was hat die Freundin erzählt?«

Der Kommissar las: »Der Mann ohne Hemd ballte die rechte Faust und schlug Michael mitten ins Gesicht, entweder auf die Nase oder auf den Mund. Ein anderer Mann, mit gesträhntem Haar, hatte mittlerweile mit seinem Wagen an der Unfallstelle angehalten, stieg aus, stellte sich hinter Michael, und legte die Arme um ihn, um ihn festzuhalten. Michael lief bläulich-dunkelrot an und wurde ohnmächtig. Der Mann ließ ihn auf den Boden fallen.«

Wieder hörte der Kommissar auf zu lesen. Aber ich wusste, dass es noch weiter ging.

»Und dann?«, drängte ich.

»Mittlerweile regnete es stark. Der Mann ohne Hemd schüttelte Michael heftig, um irgendeine Reaktion von ihm zu erhalten. Er sagte: ›Komm schon, steh auf!‹, aber Michael rührte sich nicht, und ich konnte erkennen, dass er ernsthaft verletzt war, denn er sah ziemlich schlecht aus. Die dunkelrote Farbe war aus seinem Gesicht gewichen. Sie konnten ihn nicht wiederbeleben. Ein alter Mann in einem Sierra hielt an und deckte Michael mit seiner Jacke zu, damit er nicht fror, bis der Krankenwagen kam. Als mein Krankenwagen losfuhr, stand der von Michael immer noch dort.‹«

Der Chief Superintendent griff den Faden auf und beendete die Geschichte: »Er erlangte nicht wieder das Bewusstsein. Swindon schickte ihn nach Oxford, damit eine Computertomografie gemacht wurde. Dann kam er wieder zurück nach Swindon. Dort ist er heute Morgen gestorben.« Er reichte mir die medizinischen Unterlagen aus Oxford. Ich schaute sie mir an und nickte.

»Und jetzt möchten Sie wissen, ob es sich um einen Autounfall handelt oder um Mord?«

Ich sah, wie die beiden bei dem Wort »Mord« zusammenzuckten. Erneut fragte ich mich, warum die hohen Beamten hier waren. War der Verstorbene berühmt? Verfügte er über besonders gute Beziehungen?

Der Superintendent sagte: »Die Freundin macht einen ziemlichen Wirbel, sagt, der Mann ohne Hemd habe Michael umgebracht, und jetzt macht die Familie auch ziemlichen Wirbel.«

Ich stand auf. »Dann wollen wir ihn uns mal ansehen.«

»Also«, sagte der leitende Police Constable, als wir den Obduktionssaal betraten, in dem die Leiche des jungen Mannes auf uns wartete. »Das ist Michael Ross.«

Der Name sagte mir nichts, aber ich rechnete irgendwie damit, dass mir das Gesicht bekannt vorkommen würde. Es hatte Schnitte und Prellungen, aber ich konnte immer noch erkennen, dass es ein hübsches Gesicht wie das eines Rockstars war, mit dichtem, dunklem Haar, das sich um die Stirn kräuselte. Bekannt kam er mir aber nicht vor.

»Wie alt ist er?«

»24.«

Ich machte mir rasch ein paar Notizen, und als ich wieder hochschaute, sah ich, dass der Fotograf eingetroffen war und darauf wartete, dass ich ihm sagte, was für Fotos ich haben wollte.

»Den ganzen Körper von vorn. Dann brauchen wir Nahaufnahmen von Gesicht und Hals und von den Prellungen an seinen Knien, bitte. Ach, und die Schlägerei, in die er geraten ist …«

»Die vermeintliche Schlägerei«, korrigierte der Detective Chief Superintendent schnell.

»… bitte auch Fotos von den Händen, auf denen man die Fingerknöchel sieht.«

Ich notierte:

> Kürzlich entstandene oberflächliche Schürfwunden, vor allem vertikal über Stirn, Nasenrücken und linker Kinnseite. Kürzlich entstandene Einblutung durch Prellung (8 × 2 Zentimeter) diagonal über dem rechten unteren Halsbereich.

Ich markierte Michaels Wunden an den Körperumrissen auf dem Vordruck und sah mir dann seine Zähne genauer an.

»Kein Hinweis darauf, dass er am Mund getroffen wurde«, sagte ich. Ich vernahm leises Rascheln, aber als ich hochsah, war alles mucksmäuschenstill.

Es gab eine Menge älterer Prellungen und Narben, die ich mir ebenso notierte wie Details über Michaels Tattoos. Sein Rücken schien makellos zu sein. Wir fotografierten auch diesen, drehten den Mann dann wieder um, und ich begann mit der Autopsie. Die Officers schauten regungslos zu. Gewöhnlich weicht zumindest einem die Farbe aus dem Gesicht, und dieses Mal war es überraschenderweise der Superintendent.

»Ich muss mich erst wieder daran gewöhnen, ich war seit Jahren bei keiner Autopsie mehr dabei«, entschuldigte er sich. »Bin gerade erst vom Betrugsdezernat hierhin zurückgekehrt.«

Seit sich der junge Polizist bei meiner ersten, allein durchgeführten forensischen Obduktion übergeben hatte, habe ich viel über den Ekel bei Obduktionen nachgedacht, eine unangenehme Begleiterscheinung, vor der niemand gewappnet ist, der ihnen von Berufs wegen beiwohnen muss.

Ich fragte mich, warum es mir nicht ein einziges Mal so ergangen war: Weil ich so fasziniert war von den Mechanismen des menschlichen Körpers im Allgemeinen und meinen Entdeckungen im Besonderen. Wenn ich diese Faszination den anderen Anwesenden jemals vermitteln könnte, wäre ich vielleicht in der Lage, ihnen über ihren Abscheu hinwegzuhelfen. Meine Theorie bestand darin, dass ich sie nur in die Prozesse einbeziehen und ihnen alles erklären müsste, dann würden sie sich nicht länger hilflos fühlen wie erschrockene Zuschauer.

Die nervöse Stille, in der ich meine erste Obduktion durchführte, und die Übelkeit des anwesenden Polizisten konnten kein Zufall gewesen sein. Also würde ich beim nächsten Mal, wenn einer der Anwesenden sichtlich mitgenommen war, meinen Plan in die Tat umsetzen und anfangen zu reden. Höflich zu murmeln: »Äh … ist alles in Ordnung?«, während die Gesichtsfarbe des Superintendenten zunehmend ins Grünliche wechselte, würde nicht genügen.

In einem – hoffentlich – beruhigenden Tonfall sagte ich: »Wie einige von Ihnen wissen werden, muss ich die Organe im Körperinneren untersuchen – nicht nur wegen des Autounfalls und möglicher Verletzungen durch die nachfolgende Schlägerei, sondern um sicherzustellen, dass es nicht einen anderen, weniger offensichtlichen Grund für seinen Tod gab – wie eine natürliche Krankheit. Deshalb schaue ich mir die Organe sehr gründlich an.«

Der Superintendent nickte. Ziemlich langsam. Im Raum herrschte tiefe Stille.

»Haben wir vielleicht etwas Musik?«, fragte ich einen der Institutsmitarbeiter. »Klassik wäre schön.«

Das Radio wurde eingeschaltet. Ich warf einen Blick auf den Superintendenten. Vielleicht würde der Klang seine Nerven beruhigen. Dennoch bat ich darum, die Musik etwas leiser zu stellen.

Durch tote Haut zu schneiden ist wie das Schneiden der Haut eines gebratenen Hähnchens: leicht, wenn das Messer scharf ist. Erschwert wird der Schnitt, wenn überhaupt, nur durch die natürliche Elastizität der Haut, und als gesunder junger Mann besaß Michael Ross eine elastische Haut. Als ich durch das darunterliegende Fett schnitt – jeder von uns hat eine solche Schicht, sogar wenn er so schlank ist wie Michael –, schaute ich hoch. Dem Superintendenten ging es nicht gut. Die Musik half nicht. Höchste Zeit, meine Theorie zu überprüfen, dass Information, jede Art von Information, beruhigend wirkt.

»Ich bin jetzt fast im Brustraum. Versuchen Sie, von diesem Punkt an nicht mehr daran zu denken, dass wir einen Menschen sezieren – ohne auch nur im Geringsten gegen Michaels Würde verstoßen zu wollen. Sie haben oft genug Fleisch geschnitten, und das hier unterscheidet sich hinsichtlich Farbe oder Beschaffenheit nicht davon. Sie werden gleich sehen, dass die Leber genauso aussieht wie jede andere Leber, die sie im Supermarkt kaufen können. Die Nieren ebenso. Und dieser Muskel, den ich gerade durchtrenne, nun, jedes Mal denke ich, dass es so ist wie bei einem guten Steak.«

»Irgendjemand Chips?«, fragte der Kriminalkommissar heiter.

Niemand antwortete, aber der Superintendent versuchte wieder zu nicken. Als würden wir höflich Konversation betreiben. Allerdings konnte er sich dabei nicht an die Abmachung halten, mich anzusehen, da sein Blick fest auf Michael Ross gerichtet war.

Ich setzte meine Arbeit fort. Der Police Constable war sehr bemüht, das Unwohlsein seines Vorgesetzten nicht zu bemerken, aber der Coroners Officer schien es sichtlich zu genießen.

»Es ist alles in Ordnung, er spürt nichts mehr«, versicherte er dem Superintendent fröhlich. »Der Tod ist ein verdammt gutes Betäubungsmittel.«

Wieder spähte ich zum Superintendenten. Fang an zu reden, ermahnte ich mich selbst.

»Natürlich muss ich mir auch Michaels Gehirn und den Hals genau ansehen. Den medizinischen Unterlagen zufolge sollte ich dort Verletzungen finden, die von dem Unfall oder der Schlägerei stammen. Von der vermeintlichen Schlägerei, meine ich natürlich. Ich kann mich von diesen Angaben nur leiten lassen, mich aber nicht darauf beschränken. Für den Fall, dass die Ärzte etwas übersehen haben, muss ich jedes Organ sorgfältig untersuchen.«

Niemand im Raum, nicht einmal der Coroners Officer sah aus, als fände er die Aussicht, Michaels Gehirn zu untersuchen, sonderlich verlockend. Ich entschied, nicht weiter darauf einzugehen, wie faszinierend das auch sein mochte.

Michael war ein recht gesunder junger Bursche gewesen, aber sein starker Alkoholkonsum zeigte bereits Auswirkungen. Sein Herz war leicht vergrößert und seine Leber verfettet. Beides war vermutlich auf seine Trinkerei zurückzuführen. Ich war mir sicher, dass sich das Gehirn als das interessanteste Organ erweisen würde, und, wie erwartet, als ich es heraushob, stellte ich fest, dass es voller Blut war. Plötzlich schlug die Tür zu. Ich musste mich nicht einmal umdrehen, um zu wissen, wer den Raum verlassen hatte.

Ich bat den Fotografen um eine Aufnahme vom Gehirn als Ganzem, da ich es zerschneiden musste, um das Gewebe zu untersuchen. Vermutlich würde ich auch noch einen Kollegen, der Experte in Hirnpathologie war, einen Blick auf die Bilder werfen lassen. Außerdem musste ich eine äußerst gründliche Untersuchung von Michaels Hals vornehmen, viel zu detailliert für diese Obduktion. Also bereitete ich ein Fixiermittel vor, um ihn zu transportieren. Die verbliebenen Police Officers wichen bei dem starken Geruch des Formalins zurück, während ich den Körper umdrehte und vorsichtig Hals und Kopf mit den dazugehörenden Arterien abtrennte und in einen Metalleimer mit Deckel legte, um die Wirbel so wenig wie möglich zu bewegen.

»Zum Glück bin ich mit dem Wagen hier, dann kann ich ihn in den Kofferraum stellen«, sagte ich, als ein Obduktionsassistent den Eimer mitnahm und verschloss.

»Sie hätten den doch nicht mit in die Bahn genommen!«, entfuhr es dem Police Constable.

»Manchmal geht es nicht anders«, gestand ich. »Es wirkt ein bisschen seltsam, aber ich hoffe, die anderen Fahrgäste denken dann, ich hätte auf dem Land Kaulquappen gefangen.« Ganz sicher käme nie jemand auf die Idee, was sich in dem Eimer befand. Es sei denn, man konnte es riechen.

»Also gut«, sagte der fröhliche Obduktionsassistent. »Tee für alle.«

Ich ging in die Umkleide, um mich umzuziehen und zu waschen. Die Police Officers hatten sich in den Raum verzogen, in dem Angehörige sich sonst von einem Toten verabschieden konnten und der gerade leer war. Sie saßen dort im Kreis und tranken ihren Tee. Es war ein in gedämpften Farben gehaltener Raum. An einer Wand stand ein Aquarium, in dem zwei Fische geräuschlos hin und her schwammen. Keine Ahnung, warum in diesen Verabschiedungsräumen heutzutage fast immer ein Aquarium steht.

Die Wangen des Superintendenten waren leichenblass. Er saß nicht in seinem Sessel, sondern wurde vielmehr von diesem gestützt, und wirkte sichtlich abgeneigt, etwas zu sagen. Stattdessen schaute er zum Police Constable.

Dieser fragte: »Also, Doc, was meinen Sie?«

»Es dauert ein wenig, bis ich Ihnen meinen vollständigen Bericht liefern kann, denn vor mir liegt eine Menge Arbeit bezüglich Gehirn und Hals, um meine Befunde zu bestätigen. Wenn Sie wollen, kann ich Ihnen jedoch eine inoffizielle kurze Einschätzung geben.«

»Ja, bitte«, antwortete er rasch, und wechselte einen Blick mit dem Superintendenten. Was beunruhigte die Beamten an diesem Fall so sehr?

»Nun, ich glaube nicht, dass die Schlägerei – vermeintliche Schlägerei – etwas mit Michael Ross' Tod zu tun hat. Er starb an den Folgen des Autounfalls«, sagte ich.

Der Police Constable versuchte sichtlich, ein Lächeln zu unterdrücken, aber es gelang ihm nicht. Sogar der Superintendent, immer noch blass und vorsichtig an seinem Tee nippend, schaffte es, die Mundwinkel zu einer Art Grinsen zu verziehen.

»Sind Sie sicher?«, fragte der Inspektor freudig. »Wie können Sie sicher sein?«

»Ein einziger Blick auf Michael genügt, um zu erkennen, dass er ruckartig mit dem Wagen zum Stehen gebracht wurde – der Sicherheitsgurt hat ihn an der rechten Halsseite verletzt. Ich muss annehmen, dass dieser plötzliche Halt ein heftiges Schleudertrauma verursacht hat. Sobald seine Wirbelsäule nicht mehr gerade ausgerichtet war, und laut seiner Freundin hat er in dem Moment hektisch das Lenkrad herumgerissen, muss seine Wirbelsäule durch die Drehung zusätzlich beeinträchtigt worden sein – die Arterien, oder zumindest eine davon, die an den Seiten der Wirbel hinaufführen, sind gerissen. Eine gerissene Arterie blutet in den Bereich rund um das Gehirn: Der junge Mann hatte ein subarachnoidales Hämatom, und das hat ihn umgebracht.«

»Schleudertrauma. Es war ein Schleudertrauma!«, sagte der Inspektor und strahlte den Superintendenten an.

»Ein subarachnoidales Hämatom …«, murmelte der Superintendent matt.

»Verursacht durch den Aufprall!«, beendete der Kommissar den Satz für ihn.

Ich sagte: »Ein subarachnoidales Hämatom kann genetisch bedingt sein, und noch kann ich ein angeborenes Problem nicht zu 100 Prozent ausschließen. Aber es wird ebenfalls durch ein Trauma ausgelöst, und in diesem Fall war das Hämatom ganz sicher eine Folge des Unfalls.«

Der Police Constable schaute ernster drein als seine Vorgesetzten. Er hatte die in ihrem Becken hin und her schwimmenden Fische beobachtet.

»Doc … woher wissen Sie, dass das Trauma nicht durch die Schlägerei bewirkt wurde, ich meine, durch die vermeintliche Schlägerei?«

»Hätte ein Kampf dazu geführt, wäre das weiche Gewebe stärker beschädigt. Im Gesicht gibt es lediglich eine Prellung, die von einem Faustschlag herrühren kann. Ich halte sie für zu geringfügig, um großen Schaden angerichtet zu haben, aber ich werde mir die Stelle bei der Untersuchung des Halses genau ansehen. Die anderen Gesichtsverletzungen sehen für mich so aus, als seien sie durch die Windschutzscheibe verursacht worden.«

Der Inspektor warf ein: »Aber Michael Ross' Familie fragt, wie er aus dem Wagen klettern, herumlaufen, rauchen, reden, streiten und sich prügeln konnte, wenn er eine Hirnblutung hatte. Bis dieser andere Kerl, der ohne Hemd, ihn geschlagen hat.«

»Ein verzögerter Tod ist geradezu klassisch für diese Art von Blutung. Es kann ein paar Minuten dauern, manchmal sogar Stunden, bis sich das Blut aus der verletzten Arterie den Kanal hinauf zum Schädel ausgebreitet hat. Er konnte all diese Dinge in der klaren Phase tun, die manchmal dem Tod durch ein subarachnoidales Hämatom vorangeht.«

Die Polizisten wechselten Blicke.

»Sie … sind also sicher, dass es nichts mit dem Kampf zu tun hat?«

»Ziemlich. Aber diese Blutungen treten sowohl nach Kneipenschlägereien als auch nach Verkehrsunfällen auf, ich muss also erst noch weitere Tests durchführen, bevor ich sicher sein kann. Ich glaube jedoch, dass Michael vom

Moment des Unfalls an im Sterben begriffen war und die Schlägerei keine Rolle mehr spielte.«

Das war meine Meinung. Das Timing war allerdings unglücklich, da es so aussah, als wäre er in dem Moment gestorben, als der Mann ohne Hemd ihn schlug. Es würde harte Arbeit werden, meine Theorie zu beweisen, und ich musste darauf vorbereitet sein, sie zu ändern, da es ganz sicher eine zweite Obduktion geben würde.

Die Polizisten lehnten sich in ihren Sesseln zurück und wechselten erneut Blicke.

»Falls Sie den Mann ohne Hemd wegen Totschlags anklagen wollten, würde ich an Ihrer Stelle davon absehen. Das wird vermutlich vor Gericht nicht standhalten. Möglicherweise können Sie ihn wegen tätlichen Angriffs drankriegen.«

Sie schwiegen.

Ich fragte: »Michael Ross hatte das Aussehen und die Leber eines Rockstars: Ist er berühmt?«

Sie schüttelten alle den Kopf.

»Aha … warum haben wir dann an einem Sonntagmorgen einen Chief Superintendenten und einen Chief Inspektor hier?«

Der Superintendent sah mich an. Der Inspektor ebenfalls. Dieser schwieg kurz und sagte dann: »Da ist jetzt vertraulich, Doc. Wir sind hier, weil wir annahmen, möglicherweise ein kleines Problem zu haben.«

Die Officers schienen sich in ihrer Haut nicht wohlzufühlen. Schließlich begann der Superintendent zu reden.

»Der Mann ohne Hemd. Der Michael geschlagen hat. Es handelt sich um einen Police Officer, der zu dem Zeitpunkt nicht im Dienst war.«

Darum ging es also.

»Wir haben diese Informationen zurückgehalten, um Sie nicht zu beeinflussen.«

Ich erwiderte steif: »Sie hätten mich nicht beeinflusst. Die Obduktion erzählt ihre eigene Geschichte.« Nein, das klang völlig falsch. Viel zu wichtigtuerisch, viel zu sehr wie jemand, dem es manchmal auf die Nerven ging, mit wie vielen Versionen der Wahrheit er konfrontiert wurde. Ich fügte hinzu: »Selbst wenn ich versuchen würde, unangenehme Wahrheiten zu ignorieren, in der Regel gibt es noch eine zweite Obduktion, es würde also nichts bringen.«

Aber der Superintendent hörte nicht zu. Sein Gesicht war immer noch kalkweiß, und er sagte sehr leise: »Sie ahnen, wie sehr mich diese Angelegenheit beunruhigt hat. Es würde ein sehr schlechtes Licht auf die Polizei werfen und, unter uns gesagt, dieser Officer ist in der Vergangenheit schon mehrmals aufgefallen; man sagt, er verliere die Beherrschung und … natürlich wollten wir nicht glauben, dass er einen Mann getötet hat, aber seine Akte ist nicht … nun, wie dem auch sei, was Sie uns gesagt haben, ist eine große Erleichterung, Doc.«

»Die Sache ist die«, mischte sich nun der Police Constable ein, der den Mann ohne Hemd zweifellos kannte, »dass ich nun eine Vorstellung davon habe, wie es passiert ist. Der Fahrer, Michael Ross, war ein Idiot, neben einem Auto zu rauchen, aus dem Benzin auf die Straße läuft. Als Mitch ihn darauf hinwies, brach er einen Streit vom Zaun. Für mich ist die Sache klar.«

»Das Opfer eines Verkehrsunfalls zu überzeugen, sich nicht in Gefahr zu bringen, ist die eine Sache, die Beherrschung zu verlieren jedoch eine andere«, sagte der Inspektor.

Da sie nun wussten, dass das Verhalten des Officer nicht zum Tod des Fahrers beigetragen hatte, waren sie offenbar in der Lage, über die Geschehnisse zu sprechen. Sogar der Superintendent mischte – ein wenig – mit.

»Geht' s wieder?«, fragte ich ihn, bevor ich hinausging.

Er nickte, aber ich fand, dass er immer noch bleich und mitgenommen aussah. Ich fragte mich, ob es möglicherweise eine traumatische Erfahrung sein konnte, einer Obduktion beizuwohnen. Aber ich hatte mein Bestes gegeben. Was sollte ich denn sonst noch tun?

Als ich den Flur entlangschritt, hörte ich die Officers immer noch diskutieren. Mit dem Eimer und dessen seltsamem Inhalt im Kofferraum fuhr ich nach Hause.

***

»Puh, Daddy, du stinkst!«, begrüßte mich meine Tochter. Anna hatte noch nie ein Blatt vor den Mund genommen. Jen stürzte sich dankbar auf ihre Bücher, ich bereitete das Abendessen zu, und da meine Rufbereitschaft nun vorbei war, durften mich die Kinder zu einem Spaziergang mit dem Hund im Park überreden.

Ich packte alle drei ins Auto.

»Anschnallen, Anna«, wies ich meine Tochter an.

»Nein.«

»Sicherheitsgurt.«

»Ich mag meinen Sicherheitsgurt nicht.«

»Es gibt keine Vorschrift, dass man sich anschnallen muss«, meldete sich Chris zu Wort. »Wir sitzen nämlich hinten.« Was er sagte, entsprach damals tatsächlich der Wahrheit.

»Es ist Vorschrift«, erwiderte ich streng. »In diesem Auto. Anschnallen! Jetzt! Oder wir fahren nicht.«

Michael Ross war von seinem Sicherheitsgurt nicht gerettet worden, aber ich hatte so viele Todesfälle gesehen, die durch einen Gurt hätten verhindert werden können. Zu fahren, ohne angeschnallt zu sein, ist ein Risiko, das ich nie eingehen würde.

»Ich schnalle mich nicht an!«, erklärte Anna. »Es ist sowieso unfair, denn Dilly braucht keinen Sicherheitsgurt.«

Dilly wedelte mit dem Schwanz.

»Okay, dann bleiben wir hier«, sagte ich. Und um zu beweisen, dass es mir ernst damit war, holte ich meine Zigaretten heraus und zündete mir eine an. Ich paffte vor mich hin, bis sich meine Tochter meinen Sicherheitsbestimmungen fügte. Dann fuhren wir zum Park. Ich weiß, ich weiß. Aber ich habe wenigstens die Fenster geöffnet.

An diesem Beispiel können Sie erkennen, dass meine Haltung gegenüber dem Eingehen von Risiken – bei mir oder meinen Kindern – stets so eigenwillig war wie die von jedem anderen auch. Die Arbeit mit dem Tod hat mir zumindest geholfen zu erkennen, dass er völlig unerwartet eintreten kann. Darum schätze ich die guten Dinge, die das Leben zu bieten hat. An jenem Abend genoss ich den Park und das gemeinsame Lachen, als ich anschließend meine Kinder badete, ich las ihnen eine Geschichte vor und gab ihnen einen Gutenachtkuss, als sie sich in ihre Betten kuschelten.

Als Jen später eine Pause beim Lernen einlegte, setzten wir uns zusammen in den Garten. Wie sonntags üblich stimmten wir unsere Terminkalender ab und tüftelten aus, wie wir sämtlichen Verpflichtungen nachkommen konnten. Eine Kinderbetreuung im Anschluss an die Öffnungszeiten der Kindertagesstätte konnten wir uns nicht leisten, deshalb musste jede Woche genau geplant werden.

Nachdem wir damit fertig waren, lehnten wir uns zurück und rauchten eine Zigarette. Der Abend war so windstill, dass der Rauch senkrecht aufstieg. Es tat gut auszuspannen, während die Sonne unterging. Und für uns war es undenkbar, dass es möglich sei, auch ohne Zigarette zu entspannen. Über die Folgen waren wir uns völlig im Klaren: Ich hatte oft genug Lungen gesehen, die von dieser seltsam schönen, aber tödlichen Patina des inhalierten Rauchs überzogen waren. Aber wir betrachteten Zigaretten als wesentlichen Bestandteil unseres glücklichen und ausgefüllten Lebens.

Am darauffolgenden Tag recherchierte ich ein wenig über subarachnoidale Hämatome. Ich fand heraus, dass davon Betroffene in der Folge häufig Aggressionen an den Tag legen, obwohl sie sich scheinbar bereits von dem Zusammenprall erholen. Es handelte sich genau um die Phase zwischen dem Unfall und seinem Tod, als Michael Ross den Streit begonnen hatte. Alkohol, der häufig bei diesen Blutungen eine Rolle spielt, kann den Zustand verschlimmern, da der Blutdruck ansteigt und die Wahrscheinlichkeit, dass ein Riss innerhalb des beschädigten Areals entstehen kann, größer wird.

Anscheinend war Michael ein Fall wie aus dem Lehrbuch, dennoch lag eine Menge Arbeit vor mir. Ich musste nicht nur die Schleudertrauma-Verletzung röntgen, sondern auch mittels einer Reihe von Querschnitten durch die Rückenmarkarterien den Riss finden, um die Ursache der Blutung aufzeigen zu können.

Der Chief Superintendent rief mich an.

»Michael Ross' Familie möchte eine zweite Obduktion. Sie glauben, wir würden zusammenhalten, und wenn wir besagten Police Officer nicht wegen Totschlags vor Gericht bringen, wollen sie einen Zivilprozess gegen ihn anstrengen.«

»Haben Sie ihnen erklärt, dass ich festgestellt habe …«

»Sie wollten nichts davon wissen. Sie haben ihren eigenen Rechtsmediziner.«

»Das ist nicht ungewöhnlich.«

Er nannte mir den Namen des Rechtsmediziners.

Ich war erleichtert. »Oh, ich kenne ihn, und er ist sehr gut.«

Dem Superintendent schien das weniger zu gefallen. »Er möchte bereits übermorgen obduzieren.«

»Ich werde da sein.«

Bei einer zweiten Obduktion – die oft durchgeführt wird, da zum Beispiel Anwälte, die eine des Mordes angeklagte Person verteidigen, danach verlangen – ist es normal, wenn auch nicht zwingend, dass der Erstobduzierende anwesend ist. Meiner Meinung nach konnte es sowohl nützlich als auch interessant sein, der von diesem geschätzten Kollegen durchgeführten Obduktion beizuwohnen.

Vorher untersuchte ich jedoch das Gehirn genauer, vergewisserte mich, dass nicht etwa ein angeborenes Aneurysma die Blutung verursacht hatte. Außerdem setzte ich meine zeitaufwändige und sorgfältige Sezierung der Vertebralarterien fort, bis ich den Riss fand. Ich schickte Proben davon und Fotos zum Rechtsmediziner der Familie Ross und einem Experten der Neuropathologie, der ebenfalls bei der zweiten Obduktion anwesend sein würde.

Danach berieten sich diese beiden Experten und verfassten einen detaillierten Bericht, der meine Einschätzung bestätigte. Der Rechtsmediziner stimmte zu, dass ein Schleudertrauma, nicht nur verursacht durch Michaels plötzliches Bremsen, sondern auch das Herumreißen des Lenkrads, die Wirbelsäule verrenkt hatte. Dadurch war eine Arterie gerissen, die Blut ins Gehirn transportierte, was wiederum die Blutung verursacht hatte.

Er schrieb: »Das Herumlaufen, Rauchen, Reden, Streiten und Kämpfen mag zwar die Blutung beschleunigt haben, aber ich bezweifle sehr stark, dass der tödliche Ausgang hätte vermieden werden können. Nach ein paar Minuten war so viel Blut aus der Arterie ausgetreten, dass Mr Ross das Bewusstsein verlor. Von dem Moment an war der tödliche Ausgang unvermeidbar.«

Meine Obduktion hatte die Polizei zufriedengestellt, und nachdem die zweite Obduktion meine Ergebnisse bestätigte, wurde die Todesursache nicht mehr angezweifelt. Aber mal angenommen, die forensischen Beweise wären weniger eindeutig gewesen und die Polizei hätte mich unter Druck gesetzt, ihren Officer zu entlasten? Eine kleine Anpassung bei der Ausdrucksweise am Ende des Berichts (von »Es besteht die Möglichkeit, dass …« bis zu »Es ist unwahrscheinlich, dass …«) hätte der Staatsanwaltschaft genügen können, um Anklage zu erheben oder davon Abstand zu nehmen. Wie schwer mochte es sein, sich diesem Druck zu widersetzen, wenn er von der Londoner Polizei ausgeübt wurde, begünstigt durch die Hoffnungen und Ängste von Individuen, mit denen ich regelmäßig auf freundlicher Basis zusammenarbeitete?

Ich erinnerte mich daran, dass ich Rechtsmediziner geworden war, um die Wahrheit herauszufinden. Das bedeutete, dass ich für die Wahrheit eintreten musste, welchem Druck auch immer ich ausgesetzt sein mochte, diese zu beschönigen. Heute weiß ich, dass dies die noblen Gedanken eines ehrgeizigen jungen Mannes mit wenig Erfahrung sind. Ich hatte noch nicht genügend Fälle bearbeitet, um zu wissen, wie modulierbar das Konzept der Wahrheit für manche Menschen ist, oder wie offen die Wahrheit stets für Interpretationen, Instinkt und Neigungen ist, selbst jene, die aus wissenschaftlichen Fakten zu bestehen scheint. Ein paar Andeutungen bezüglich der Elastizität von Wahrheit hatte es natürlich schon gegeben. Zum Beispiel vor Gericht. Aber insgesamt machte ich mir immer noch Illusionen, dass es stets möglich sei, einen moralischen Weg zu finden, den alle als korrekt und eindeutig anerkennen würden.

11

Einer von uns musste auf einem Schulungskurs der Kriminalpolizei, also des Criminal Investigation Department (CID), einen Vortrag halten, und ich freute mich, dass ich an der Reihe war. Es gibt eine Menge Kurse bei der Polizei, und die Officers sind zur Teilnahme verpflichtet – aber einige machen keinen Hehl daraus, dass sie lieber Golf spielen oder sogar arbeiten würden, als in einem Hörsaal zu sitzen.

An jenem Tag war ich jedoch sicher, ihre Aufmerksamkeit fesseln zu können, mein Thema war nämlich der menschliche Körper nach dem Tod. Die Polizei ist selten dabei, wenn jemand stirbt. Sie treffen zwangsläufig erst danach ein, manchmal sogar sehr viel später. Dieser Vortrag sollte auf das vorbereiten, was sie womöglich vorfinden würden.

Ich begann zu erklären, dass es sich beim Tod um einen Prozess handelt. Und wenn der Sterbeprozess abgeschlossen ist, folgt eine Reihe weiterer Prozesse, die uns schließlich wieder in Erde verwandeln und den Kreislauf des Lebens vervollständigen.

Der Bildschirm über mir leuchtete auf, und die Police Officers streckten die Beine aus. Ein paar nippten an ihrem Kaffee und entspannten sich mit der Miene von Männern, die es sich mit ihrer Ehefrau auf dem Sofa bequem gemacht haben, um sich eine Dokumentation von David Attenborough über die Tierwelt anzuschauen.

Ich wollte sie nicht mit wissenschaftlichen Erkenntnissen zuschütten, also sagte ich lediglich, dass Sauerstoff für nahezu alle Zellen lebensnotwendig sei. Er ermöglicht die zahlreichen lebenserhaltenden chemischen Reaktionen der Zellen: Diesen Prozess nennt man Stoffwechsel. Im Fall des Todes, wenn es keinen Sauerstoff mehr gibt, erschlaffen die Muskelzellen sehr schnell. Möglicherweise reagieren sie noch ein paar Stunden lang. Auf Berührung. Oder auf die Entladung einer sterbenden Motoneuronzelle. Oder auf andere Formen der Stimulation. Als Folge davon können irritierenderweise Gliedmaßen eines leblosen Körpers zucken.

Die Augenlider können sich schließen oder, was häufiger der Fall ist, halb schließen, weil die Muskeln im Augenlid zu erschlafft sind, um die Bewegung vollständig auszuführen. Das Auge reagiert jedoch nicht mehr auf Licht, wenn auch in einigen Kulturen – vor allem in Asien, aber bisweilen auch im Westen – sich der Mythos hält, dass die Augen das Letzte, was sie gesehen haben, fixieren und auf diese Weise den Mörder entlarven. Bis in die 1870er-Jahre hielt man das in Europa wissenschaftlich für möglich. Man nannte es Optografie. Man führte vor und nach Hinrichtungen Experimente an Individuen durch, aber ohne Erfolg. Trotz des Mangels an wissenschaftlichen Beweisen fasste diese Vorstellung Fuß in der Fantasie der Menschen, zum Teil dank Autoren wie Rudyard Kipling und Jules Verne, die sich in Kurzgeschichten dieses Phänomens bedienten. Es wurde sogar in einer Folge von *Doctor Who* in den 1970er-Jahren aufgegriffen. Einmal fest in der öffentlichen Psyche etabliert, war es schwer, es wieder zu entfernen. Ein anderes Ammenmärchen besagt, dass Haare auch nach dem Tod weiterwachsen. In Wahrheit sterben die Zellen in den Haarfollikeln mit der übrigen Haut. Wenn die verstorbene Person hellhäutig ist, wird die Haut beim Tod blass, da kein Blut mehr zirkuliert und es keinen Blutdruck mehr gibt.

Die Muskelringe, die den Durchlauf von Nahrung und Flüssigkeit durch das Verdauungssystem kontrollieren, verlieren ihre Spannkraft, und abhängig vom Winkel, in dem sich der Körper sowie die inneren Organe befinden, kann Urin austreten. Fäkalien ebenso, aber dies ist aufgrund der Struktur des Rektums weniger üblich.

Oftmals tritt auch Sperma aus. Darum kann der Obduzierende nicht automatisch annehmen, dass der Verstorbene kurz vor dem Tod noch Sex hatte – möglich ist es aber schon. Und nur weil im Mund Magensäure gefunden wird, muss der Tote nicht unbedingt an Erbrochenem erstickt sein, da in 25 Prozent aller Obduktionen eine Regurgitation festgestellt wird, das heißt, Speisebrei zurückgeflossen ist.

Die Police Officers brauchten wirklich nicht daran erinnert zu werden, dass der Tod eine unschöne Angelegenheit sein kann. Sie wussten, dass Körper aus Körperöffnungen häufig etwas absondern, das den Menschen zu Lebzeiten äußerst peinlich gewesen wäre. Nachdem ich mit Menschen über ihre Ängste bezüglich des Ablebens gesprochen habe, wurde mir schon vor langer Zeit klar, dass diese würdelosen Entleerungen für die meisten besorgniserregend waren. Ich glaube jedoch, dass kein Grund zur Sorge besteht. Diejenigen von uns, die sich entschieden haben, von Berufs wegen Tote zu untersuchen, gehen ihrer Tätigkeit voller Respekt nach und äußern sich nicht abschätzig darüber. Und die Sterbenden selbst werden völlig mit dem Prozess des Loslassens beschäftigt sein und sich nicht darüber aufregen. Verlegenheit ist genau die Art weltlicher Besorgnis, die die Sterbenden meiner Meinung nach aufgeben, oftmals vielleicht mit Erleichterung.

Der nächste Prozess nach dem Eintritt des Todes ist das Abkühlen. Ich hätte diesem Thema einen ganzen Vortrag widmen können, lieferte aber nur die grundlegendsten Informationen: Die Police Officers sollten erkennen, wie unrealistisch Fernsehfilme sind, wenn es darum geht, anhand der Körpertemperatur den Todeszeitpunkt zu bestimmen. Als Nächstes war der Prozess des Versteifens der Muskeln an der Reihe, bekannt als Leichenstarre: Damit waren sie vertraut. Dann zeigte ich Bilder von Totenflecken, der sogenannten Hypostase.

Bei Eintritt des Todes hört das Blut auf zu zirkulieren, und seine Bestandteile – Zellen und Eiweiß – fallen der Schwerkraft anheim. Das bedeutet, dass die roten Blutkörperchen sinken und sich in den tiefsten Körperregionen absetzen. Dadurch dehnen sich die winzigen Blutgefäße in der Haut der entsprechenden Region aus, weil sie mit Blut gefüllt sind. Die Haut wirkt dadurch anfangs rosig, nimmt jedoch innerhalb von fünf oder sechs Stunden eine recht kräftige Farbe an, leuchtendes Pink mit einem Stich ins Blaue. Diesen Farbkasten bezeichnen wir als Totenflecken.

Dieses alarmierende Erscheinungsbild wird bei hellhäutigen Menschen durch die Blässe angrenzender Körperteile verstärkt, die gegen eine feste Oberfläche gepresst sind – zum Beispiel ein Bett oder der Fußboden –, wo die Blutgefäße platt gedrückt sind und sich nicht füllen können. Diese Bereiche bleiben bleich. Ein hellhäutiger Mann, der in seinem Bett liegend gestorben ist, weist deshalb fast überall auf dem Rücken sowie im Nacken und auf der Rückseite der Ober- und Unterschenkeln Totenflecken auf und sehr weiße Haut am Gesäß sowie weiße Flecken auf den Schultern. Dunkelhäutigere Menschen haben natürlich ebenfalls Totenflecken, aber sie stechen nicht so hervor.

Die Totenflecken verschwinden wieder, wenn das Blut durch den letzten Prozess nach dem Tod zersetzt wird. Dieser Prozess ist die Verwesung. Viele Menschen finden die Vorstellung der Verwesung abstoßend. Es hilft vielleicht, sich zu vergegenwärtigen, dass es sich dabei um einen wichtigen natürlichen Prozess handelt, der den Lebenskreislauf des menschlichen Körpers vervollständigt und ihn wieder dem »Chemiepool« Erde zuführt. Schwer vorstellbar, wie die Welt sein würde, ohne den Reinigungsprozess der Verwesung, so stinkend und ekelhaft er den Lebenden auch vorkommen mag.

Ein Körper kann auf drei Arten verwesen: durch Fäulnis, Mumifizierung oder Fettwachsbildung, wobei die Fäulnis die auf häufigsten auftretende Art ist.

Ich hatte Fotos mitgebracht, und die bisher gezeigten schienen keine große Wirkung auf die Officers gehabt zu haben. Aber ich merkte, dass sie sich nun gerade hinsetzten und vermutlich hofften, ein paar verfaulte Leichen zu sehen. Bei einem verfaulenden Körper verwandelt sich aber schlichtweg nur das Gewebe langsam in Flüssigkeit. Die Geschwindigkeit dieses Prozesses hängt von der Temperatur ab. In Großbritannien beginnen Körper gewöhnlich drei bis vier Tage nach Todeseintritt zu verfaulen, und das ist für das bloße Auge schnell erkennbar. Ich zeigte das Foto eines Körpers und richtete mit dem Zeigestock die Aufmerksamkeit auf einen kleinen, grün verfärbten Bereich auf der rechten Seite des Unterbauchs.

»Gewöhnlich ist es genau hier«, sagte ich. »An dieser Stelle sehen Sie die Fäulnis zuerst.«

Unsere Eingeweide sind voller Bakterien, die für die Verdauung essenziell sind. Durch den Tod treten diese Bakterien aus dem Darm heraus, erst in den Bauchraum und dann in die Blutgefäße ein. Dieser Prozess beginnt an einer bestimmten Stelle im Bauchraum, nahe dem Blinddarm, weil hier die Bauchwand sehr dicht am Darm verläuft. Fäulnis kann auch an anderer Stelle beginnen, aber nur aus bestimmten Gründen: zum Beispiel wenn ein Körper über einem Heizungsrohr liegt oder ein Teil von ihm der direkten Sonneneinstrahlung ausgesetzt ist. Wo auch immer sie beginnt, sobald der grüne Fleck auf der Haut zu sehen ist, toben sich die Bakterien im Köperinneren aus.

Die Blutgefäße stellen für die Bakterien bequeme Kanäle dar, um sich auszubreiten, und führen zur Zersetzung des Hämoglobins. Sichtbare Folge: Die außergewöhnlichen, wunderschönen farnartigen Muster der Venen, die am dichtesten unter der Oberfläche liegen, werden in die Haut geprägt, wie mit brauner Farbe eintätowiert. Zu sehen ist das oft auf Armen und Oberschenkeln.

Ich glaube, allmählich wurde den Officers klar, dass dies keine Dokumentation von David Attenborough war. Aber, wie bei jedem Prozess des Todes, ist die schöne Phase nur vorübergehend. Das Muster verschwindet allmählich, wenn die Haut Blasen mit roter und brauner Flüssigkeit bildet. Sobald die Blasen platzen, schält sich die Haut ab.

Ein Abfallprodukt dieser bakteriellen Aktivität ist Gas, deshalb beginnt der Körper anzuschwellen. Zuerst werden die Genitalien aufgebläht, gefolgt von Gesicht, Bauch und Brüsten. Anschließend quellen Augen und Zunge heraus, weil blutige Flüssigkeit von der Lunge nach oben gepresst wird und durch Mund und Nase ausläuft. Die vortretenden Augen und die herausragende Zunge vermitteln dem Gesicht einen Ausdruck des Erstaunens.

Die Officers, die auf den Bildschirm schauten – viele verkniffen es sich lieber –, starrten den Körper mit der gleichen Verwunderung an. Angeschwollene Körper in diesem Stadium der Verwesung werden so dunkel, dass jeder, der eine solche Leiche findet, fälschlicherweise annehmen könnte, dass es sich nicht um einen schlanken hellhäutigen Menschen gehandelt habe, sondern um einen übergewichtigen dunkelhäutigen.

Fliegen spielen eine Rolle bei der Fäulnis, weil sie schlemmen und dabei ihre Eier legen, die sich in Maden mit unersättlichem Appetit verwandeln. Tiere, domestizierte wie wilde, tragen mitunter ebenfalls zum körperlichen Zerfall bei (draußen gibt es Ratten und Füchse und drinnen … nun ja, ein verhungernder Hund, der nach einem Todesfall im Haus eingesperrt ist, wird sein Herrchen vermutlich fressen, um zu überleben).

Innerhalb einer Woche nach Todeseintritt – wie immer abhängig von Wetter und der Mikroumgebung – platzen die Körperhöhlen, und das Gewebe beginnt, sich zu verflüssigen. Innerhalb eines Monats ist das weiche Gewebe vollständig flüssig und versickert in der Erde. Die übliche Reihenfolge der Verwesung beginnt bei den Eingeweiden, dem Magen, Leber, Blut und Herz.

Dann die Lunge und die Atemwege. Als Nächstes das Gehirn, dann die Nieren und die Blase. Schließlich die Muskeln. Die Prostata, der Uterus, die Sehnen und die Bänder sind relativ widerstandsfähig gegenüber der Fäulnis und halten möglicherweise noch Monate stand, bevor sie das Skelett entblößt zurücklassen. Von diesem abschließenden Schritt des Prozesses zeigte ich keine Bilder. Die Anwesenden sahen so aus, als reichte es ihnen.

Eine ungewöhnlichere Form der Verwesung ist hierzulande die Mumifizierung. Mumifizierte Körper sind braun und trocken. Die Haut ist straff über das Skelett gespannt, sodass sie ausgedörrt und ledern aussieht. Dieser Prozess trocknet das Gewebe, härtet es auf eine Weise, die Fäulnis verhindert. Dazu bedarf es gewöhnlich heißer, wüstenähnlicher Bedingungen: Körper, die in Ägypten im Sand begraben werden, mumifizieren möglicherweise spontan.

In Großbritannien kann es zu Mumifizierung kommen, wenn eine dünne Person (dünne Menschen kühlen eher schnell aus und trocknen schnell aus) an einem sehr trockenen und zugigen Ort stirbt – in einem Speicher oder Kamin zum Beispiel. Heutzutage findet man nur noch selten mumifizierte Körper, aber vor nicht allzu langer Zeit passierte das gar nicht so selten.

»Hat jemand von Ihnen schon einmal außerhalb des British Museum einen mumifizierten Körper gesehen?«, fragte ich die Zuhörer. Ein paar hoben die Hand.

Einer der älteren Officer sagte: »Ein Baby. Auf dem Dachboden versteckt. Und auch nicht erst gestern. Musste viele Jahre her sein, vermutlich während des Krieges, haben sie gesagt, denn damals kam das wohl oft vor.«

»War es ein Neugeborenes?«, fragte ich.

Er nickte. Tatsächlich hatte ich erst kürzlich selbst ein mumifiziertes Neugeborenes gesehen, und die Umstände waren dieselben gewesen. Die Körper von Neugeborenen sind relativ keimfrei, was sie weniger anfällig macht für Fäulnis und geeigneter für Mumifizierung. Solche Babys wurden gewöhnlich von alleinstehenden Frauen heimlich auf die Welt gebracht, zu einer Zeit, als dies noch als Schande galt. Entweder kamen sie tot auf Welt, starben bei der Geburt, während die Mutter versuchte, allein zu entbinden, oder sie wurden getötet. Eine Beerdigung war in vielen Fällen nicht möglich, deshalb wurde die Leiche unter den Dielenbrettern oder auf dem Dachboden versteckt. Sobald sich die Haltung der Gesellschaft gegenüber unehelichen Kindern änderte, nahm die Zahl solcher Funde ab. Aber es passierte noch hin und wieder in den 1980er-Jahren: Wenn alte Damen starben und junge Paare deren Haus übernahmen, um es zu renovieren, entdeckten sie manchmal auf dem Speicher die lange verborgene mumifizierte Leiche eines winzigen Babys.

Es gibt auch ein paar Beispiel für Morde an Erwachsenen, die erst Jahre später entdeckt wurden, als man die mumifizierte Leiche fand. Zu den berühmtesten Fällen in Wales zählte eine erdrosselte Frau, die jahrelang in einem Schrank versteckt wurde, während ihre Familie weiterhin ihre Rente kassierte. Ist der Körper erst einmal vollständig ausgetrocknet, kann er im mumifizierten Zustand sehr lange halten. Aber schließlich bildet sich Schimmel, und das getrocknete Gewebe wird allmählich pulverig und zerfällt. Die Mumie zieht häufig Nagetiere, Käfer und Motten an. Wird sie jedoch rechtzeitig entdeckt, kann sie durch Prellungen, Schürfwunden oder andere Verletzungen zuverlässigen Aufschluss über die Todesursache geben.

Der dritte Prozess der Verwesung ist die Fettwachsbildung, ein chemischer Vorgang, bei dem durch Sauerstoffmangel Speicherfett nicht abgebaut, sondern in eine Art luft- und wasserundurchlässige, wachsartige Schutzschicht umgewandelt wird – vergleichbar mit Seife. Diese Leichen werden manchmal auch als Wachsleichen bezeichnet. Im Grunde ist der Körper oder ein Teil davon konserviert und sieht aus wie eine Wachsfigur.

In Großbritannien dauert eine solche Fettwachsbildung etwa sechs Monate – obwohl auch Fälle bekannt sind, bei denen es nach Todeseintritt nur drei Wochen dauerte. Hierbei haben aber vermutlich Sonneneinstrahlung und die Wärme durch Madenbefall dazu beigetragen.

Fettwachsbildung bedarf einer feuchten Umgebung. In den Frühstufen, wenn das Fett mittels Hydrolyse in einen schmierigen, halb flüssigen Aggregatzustand gebracht wird, ist der ranzige Geruch schier unerträglich. Aber mit fortschreitendem Prozess wird das Fett spröde und heller, und wenn die Fettwachsbildung abgeschlossen ist, ist es grau und fest.

Das Phänomen der Fettwachsbildung wurde über viele Jahre dokumentiert und kann buchstäblich Jahrhunderte Bestand haben. Ötzi, der neolithische Jäger, auch bekannt als der »Mann aus dem Eis«, ausgestellt im Archäologiemuseum in Bozen in den Dolomiten, wurde vermutlich zumindest teilweise auf diese Art konserviert. Im 18. Jahrhundert brachten Ausgrabungen auf dem Pariser Friedhof Cimetière des Innocents angeblich Tonnen von Fettwachs zutage, das die städtischen Seifen- und Kerzenhersteller prompt verwendeten. In den 1970er-Jahren gab es einige berühmte Fälle in Australien, wo dieser Prozess die Gestalt und sogar die inneren Organe von Tauchern konservierte, die ein Jahr, nachdem sie bei der Erforschung eines tiefen Süßwassersees aufgrund von technischen Mängeln ihrer Ausrüstung ertranken, gefunden wurden.

Gelegentlich hat die Fettwachsbildung die Todesursache eines Menschen verraten, indem sie Verletzungen wie Einschusslöcher perfekt wiedergab oder das Fett in bestimmten Organen konservierte. Im Allgemeinen findet sie sich eher bei wohlgenährt, korpulenten Frauen, aber die Bedingungen müssen stimmen – gewöhnlich muss der Körper unter Wasser ohne Sauerstoffzufuhr liegen oder in einem feuchten Grab beerdigt sein, möglichst ohne Sarg, und der Verstorbene trägt nur Naturstoffe und keine Kunstfasern. Die Entstehung kann durch die Jahreszeit beeinflusst werden, die Tiefe des Grabes, die Zusammensetzung des Sarges, die Erde und die lokale Insektenaktivität.

Diese drei Prozesse der Verwesung – Fäulnis, Mumifizierung und Fettwachsbildung – schließen sich nicht gegenseitig aus. Rein theoretisch können alle drei in verschiedenen Bereichen eines Körpers festgestellt werden, obwohl das sehr ungewöhnlich wäre, da sie jeweils verschiedene Bedingungen brauchen. Zwei Prozesse wurden jedoch bereits zusammen identifiziert – und Fäulnis ist stets einer davon.

Obwohl es heute üblich ist, die natürlichen Verwesungsprozesse durch Verbrennung zu beschleunigen, ist in Großbritannien der traditionelle Ort für menschliche Überreste der Friedhof. Die Bestattung verzögert die Verwesung in der Regel. Tatsächlich soll ein Körper oberhalb der Erde viermal schneller verwesen als ein beerdigter. Unter der Erde dauert es vermutlich zwei Jahre, bis das weiche Gewebe vollständig verschwunden ist. Sehnen, Bänder, Haare und Nägel sind noch eine Weile danach erkennbar. Nach etwa fünf Jahren sind die Knochen blank und nicht mehr miteinander verbunden, aber es gibt oft Bruchstücke von Knorpel und, wenn ich die Knochen von Körpern, die nach fünf Jahren exhumiert wurden, mit einer Hochgeschwindigkeitssäge zerschneide, steigen sowohl eine Rauchfahne auf, verursacht durch verbranntes Protein, das immer noch im Knochenmark enthalten ist, als auch der Geruch von verbranntem organischem Material – etwas, das auch bei erst kürzlich Verstorbenen zu erwarten ist.

Das menschliche Skelett ist der letzte Teil des Körpers, der wieder zu Erde wird, und das kann sehr lange dauern: In sehr trockenen Teilen der Erde wurden Menschenknochen gefunden, die mehr als zwei Millionen Jahre alt waren. Wenn sie jedoch nicht gerade unter Ausschluss von Sauerstoff in einem Sumpf konserviert sind, überdauern Knochen im feuchten britischen Klima nicht so lange. Und irgendwann verwesen alle Knochen. Feuchte, wasserhaltige Erde beschleunigt das durch Auswaschen des Kalziums und anderer Mineralien. Wenn der Knochen poröser wird, wird der Verfallsprozess durch Bakterien, Pilze und sogar Pflanzen unterstützt, die ihre Wurzeln in die Risse und Spalten schieben und den Knochen noch weiter aufbrechen – so wie durch das Nagen von Tieren.

Während ihrer beruflichen Laufbahn werden Rechtsmediziner auch oft von der Polizei kontaktiert, um Knochen zu untersuchen. Ich fragte die Anwesenden, ob jemand schon einmal gefundene Knochen zu einem Rechtsmediziner gebracht habe, und zwei Anwesende meldeten sich. Üblicherweise wird nur ein Knochen gefunden, manchmal eine ganze Sammlung, und häufig stammen sie von Tieren. Aber nicht immer. Alle Rechtsmediziner haben Akten mit der Aufschrift »Alte Knochen«, und man gibt sich große Mühe, diese Funde zu identifizieren. Manche Knochen, wie das Becken oder der Schädel, verraten uns auf einen Blick, ob der Besitzer männlich oder weiblich war. Andere Knochen, insbesondere die Zähne, können uns das Alter des Verstorbenen verraten, wenn der Betreffende sehr jung oder sehr alt war. Ansonsten ist das Schätzen des Alters anhand eines Skeletts keine exakte Wissenschaft.

Meistens wird das Geheimnis unserer »alten Knochen« nicht gelöst. Unsere Hauptaufgabe besteht darin, die Knochen zu datieren und herauszufinden, ob der Tod, möglicherweise ein gewaltsamer Tod, in den vergangenen 60 oder 70 Jahren eingetreten ist, was bedeutet, dass der Mörder noch am Leben sein könnte. Datieren ist eine Fachkompetenz. Die C14-Datierung (auch Radiocarbonmethode genannt) funktioniert zwar nur bei einem schon länger zurückliegenden Zeitrahmen, aber die Atombomben der 1940er-Jahre mit ihrer Freisetzung von Strontium-90 in der Atmosphäre haben gezeigt, dass es relativ leicht zu erkennen ist, ob Knochen aus der Zeit vor oder nach diesen Explosionen stammen. Sind sie älter als das Atomzeitalter, zeigt die Polizei nur selten Interesse – im Gegensatz zu den Archäologen.

Nach meinem Vortrag eilten die meisten Officers an die Bar. Draußen vor der Tür ertönte ein ganzes Orchester von klickenden Feuerzeugen. Ein Kommissar kam jedoch zu mir. Es handelte sich um den älteren Mann, der mit dem Fall von dem mumifizierten Baby zu tun hatte.

»Danke, Doc«, sagte er. »Dieses Baby hat mich verfolgt. Und noch eine andere Sache, ein Toter, der fast ein Jahr in einem Sessel gesessen hatte, bis wir ihn fanden. Manchmal träume ich von den beiden. Aber wenn Sie über die wissenschaftliche Seite sprechen … nun ja, dann fühle ich mich etwas besser. Ich konnte mir sogar die Bilder anschauen, die Sie uns heute gezeigt haben.«

Dies war das seltene Beispiel eines Officers dieser Ära, der seine Schwächen zugab. Ich merkte mir seine Worte und beschloss, mich umso mehr zu bemühen, während der Obduktion zu reden. Ich sollte nicht einfach nur das sagen, was mir gerade durch den Kopf ging, sondern den Körper auf eine wissenschaftliche, distanzierte Weise präsentieren, die den Zuschauern half, die ziemlich unwissenschaftlichen Gefühle, die sie möglicherweise verspürten, zu beherrschen.

12

Kurz nach diesem Vortrag kam mein erster Verteidigungsfall.

Bisher war ich immer nur von der Polizei oder dem Coroner herangezogen worden. Das bedeutete, dass ich beinahe automatisch als Sachverständiger der Staatsanwaltschaft eingesetzt wurde, falls Anklage und ein Gerichtsverfahren folgten. Manchmal genügt dem Gericht der Obduktionsbericht, und manchmal muss man vor Gericht erscheinen, um gegebenenfalls Fragen zu beantworten. Die meisten Fragen kommen natürlich von der Verteidigung.

Gewöhnlich zieht die Verteidigung einen eigenen Rechtsmediziner hinzu und verlangt eine zweite Obduktion. Gelegentlich, wenn eine ganze Gruppe von Menschen eines Verbrechens beschuldigt wird, kann es Verteidigerteams geben, die eine dritte, eine vierte oder noch mehr Obduktionen fordern. In diesen seltenen Fällen können alle Rechtsmediziner der Verteidigung ihre Obduktionen nacheinander durchführen. Öfter tun sie es jedoch gemeinsam, beobachten die Arbeit der anderen, scharen sich um die Leiche wie die Motten um das Licht. Und wenn wir anschließend in den Pub gehen, wirkt es wie eine Tagung der Rechtsmediziner. Jeder Rechtsmediziner wird einen Bericht für den Staatsanwalt oder einen für den Verteidiger schreiben, jeder Bericht wird als Beweismittel genutzt, jeder dieser Rechtsmediziner kann als Sachverständiger in den Zeugenstand gerufen werden.

Möglicherweise denken Sie, dass die Rechtsmedizin eine derart präzise Wissenschaft ist, dass alle Berichte über ein und denselben Körper identisch sein müssen. Das ist nicht der Fall. Wunden und Verletzungen, die identisch dokumentiert wurden, können unterschiedlich interpretiert werden. Die Interpretation kann von vielen Dingen beeinflusst sein, vor allem im Hinblick auf die mitgelieferten Informationen: Je mehr Informationen es gibt, desto unwahrscheinlicher ist es, dass Schlussfolgerungen falsch sind.

Es kann also sein, dass ich von der Polizei zu einem Tatort gerufen werde, wenn ich nachts Rufbereitschaft habe, und anschließend einen ausführlichen wissenschaftlichen Bericht verfasse, basierend auf allen Beweisen, die mir zur Verfügung stehen. Dieser wird von der Staatsanwaltschaft verwendet, um zu entscheiden, ob gegen den mutmaßlichen Mörder Anklage erhoben wurde. Wenn mein Dienst jedoch gerade zu Ende ist, wenn der Anruf von der Polizei kommt und statt meiner ein Kollege zum Tatort eilt, so kann es dennoch sein, dass ich ein paar Wochen später an demselben Fall arbeite – für die Gegenseite, nach einem Anruf vom Anwalt des Beschuldigten.

Verteidiger verlangen zumindest eine Bestätigung der Ergebnisse und des Berichts des ersten Rechtsmediziners. Aber manche Verteidiger hoffen auf mehr als das. Sie möchten, dass ihr Rechtsmediziner einen Fehler im ursprünglichen Bericht findet – was selten vorkommt, aber sie hoffen dennoch auf Informationen, die ihren Mandanten entlasten. Sie erwarten zumindest eine weitreichende Überprüfung alternativer Erklärungen oder Interpretationen der Befunde und Fakten.

Berichte für die Verteidigung gehören zur normalen Arbeitslast eines Rechtsmediziners, aber es dauert eine Weile, bis die Verteidiger den Namen eines Neulings mitbekommen haben, deshalb dauerte es auch eine Weile, bis ich meinen ersten Fall für die Verteidigung bearbeitete. Ich bedauerte das nicht. Ich weiß, wie schwer es sein kann, eine Obduktion an einem Toten durchzuführen, der bereits von einem anderen Rechtsmediziner untersucht wurde. Ich meine damit, technisch schwierig: Es gibt einen unvermeidlichen Grad der Verschlechterung, je nachdem ob der Körper eingefroren oder nur gekühlt wurde; weitere Blutergüsse können auftreten, und Verletzungen verändern möglicherweise ihre Größe, Organe sind gelegentlich nicht vorhanden, da sie für eine weitere Expertenmeinung entnommen wurden, und Gewebe kann zwecks Analyse eingeschickt worden sein. Aber alle Informationen, die ein späterer Rechtsmediziner braucht, sollten verfügbar sein, egal ob es sich um Aufzeichnungen von Kollegen, Tatortfotos, Berichte oder Gewebeproben handelt.

Es gibt noch einen weiteren, persönlicheren Grund, warum von der Verteidigung in Auftrag gegebene Obduktionen für Anfänger, die gerade dabei sind, ihren Weg in die Welt erfahrener Forensiker zu finden, eine Herausforderung darstellen können. Es ist die Angst, eine gegensätzliche Auffassung zu vertreten. Unser Gerichtssystem gedeiht durch diese Unterschiede, aber sie nützen den Beziehungen innerhalb des Berufsstandes nicht, vor allem, wenn man als Neuling mit einem Titanen dieser Zunft konfrontiert wird.

Bevor ich meinen ersten Verteidigungsfall annahm, informierte ich mich mit Bangen, wer der Rechtsmediziner der Verteidigung war. Ich hoffte sehr, dass ich nicht die Arbeit eines hoch angesehenen, erfahrenen Kollegen überprüfen und womöglich korrigieren musste. Zu meiner Erleichterung erfuhr ich, dass es sich um jemanden meiner Generation handelte.

Ich fuhr also zur Leichenhalle, um die Verletzungen eines Mannes zu untersuchen, die ihm sein 17-jähriger Sohn, seinem eigenen Geständnis zufolge, beigebracht hatte. Es gab 27 Verletzungen, alle an Gesicht und Hals. Der Schädel war gebrochen und das Gehirn stark verletzt. Die Verteidiger des Jungen hatten gehofft, den Staatsanwalt davon überzeugen zu können, dass ihr Mandant psychisch krank sei. Das war ihnen jedoch nicht gelungen, und nun war im Old Bailey, dem Zentralen Gerichtshof, eine Verhandlung wegen Mordes angesetzt.

Die Aussage des Jungen stand in Widerspruch zu den Untersuchungsergebnissen des ersten Rechtsmediziners. Der Junge behauptete, nur etwa viermal zugeschlagen zu haben, während sein Vater im Bett schlief. Der Rechtsmediziner sprach von mehr als 20 Verletzungen.

Als ich die zweite Obduktion durchführte, konnte ich am ersten Obduktionsbericht nichts bemängeln, der die Verletzungen des Vaters präzise beschrieb. Deren unterschiedliche Beschaffenheit warf jedoch Fragen auf.

Mit jugendlichem Enthusiasmus bei der Suche nach der Wahrheit erstellte ich ein Duplikat der Brechstange, die der Junge benutzt hatte – nur dass meine Brechstange aus Schaumstoff war. Ich fragte, wie groß der Junge sei, und ermittelte mithilfe von Tatortfotos Höhe und Winkel, um mich so hinzustellen, wie der Junge gestanden haben musste.

Anschließend verbrachte ich viel Zeit damit, mit der Brechstange auf ein Kissen einzuschlagen – das Kissen diente dabei als Ersatz für den Kopf des Vaters.

Nach ausführlichen Tests konnte ich beweisen, dass die Seitwärtsbewegung der Schläge dazu führte, dass sich die Waffe beim Aufprall drehte und federte. Ich schrieb:

> Die Fülle der Verletzungen kann auf das Federn der Brechstange zurückgeführt werden. Das bei der Obduktion festgestellte Erscheinungsbild deckt sich mit den Angaben des Jungen, vier- oder fünfmal zugeschlagen zu haben.

Meine simpsonianischen Schussfolgerungen erblickten jedoch nie das Licht der Welt. Eine Computertomografie des Kopfes des Jungen bewies, dass sein Gehirn bei einem Autounfall einige Jahre zuvor beträchtlichen Schaden davongetragen hatte. Die Staatsanwaltschaft akzeptierte nun das Schuldeingeständnis des Totschlags mit verminderter Zurechnungsfähigkeit. Die Verhandlung wurde von der Liste des Old Bailey gestrichen.

***

In diesem Fall bedurfte es keines Mutes, um den Ergebnissen der ersten Obduktion zu widersprechen. Aber über Feigheit oder Karrierismus hinausgehend gibt es für die Rechtsmediziner von Verteidigung und Staatsanwaltschaft ein noch gravierenderes Problem. Keine der Parteien kann – oder sollte – je zugeben, sich geirrt zu haben. Es ist vertretbar zuzugeben, dass andere Schlussfolgerungen möglich seien, aber bei Mangel an neuen Beweisen sollte der Rechtsmediziner sich seines Befunds sicher sein.

Es war beängstigend, zu Beginn meiner Laufbahn feststellen zu müssen, dass vom Rechtsmediziner erwartet wurde, richtig zu liegen, egal für welche Seite er arbeitete. An dem Tag, als ich zu einem voll qualifizierten Rechtsmediziner wurde, verwandelte ich mich von einem unsicheren Mediziner in der Ausbildung, der vermutlich noch ein paar Dinge lernen musste, in einen Experten, der sich keinen Fehler leisten konnte. Vermeintlich. Falls Sie je die Verwandlung des unscheinbaren Clark Kent in den unbesiegbaren Supermann aufregend fanden, stellen Sie sich vor, was für eine befremdliche Erfahrung das für Clark Kent selbst gewesen sein muss. Ich jedenfalls empfand den Umhang der Unbesiegbarkeit, der mir umgelegt wurde, als schwere Last.

Aber warum ist das so? Warum muss ich jetzt immer recht haben, wenn es doch menschlich ist, sich manchmal zu irren? Die Antwort lautet: Weil das kontradiktorische System der Strafjustiz »vielleicht«, »möglicherweise« oder »eventuell« nicht zulässt.

Obwohl ich entschlossen war, mich in den meisten Bereichen meines Lebens an die Verse von Pope zu halten, die mein Vater mir gab, als ich noch ein junger Mann war, dass »ein richtig Zeugnis jeder gebe«, konnte jegliche Unsicherheit bezüglich der Richtigkeit meiner Aussage dazu führen, dass Angeklagte für Verbrechen eingesperrt werden, die sie nicht begangen hatten, oder freikamen, obwohl sie schuldig waren.

Die größte Prüfung, wie sicher ich mir meiner Ergebnisse war, erfolgte im Zeugenstand. Gerichtsverhandlungen, vor allem im Old Bailey, können überaus einschüchternd sein. Das wusste ich schon lange, bevor ich es selbst erlebte. Das Platzen eines berühmten Falls, weil dem Rechtsmediziner ein geringfügiger Fehler unterlaufen war, ging kurz vor meinem Berufseinstieg landesweit durch die Presse. Die lange, angesehene Karriere des Kollegen endete beinahe mit einer Demütigung, nicht etwa, weil der kleine Fehler für die Verhandlung relevant gewesen wäre (und auch nicht, weil der Angeklagte unschuldig war), sondern weil ein angriffslustiger Verteidiger diesen kleinen Fehler genutzt hatte, um in den Augen der Geschworenen die Kompetenz des Rechtsmediziners infrage zu stellen.

Das war verstörend, umso mehr, als Iain West für seine faszinierten, aber ziemlich bedrückten Kollegen im Pub seine eigene vollständige Version des Kreuzverhörs zum Besten gab, und beide Rollen übernahm, die des Andeutungen machenden Verteidigers und die des glücklosen Rechtsmediziners.

An dieses abschreckende Beispiel musste ich während meiner ersten großen Auseinandersetzung vor Gericht denken. Ich war von der Polizei zu einem Mordfall gerufen worden, und als der zuständige Rechtsmediziner am Tatort fungierte ich als Zeuge des Staatsanwalts. Die Verteidigung verlangte eine zweite Obduktion von einem meiner früheren Professoren. Er nannte eine andere Todesursache. Der Verteidiger brauchte nur einen Blick auf mein unerfahrenes junges Gesicht zu werfen und es mit dem des altehrwürdigen Professors zu vergleichen, um zu wissen, welche Strategie er einschlagen musste. Der Wortwechsel (basierend auf meiner Erinnerung und nicht auf einer Abschrift) verlief in etwa so:

STAATSANWALT: Dr. Shepherd, lassen Sie uns präzise sein, ich bin sicher, das ist für die Geschworenen von großem Interesse und großer

Bedeutung. Können Sie mir sagen, wie lange Sie bereits als Rechtsmediziner praktizieren?

ICH: Nun … ähm, mein erster richtiger Fall war …

STAATSANWALT: Mit »Praktizieren« meine ich natürlich, wann Sie Ihre Ausbildung abgeschlossen haben.

ICH: Vor zwei Jahren.

STAATSANWALT: Zwei Jahre. Ich verstehe. Kennen Sie den Professor für Forensische Medizin, der bei dieser Verhandlung ebenfalls aussagt?

ICH: Ja.

STAATSANWALT: Tatsächlich. Und woher?

ICH: Er war mein Professor.

STAATSANWALT: Verstehe. Er hat Sie ausgebildet. Nun, Dr. Shepherd, dann dürfte Ihnen bekannt sein, dass er bereits seit 40 Jahren als Rechtsmediziner tätig ist.

ICH: Ich denke … so in der Größenordnung.

STAATSANWALT: Ich kann Ihnen versichern, dass er seit 40 Jahren praktiziert. Er hat sie unterrichtet. Vor zwei Jahren. Und er glaubt, dass die von Ihnen genannte Todesursache falsch ist. Sind Sie sicher, über das Wissen und die Erfahrung zu verfügen, ihm zu widersprechen?

ICH: *[ich schlucke]* Ich habe den gesamten Fall untersucht und ich … äh … möchte … bei meiner Meinung bleiben.

STAATSANWALT: Sind Sie sicher? Sind Sie absolut sicher, dass sie es besser wissen als Ihr angesehener Professor?

ICH: Natürlich respektiere ich die Meinung meines … Kollegen. Aber meine lautet anders. Er hat mir beigebracht … wie man sich … ein Urteil bildet.

STAATSANWALT: Und es befremdet Sie nicht, dass Ihre Meinung derartig von der des Professors abweicht, den Sie doch angeblich so respektieren?

ICH: Ähm … nein.

STAATSANWALT: Nun, Dr. Shepherd, ich bewundere Ihre Hybris *[er schüttelt theatralisch den Kopf und wendet sich den Geschworenen zu]*. Liebe Geschworene, Sie werden natürlich Ihre eigenen Schlüsse über Dr. Shepherds Wissen und Erfahrung ziehen müssen. Oder den Mangel derselben.

Autsch! Aber ich glaube nicht, dass mein Professor einen leichteren Stand hatte, als er seine Aussage machte: Tatsächlich war er gezwungen einzugestehen, dass ich recht haben könnte. Natürlich gab es noch sehr viel mehr Beweise als unsere Aussagen, woran der Richter die Geschworenen in seiner Zusammenfassung auch erinnerte. Der Angeklagte wurde schuldig gesprochen.

Bei diesem Fall auszusagen hatte mich ehrlich unter Druck gesetzt: den Druck einzuknicken. Als ich anschließend meine Ergebnisse und Schlussfolgerungen noch einmal durchging, war ich froh, bei meiner Sichtweise geblieben zu sein. Trotz der Prügel, die ich kassiert hatte, war ich immer noch von der Richtigkeit meiner Schlussfolgerung überzeugt. Als Konsequenz gelangte ich zu der Überzeugung, dass die Wahrheit stets klar war und ich leicht an ihr festhalten konnte trotz der Versuche anderer, mich in die eine oder andere Richtung zu drängen. Ich musste ja noch so viel lernen.

13

Meine Kinder waren jetzt in der Schule, aber es war allgemein bekannt, dass ich nach der Arbeit immer früh den Pub verließ, um mich um sie zu kümmern, manchmal riss ich mich sogar von Iains fesselnden Barmonologen los, weil die Nanny nach Hause musste und Jen noch arbeitete oder lernte. Meine Kollegen hatten sich angewöhnt, wenn wir einen Fall bekamen, der Kinder betraf, zu sagen: »Dick liebt Kinder, gib Dick den Fall.« Als ob es vergleichbar wäre, meinem eigenen Kind bei den Hausaufgaben zu helfen oder das tote Kind anderer Eltern zu obduzieren. In Wahrheit mieden die anderen diese Fälle.

Und ich brauchte nicht lange, um den Grund dafür herauszufinden: Es gibt wahrscheinlich nichts, das einem Rechtsmediziner mehr Freude bereitet, als Vater zu werden, und nichts Schlimmeres, als im Berufsleben ein Kleinkind zu obduzieren. Leider ist es ziemlich einfach, ein Baby, besonders ein Neugeborenes, umzubringen, ohne dass jemand imstande wäre, dies zu beweisen. Fakt ist aber auch: Manchmal sieht es aus, als ob jemand ein Baby getötet hat, obwohl der Tod auf natürliche Weise eingetreten ist.

Uns wurde der Fall eines toten Babys zugewiesen, jeder schaute mich an, und rasch fand ich mich in einer Leichenhalle in einem Londoner Randbezirk wieder. Es handelte sich um ein neugeborenes Mädchen, das in einem schwarzen Müllsack gefunden wurde, der am Ufer eines Sees an einem wunderschönen Fleckchen Erde angespült wurde. Mitsamt Nabelschnur und Nachgeburt.

Meiner Untersuchung zufolge war das Baby zum richtigen Geburtstermin geboren. Es war mit der sogenannten Käseschmiere eines Neugeborenen bedeckt, wog mehr als sieben Pfund und schien keine anatomische Abnormitäten oder Krankheiten aufzuweisen, die zum Tod geführt haben könnten.

Die Polizei hatte die Mutter schnell ausfindig gemacht. Sie beharrte darauf, dass das Baby tot auf die Welt gekommen sei. Die Polizei bezweifelte das. Man wollte Anklage erheben, und zwar nicht wegen Kindstötung, sondern wegen Mordes. Und so befanden wir uns in einem wirklich schwierigen Bereich sowohl der Gesetzgebung als auch der Rechtsmedizin. Kein Wunder, dass alle im Institut so froh waren, mir diesen Fall zu übertragen.

Kindstötung ist Totschlag, und zieht eine viel geringere Strafe nach sich als Mord. Dieses Tötungsdelikt wurde 1922 im britischen Strafgesetzbuch für die Strafverfolgung von Müttern eingeführt, die ein Neugeborenes töteten, das weniger als 35 Tage alt war. Damals wurde das Töten eines Babys nicht als ebenso schreckliches Vergehen angesehen wie das Ermorden eines Erwachsenen. Man nahm an, dass ein Baby nicht so leiden würde wie ein erwachsenes Opfer und auch weniger vermisst werden würde als ein erwachsenes Familienmitglied. Hinzu kam möglicherweise die Scham vor der Unehelichkeit.

Wir mögen diese Denkweise heute verurteilen, aber ein wichtiger Aspekt des Gesetzes von 1922 hat sich gehalten. Das Gesetz hat anerkannt, dass es eine »Beeinträchtigung des Verstandes einer Mutter geben könnte, die sich aus der Geburt ergeben kann«, etwas, was man heute postnatale Depression oder Puerperalpsychose nennt. Diese Sichtweise wurde in dem neuen Kindstötungsgesetz von 1938 beibehalten. Bis heute kann eine Mutter, die ein Kind bis zum Alter von zwölf Monaten tötet, wegen Kindstötung angeklagt werden, wenn »das seelische Gleichgewicht der Mutter durch die Folgen der Geburt oder des Stillens gestört ist«.

Eine Reform dieses Gesetzes wurde oft diskutiert. Das Royal College of Psychiatrists hat kürzlich vorgeschlagen, dass die Definition der Kindstötung erweitert werden sollte, um zu berücksichtigen, dass die Geburt eines Babys überwältigenden Stress hervorrufen kann, zum Beispiel den Stress eines zusätzlichen Haushaltsmitglieds, wenn die Familie mit Armut kämpft. Einige meinten, dass Kindstötung statt Mord für Väter gelten solle, und andere erwogen, das Höchstalter des Opfers auf 24 Monate anzuheben. Wieder andere wiesen auf einen Mangel an medizinischen Beweisen hin, um die Auswirkung des Stillens auf das seelische Gleichgewicht einer Mutter zu rechtfertigen.

Tatsächlich waren die Gesetzesänderungen nach Prüfung dieser Vorschläge minimal. Aber das unveränderte Gesetz berücksichtigt nicht die sich gewandelte Einstellung, einschließlich der Erkenntnis, dass Kinder und Babys Rechte haben.

Als ich das am Seeufer gefundene Baby untersuchte, musste ich als Erstes der Frage nachgehen, ob das Baby überhaupt lebend zur Welt gekommen war. Denn ein Baby, das nicht gelebt hat, kann weder sterben noch getötet werden. Und im gesetzlichen Sinn hat ein Kind im Mutterleib nicht gelebt. Abtreibungsgegner werden das anders beurteilen, aber das ist die aktuelle Anwendung des Gesetzes. Die zugrunde liegende Frage für den Rechtsmediziner unter solchen Umständen lautet: Wann gilt ein Mensch nicht als Person? Das ist wichtig, weil eine Person Rechte hat, gesetzliche Rechte auf das Erbe oder den Titel und die Menschenrechte. Töten Sie eine Person, und Sie können wegen Mordes oder Totschlages angeklagt werden. Aber nicht, wenn dieser Mensch laut Gesetz nie gelebt hat.

Nach britischem Recht wird davon ausgegangen, dass ein totes Neugeborenes eine Totgeburt war. Wenn Mord oder Totschlag vermutet werden, ist es Aufgabe des Rechtsmediziners, für die Strafverfolgung zu beweisen, dass das Baby lange genug gelebt hat, um eigenständig existiert zu haben.

Ein Atemzug ist alles, was man braucht. Oder eine Bewegung. Oder ein Pulsieren der Nabelschnur, das einen Herzschlag anzeigt. Und das Baby muss vollständig außerhalb des Körpers der Mutter sein: Ein mit dem Kopf voran geborenes Baby, wie es meistens der Fall ist, kann theoretisch atmen, aber dennoch sterben, bevor der Rest des Körpers außerhalb der Mutter ist. In diesem Fall hat es keine eigenständige Existenz gegeben, und das Baby kann nicht getötet worden sein.

Ein Baby, das in den letzten Tagen der Schwangerschaft im Mutterleib gestorben ist, wird die ersten Zeichen einer Zersetzung zeigen, und diese sind erkennbar (zum Beispiel wird die Farbe eines toten hellhäutigen Kindes wahrscheinlich rosig-braun sein). Wenn das Baby schon längere Zeit im Mutterleib tot war, ist die Diagnose noch leichter: Der Schädel ist möglicherweise eingefallen, und die Schädelknochen können sich überlappen. Aber wenn das Baby weniger als einen Tag vor der Geburt oder viel häufiger während der Geburt gestorben ist, gibt es natürlich noch keine Zersetzung des Körpers.

Wenn es eine Wiederbelebung gab, Mund-zu-Mund-Beatmung oder Herz-Druck-Massage, kann das auf dem winzigen Körper Spuren hinterlassen und die Dinge noch weiter verkomplizieren. Ein letztes Problem besteht darin, dass die Körper von neugeborenen Babys, die getötet oder tot geboren werden, aus komplizierten psychologischen Gründen häufig versteckt werden. Wenn sie dann gefunden werden und der Rechtsmediziner an die Arbeit geht, ist es mitunter nicht mehr möglich, die Todesursache festzulegen, ganz zu schweigen davon, ob das Baby jemals selbstständig gelebt hat.

Das kleine Mädchen im Müllsack war früh genug gefunden worden, um eine Zersetzung zu verhindern, und zu spät, um es wiederbeleben zu können, sodass ihr Körper keine diesbezüglichen Spuren aufwies. Also musste ich jetzt herausfinden, ob sie auf dieser Welt geatmet hatte oder nicht.

Ich führte den jahrhundertealten Schwimmtest durch, wohl wissend, dass er an Zuverlässigkeit eingebüßt hat –, aber ich befürchtete, kritisiert zu werden, wenn ich es unterließ. Die Überzeugung, dass ein Baby geatmet und selbstständig gelebt haben muss, wenn die Lunge eines toten Neugeborenen auf dem Wasser schwimmt, wurde als Mythos widerlegt. Eine Lunge, die untergeht, wenn sie ins Wasser gelegt wird, weist auf die Möglichkeit hin, dass das Baby tot geboren wurde, weil sie nahelegt, dass das Baby nicht genug geatmet hat, um die Lunge auszuweiten. Aber das Gegenteil trifft mit noch geringerer Wahrscheinlichkeit zu: Wenn die Lunge schwimmt, bedeutet das nicht, dass das Kind spontan geatmet haben muss. Es ist jetzt bekannt, dass die Lungen vieler tot geborener Babys an der Wasseroberfläche bleiben, insbesondere bei Gasbildung infolge der frühen Zersetzung, wenn das Baby einen Tag oder zwei vor der Geburt gestorben ist.

Ich untersuchte mikroskopisch die winzigen Luftbläschen der Lunge, die Alveolen. Meiner Meinung nach schwamm die Lunge des Kindes. Makroskopische und mikroskopische Hinweise wiesen ebenfalls darauf hin, dass es kurze Zeit gelebt haben musste.

Meine nächste Aufgabe bestand darin, Aussagen zu lesen, die ich erhalten hatte, und zu vergleichen, wie diese zu meinen Untersuchungsergebnissen passten. Die Hauptaussage stammte von einem Barmixer, der im selben Hotel wie die 21-jährige Mutter des Babys lebte und arbeitete. Die Aussage begann wie folgt:

> Als Mandy ihre Arbeit als stellvertretende Managerin im Hotel antrat, wirkte sie ganz in Ordnung, außer dass ich auf den ersten Blick

> sah, dass sie schwanger war. Ich habe zwei Schwestern mit Kindern, und sie sah für mich eindeutig schwanger aus. Das Barpersonal teilte diese Meinung, aber Mandy hat es immer abgestritten.

Das Personal war in einem Teil des Hotels untergebracht, und das Zimmer des Barmixers lag bei der Feuertreppe an der Rückseite. Er wachte eines Morgens sehr früh auf, weil vor seiner Tür ein Baby schrie. Er schaute aus dem Fenster:

> ... und sah, vielleicht 45 Meter weit entfernt, Mandy von hinten, die durch das Tor Richtung Wald ging. Es war eindeutig Mandy. Ich weiß nicht genau, was sie anhatte, und ich könnte nicht sagen, ob sie irgendetwas trug. Ich habe mich gefragt, wohin sie ging. Ich machte mir deshalb Gedanken. Vielleicht hatte sie ja ein Problem. Also zog ich mich an, ging nach draußen und folgte ihr. Ich weiß, dass Menschen in diesem Gewerbe manchmal angefressen sind und einfach reden wollen.
>
> Ich habe ein paar Minuten gebraucht, um mich anzuziehen. Ich bin die Feuertreppe hinunter und durch das Tor in den Wald gegangen. Ich ging zum See und sah Mandy, die aus Richtung des Sees zurückkam.
>
> Sie fragte: »Was machst du hier?«
>
> Sie schien mir okay zu sein, soweit ich das feststellen konnte. Sie war vollständig angezogen, aber ich könnte ums Verrecken nicht sagen, was sie anhatte. Sie sagte im Grunde, dass sie von allem und jedem angefressen sei. Sie äußerte sich nicht konkreter. Ich habe mich mit ihr auf eine Bank mit Blick auf den See gesetzt, und wir haben ganz allgemein über meine Freundin und die Band geredet, in der ich mitspiele, und über andere Dinge. Wir haben über den Nebel gesprochen, der vom Wasser aufsteigt. Ich habe nicht vermutet, dass irgendetwas Bestimmtes nicht in Ordnung war. Sie wirkte ganz normal. Das einzige Ungewöhnliche, das sie sagte, war: »Ich habe heute Abend meine Periode bekommen, ich hatte richtige Blutklümpchen.«

Ich habe nicht weiter nachgehakt, fand es aber komisch, dass sie mir das erzählte. Wir haben etwa 45 Minuten geredet, und mir kam nichts verdächtig vor. Ich habe auch nicht mehr an das Baby gedacht, das ich schrcien gehört hatte.

Wir sind zum Hotel zurückgegangen, und sie ist für eine Zigarette mit auf mein Zimmer gekommen, dann ist sie gegangen. Ich habe die ganze Zeit nichts Ungewöhnliches an ihr bemerkt. Ich bin dann wieder ins Bett gegangen und habe weitergeschlafen.

***

Später an diesem Tag redete das Personal untereinander, dass Mandy schlanker aussah. Und am nächsten Nachmittag gab es einen Tumult. Hier die Aussage des Barmixers:

Ich arbeitete in der Bar, als eine Frau hereinkam und nach dem Telefon fragte, sie hatte einen Hund dabei. Etwas später kam ein anderer Mitarbeiter, Roger, und sagte: »Die Bullen sind drüben am See, dort wurde ein Baby gefunden.«

Als er das sagte, wurde mir ganz flau. Ich erinnerte mich daran, dass ich ein Baby in der Nacht hatte schreien hören und Mandy am See gesehen hatte, und dachte plötzlich, dass alles zusammenpasste. Ich wusste nicht, was ich tun sollte. Ich sagte zu Roger: »Ich weiß, wer es war.«

Er sagte: »Mandy?«

Und ich antwortete: »Ja.«

Das war ein ziemlich überzeugender Beweis von einem Zeugen, dass das Baby sogar einige Minuten gelebt haben musste, wenn die Mutter Zeit hatte, es in der Hoteltoilette zur Welt zu bringen (Beweise dafür wurden bald gefunden), sich anzuziehen und mit dem schreienden Baby aus dem Hotel zu gehen, um es loszuwerden. Und es passte zum pathologischen Befund der Lunge, dass das Baby nach der Geburt gelebt hatte.

Aber konnten wir ebenso sicher sagen, dass die Mutter ihr Baby getötet hatte – und falls ja, wie?

Dieser Fall setzte allen zu, nicht zuletzt wegen der eiskalten Art, wie die Mutter ihre Tochter zur Welt gebracht und entsorgt hatte – ob totgeboren oder nicht – und dann an diesem Tag arbeiten ging, als sei nichts geschehen. Heute würde sie vielleicht als eine tragische Person angesehen werden. Vor 30 Jahren hielten viele der an dem Fall Beteiligten sie für eine berechnende Babymörderin. Sie zeigte keinerlei Gewissensbisse, sagte, dass das Baby tot zur Welt gekommen sei – und zeigte auch keine Trauer. Die Polizei und die Staatsanwaltschaft blieben unnachgiebig, dass die Anklage auf Mord lauten sollte.

Ich war aufgrund der Beweise überzeugt, dass das Baby gelebt hatte. Aber wie war es dann gestorben? Ich konnte auf dem Körper des Kindes keine Anzeichen von Gewalteinwirkung oder Hinweise auf Ersticken finden. Eine ausführliche Laboranalyse des Magens bestätigte, dass das Baby Wasser aus dem See aufgenommen hatte, aber nicht genug, um auf Ertrinken hinzudeuten: Es könnte dorthin passiv gelangt sein.

Ich gab als Todesursache »Vernachlässigung« an.

Die Staatsanwaltschaft drängte auf eine Mordanklage, war aber bestürzt hinsichtlich meiner Ergebnisse. Sie wollten, dass ich angab, die Mutter habe aktivere Schritte unternommen, um dem Leben des Kindes ein Ende zu setzen.

Andererseits erfreute mein Bericht den Anwalt der Verteidigung, der an die Staatsanwaltschaft schrieb:

> Wir möchten Sie auffordern, in Erwägung zu ziehen, ob die Anklage wegen Mordes fallen gelassen werden sollte, angesichts des offensichtlichen Mangels einer vermeintlichen Handlung seitens unserer Mandantin, die zum Tod des Babys geführt hat … Laut Ihrem Rechtsmediziner wurde der Tod kurz nach der Geburt wegen einer Unterlassung seitens unserer Klientin herbeigeführt. Eine Mordanklage ist deshalb eindeutig nicht angemessen … [Auch] fordern wir Sie auf zu überdenken, ob eine Anklage wegen Totschlags [d. h. Kindstötung] erfolgreich sein würde, da Sie nicht beweisen können, dass der Tod des Babys durch grob fahrlässige Unterlassung erfolgte … einfache mangelnde Sorgfalt reicht nicht aus [um diese Anklage zu begründen]. Unsere

Mandantin hat bei der Polizei ausgesagt, dass sie das Baby hingelegt hat, jedoch dachte, dass es tot sei.

Tatsächlich muss die Staatsanwaltschaft bei Mord eine bewusste Unterlassung beweisen: das bedeutet das absichtliche Versäumnis der normalen Fürsorge nach der Geburt, wie das Durchschneiden der Nabelschnur, das Baby warm zu halten und mit Nahrung zu versorgen. Im Fall einer verängstigten, unerfahrenen Jugendlichen ist es schwer nachzuweisen, dass diese Dinge bewusst unterlassen wurden. Mandy war aber kein Teenager, und sie war ziemlich erfahren, wie wir später herausfanden, aber eine Zeit lang wussten die Ankläger nicht weiter.

»Ich bin vor allem besorgt«, schrieb mir die Staatsanwältin, »wegen des vagen Tenors Ihres Berichts … Ich habe keine medizinische Ausbildung, aber ich besitze ein Medizinlexikon, und hier sind einige der Punkte, die mir aufgefallen sind …«

Sie führte sechs ausführliche Punkte über den Tod des Babys auf.

Medizinlexika waren damals die Plage der Ärzte – genauso wie das Internet heutzutage. Manchmal frage ich mich, warum ich mich 16 Jahre durch eine Ausbildung gequält habe, wenn ich mir eigentlich nur ein Medizinlexikon kaufen und zu googeln lernen musste. Aber wenn ein Lexikon dieser Staatsanwältin einen Zugang zu meiner Arbeit verschaffte, dann sollte sie es ruhig zurate ziehen: Ich bin froh, wenn man auf meine Befunde näher eingeht und habe selten die Chance, über einen Fall zu diskutieren.

Als Antwort auf die schriftlichen Fragen der Staatsanwaltschaft habe ich eine weitere Erklärung abgegeben und nahm ausführlich Stellung zu jedem ihrer Punkte, um zu zeigen, dass die meisten ihrer Bedenken – wie ein Ausbleiben des Ausscheidens von Meconium, einer im noch funktionslosen Darm angesammelten zähen, dunklen Masse aus abgeschilfertem Epithel der Schleimhäute, eingedickter Galle sowie mit dem Fruchtwasser verschluckten Haaren und Hautzellen (auch Kindspech genannt), das bei Neugeborenen oft festgestellt wird – nicht bedeutete, dass das Baby zwangsläufig erstickt worden war. Ich bin bei meiner Ansicht geblieben, dass mangelnde Fürsorge den Tod des Kindes herbeigeführt hatte. Obwohl die Mutter das Kind aktiv getötet haben könnte, waren wir – ich – nicht in der Lage, das zu beweisen.

Die Staatsanwältin war unzufrieden. Bei einer Fallkonferenz mit der Anwältin wurde ich sehr unter Druck gesetzt, mich dem Standpunkt der Staatsanwaltschaft stärker anzunähern, als der Befund der rechtsmedizinische Untersuchung des Kindes es tatsächlich erlaubte. Ich gab nicht nach. Im Anschluss habe ich weitere Stellungnahmen eingereicht, als Antwort auf Punkte, die von der Staatsanwaltschaft angesprochen worden waren:

> Es ist nicht möglich, die Zeitdauer genau zu definieren, die notwendig ist, um ein Ersticken durch das Blockieren der Atemwege zu bewirken, jedoch wird die Mindestzeit bei einem neugeborenen Baby kaum mehr als 15–30 Sekunden betragen. Es gab keine Verletzungen an Mund oder Nase, um eindeutig zu bestätigen, dass Druck auf jene Bereiche ausgeübt worden war, jedoch sind solche Verletzungen bei Ersticken nicht immer vorhanden. Ihr Fehlen lässt zwar keine positive Schlussfolgerung zu, schließt aber nicht die Möglichkeit aus, dass eine Erstickung vorgekommen ist.
>
> Ich habe die Überlebenszeit mit weniger als 15 Minuten angesetzt und halte es für unwahrscheinlich, dass das Kind nur ein oder zwei Minuten gelebt hat, weil die Veränderungen in der Lunge zu ausgeprägt sind. Ich halte es für unwahrscheinlich bis sehr unwahrscheinlich, dass ein einzelner Atemzug dieses Ausmaß an Veränderungen herbeigeführt hat, die ich in der Lunge feststellen konnte. In der Regel schreit ein Kind nach der Geburt, aber wie alles in der Medizin ist auch das nicht allgemeingültig und kann im Einzelfall davon abweichen. Das Schreien trägt ganz gewiss zur Vergrößerung der Lunge bei.
>
> Es ist anhand meiner Untersuchung des Babys nicht möglich, spezifische Angaben über die Befindlichkeit der Mutter zu machen. Es gibt jedoch keine erkennbaren Hinweise bei dem Kind, dass es sich um eine ungewöhnlich schwierige oder traumatische Geburt gehandelt haben muss.
>
> Mangelnde Fürsorge lässt sich nur schwer abgrenzen. Meiner Meinung nach besteht die Minimalversorgung darin, das Kind sofort nach der Geburt in irgendeinen Stoff einzuwickeln, um es vor dem Auskühlen zu bewahren. Jede andere Form der Fürsorge benötigt

> möglicherweise Erfahrung, aber keine Berufsausbildung. Die minimale Versorgung, ein Kind in ein Handtuch zu legen, wird zumindest deutlich das Risiko der Hypothermie (Unterkühlung) reduzieren. Hypothermie könnte den Tod dieses Kindes innerhalb von 15 Minuten herbeigeführt haben. Ein Kind hat eine sehr große Hautoberfläche, über die es Wärme verliert, und diese Fläche wird infolge der Geburt feucht gewesen sein, was den Wärmeverlust erhöht. Je kühler die Umgebung, in der sich ein Kind befindet, desto größer der Wärmeverlust.
>
> Die pathologischen Merkmale vieler Todesursachen, einschließlich Hypothermie, Ertrinken und Ersticken, müssen bei einem Kind nicht vorhanden sein, obwohl man sie bei einem Erwachsenen erwarten würde. Ich kann keine von diesen ausschließen oder bestätigen.

Die enttäuschte Staatsanwaltschaft machte weiter Druck, wollte ungern die Anklage auf Kindstötung abschwächen. Sie führten sogar die uralte, aber selten erhobene Anklage wegen Verheimlichung eines Babys ins Feld.

Mandy wurde im Old Bailey verurteilt. In Zeitungsberichten wurde die Staatsanwältin zitiert, als sie sich an die Geschworenen wandte:

> Als sie schwanger wurde, hat sie sich dafür entschieden, ihre Schwangerschaft und die Existenz des Babys zu verheimlichen, sobald es geboren wäre. Sie führte ihren Plan bis zur letzten Konsequenz durch, indem sie das Baby im Stich ließ und dessen Tod zuließ oder verursachte. Um die Leiche zu beseitigen, hüllte sie diese in eine schwarze Mülltüte. Sie hat nach der Geburt weiterhin gelogen, als sie sich dem allgemeinen Entsetzen beim Auffinden der Leiche angeschlossen hat.

Dem Gericht wurde auch mitgeteilt, Mandy habe anfänglich behauptet, dass die Schwangerschaft ein Ergebnis einer Vergewaltigung gewesen sei, sie aber dann ihre Geschichte geändert habe. Tatsächlich hatte sie bereits zwei Jahre zuvor bei ihrer Mutter zu Hause auf der Toilette ein Kind entbunden und zur Adoption freigegeben. Eine zweite unerwünschte Schwangerschaft wurde kurz darauf abgebrochen.

Die Jury befand sie der Kindstötung für schuldig. Der Richter sagte mit grimmiger Stimme: »Sie, nur Sie allein hatten Verantwortung für dieses kleine Kind und haben es im Stich gelassen …« Er fügte jedoch hinzu: »Es steht jedoch fest, dass Sie zum Tatzeitpunkt nicht die volle Verantwortung für Ihr Handeln übernehmen konnten.«

Sie wurde zu zwei Jahren auf Bewährung verurteilt und musste sich für ein Jahr in psychiatrische Behandlung begeben. Die Staatsanwaltschaft war enttäuscht, weil alle wussten, dass ihre Strafe härter ausgefallen wäre, wenn sie des Mordes für schuldig befunden worden wäre. Ich empfand keine Reue. Es wäre unerträglich gewesen, wenn sie wegen Mordes verurteilt worden wäre auf der Grundlage von Beweisen, die ich unter Druck, aber gegen mein Gewissen geliefert hätte.

14

Kurz darauf sollte ich mehr über das Thema Wahrheit lernen – obwohl ich mich jetzt in einer ganz anderen Situation befand. Das Team der Staatsanwaltschaft und ich stimmten dieses Mal völlig überein, und als wir im Gerichtssaal standen, waren wir alle überzeugt, dass wir die Wahrheit aufgedeckt hatten.

Es war ein weiterer Sonntagmorgenanruf. Wieder bekam ich ein schlechtes Gewissen, als Jen ihre Arbeit beiseitelegen und sich um die Kinder kümmern musste, was bedeutete, dass sie im Laufe der Nacht lernen musste, um die verlorenen Stunden aufzuholen. Jen muss sich gefragt haben, warum in unserem Haus Tote anscheinend so viel wichtiger waren als die Lebenden, und rückblickend kann ich ihr keinen Vorwurf machen. Die Kinder waren jetzt älter und ein bisschen selbstständiger, aber Interessenskonflikte der Eltern verursachten häufig Streit. Für mich war unsere Arbeitsteilung eindeutig: Als Hauptverdiener musste meine Arbeit Priorität haben. Erst jetzt erkenne ich, wie frustrierend das aus Jens Sicht gewesen sein muss, und wie oft ich sie rasend gemacht haben muss. Immerhin studierte sie nicht um des Studierens willen, sondern um Ärztin zu werden und ebenfalls zum Haushaltseinkommen beizutragen. Ich habe das nicht wertzuschätzen gewusst: Ich war so in die Arbeit vertieft und darauf konzentriert, unser hektisches Leben funktionieren zu lassen, dass ich ihre Unzufriedenheit nicht verstehen konnte oder wollte.

An diesem sonnigen Morgen fuhr ich ins Londoner Zentrum und fühlte mich eher aufgeregt als schuldig. Ich betete meine Kinder an, und sich am Sonntag um sie zu kümmern, bedeutete vieles: Spaß, Anstrengung, Erschöpfung, Erfüllung. Aber – aus heutiger Sicht wirkt das abartig und kaum nachvollziehbar – dieses Vergnügen konnte sich nicht mit der intellektuellen Herausforderung einer interessanten Obduktion messen. Ja, obwohl ich bereits ein paar Jahre meinen Beruf ausübte, konnte ich meine Aufregung bei jedem neuen Fall nicht verhehlen. Der Sternenstaub, den das Buch von Keith Simpsons vor so langer Zeit in meine Augen gestreut hatte, war noch da. Lassen Sie die Herzen anderer schwer werden, wenn sie sich der Leichenhalle von Westminster nähern: Mein Herz schlug schneller, wenn ich an die Situation, die Geschichte, das Rätsel der Leiche dachte, die auf mich wartete. Und das ungeachtet der Tatsache, dass die Chancen an einem Sonntagmorgen groß waren, mich wieder mit den Folgen einer Samstagsnacht-Pubschlägerei befassen zu müssen.

Das Leichenschauhaus von Westminster liegt versteckt hinter dem Coroners Court, dem Gericht zur Untersuchung von Todesursachen, in der Horseferry Road im Zentrum von London, gehört aber nicht zu den berühmten Gebäuden in diesem Stadtteil. Tatsächlich bemerken Touristen, die sich auf dem Weg zur Tate Gallery befinden, das schöne, alte, ziegelrote Gerichtsgebäude an der Ecke kaum und ahnen nicht, dass sich dahinter ein Leichenschauhaus verbirgt.

Tatsächlich war das Leichenschauhaus vor nicht allzu langer Zeit umgebaut worden und zählte zu den modernsten seiner Art in Großbritannien. Der öffentliche Eingang war verglast, die Beleuchtung hell, die Büros blitzblank, und die Bereiche für die trauernden Hinterbliebenen waren elegant in Pastelltönen gehalten. Aber trotz all dieses Glanzes markierte mein Eintreffen an einem Wochenende den Übergang vom trauten Familienleben in die dunkle Welt des Todes, wenn auch mit humorvollen Mitarbeitern und warmen Zimmern. Mit dem Geruch der Leichenhalle, dem Parfüm des Todes, in meiner Nase begrüßte ich die kleine Versammlung, die auf mich wartete: das Leichenhallenpersonal, ein SOCO (Scenes of Crime Officer, d.h. Tatortermittler), ein junger Polizist und zwei Kommissare. Es gab auch einen Polizeifotografen, der häufig zeitgleich mit mir Dienst zu haben schien und zu einem vertrauten Anblick wurde.

Wir gingen in die winzige Teeküche der Mitarbeiter, wo der Teekessel bereits brodelte. Außer uns war an einem Sonntag niemand hier. Kommissar Fox meldete sich als Erster zu Wort.

»Also, der Verstorbene ist ein junger Bursche. Samstagnacht, viel Alkohol, ein bisschen Haschisch …«

Also ein typischer Sonntagmorgenjob. Enttäuschung stieg in mir auf. Ich wäre jetzt lieber bei den Kindern zu Hause gewesen.

»Geriet wohl in Streit mit …«

Auch das hörte ich nicht zum ersten Mal. Ein Messer, eine Flasche, eine Faust?

»… seiner Freundin, und …«

Also hatte sie ihn erstochen. Ganz sicher. Der Kommissar zögerte.

»Also hat sie ihn erwürgt.«

Ich starrte ihn an. Dieses Ende hatte ich nicht erwartet. Weibliche Würger waren extrem selten, es gab sie im Grunde fast gar nicht. Wenn ich jetzt zurückblicke, kann ich mich in meinen Zehntausenden von Obduktionen an keine einzige weibliche Würgerin erinnern.

»Hat sie gestanden?«, fragte ich.

»Ist mitten in der Nacht blutend, mit Kratzern und zerrissenem T-Shirt weinend vor der Polizeistation aufgetaucht. Wir haben einen Krankenwagen gerufen. Sie sagte, sie habe sich mit ihrem Freund gestritten und ihn womöglich verletzt.«

»Wie lange war das angeblich her?«

»Offenbar nur ein paar Minuten. Wir sind sofort dorthin geeilt. Kein Puls, wir haben alles versucht, haben ihn in den Krankenwagen geschafft und weiter versucht, ihn zu reanimieren, aber ohne Erfolg. Als wir ihr sagten, dass er tot sei, war sie … nun ja, es war furchtbar.«

Er wirkte bestürzt. Er war offensichtlich lange bei der MET, Metropolitan Police Service, der Polizeibehörde von Greater London, und ich fragte mich, warum dieser Fall ihn so mitnahm.

»Ich habe sie stundenlang verhört, aber sie ist bei ihrer Geschichte geblieben. Notwehr. Und … nun ja … sie ist ein süßes junges Ding.«

Sein Kollege stimmte ihm zu. »Ja. Thereza Lazenby heißt sie. Hübsches Gesicht. Fast die ganze Zeit in Tränen aufgelöst.«

Der Detective Inspector nickte. »Scheint so ein gutes Kind zu sein, schwer zu glauben, dass sie … aber er wollte sie umbringen, und sie musste ihre Haut retten.«

Ich weiß, wie die Lebenden Signale aussenden, die sich an unser Herz richten sollen. Ich weiß, wie schnell ich selbst auf diese Signale reagiere. Die Verzweiflung des Mädchens hatte bei den Kommissaren eindeutig Wirkung gezeigt, und obwohl sie ein schreckliches Verbrechen gestanden hatte, hatte sie sie irgendwie für sich eingenommen. In dem Moment fühlte ich mich erleichtert, dass die Toten nicht derart subtil an unsere Gefühle appellieren können. Sie sagen stets die ungeschminkte Wahrheit.

Der Institutsassistent reichte mir eine Tasse Tee. Ich trank ihn hastig und ging dann zu den Spinden, um meine OP-Kleidung, Schürze und Gummistiefel anzuziehen. Als wir vom öffentlichen Bereich zum Arbeitsbereich gingen, wurde das Klappern und Scheppern der Rollwagen lauter und der Geruch intensiver. Ich betrachtete die Männer um mich herum. Für die SOCO war das hier Routine. Und die Kommissare hatten all das schon einmal gesehen und gaben sich locker oder legten zumindest Wert darauf, so zu wirken. Als wir jedoch die aneinandergereihten Kühlfächer und die davor stehenden Rollwagen passierten, sah ich, dass der junge Police Officer nervös wurde. PC Northern hatte den Keks, der ihm zum Tee gereicht worden war, nicht gegessen, und jetzt war sein Gesicht blass und eingefallen. Kurz bevor wir in den Raum gingen, in dem die Autopsien vorgenommen werden, platzte er damit heraus: »Das ist meine erste Obduktion!«

Mittlerweile war ich besser im »Betreuen« der Zuschauer geworden. Ich werde nie vergessen, wie sehr der Police Officer bei meiner ersten Obduktion gelitten hatte: Offenbar hatte er meine Anspannung gespürt, was ihm dann den Rest gegeben hatte. Seither hatte ich hart daran gearbeitet, entspannt zu wirken. Ich erinnerte mich an die Obduktion von Michael Ross, bei der ein Superintendent kaum in der Lage gewesen war, sich vor sehr jungen Mitarbeitern zusammenzureißen. Anschließend hatte ich beschlossen, dass nie wieder jemand eine Obduktion, die ich durchführte, traumatisiert verlassen sollte.

Meine einzige Waffe war die Kommunikation.

»Wenn wir uns eine Leiche ansehen«, sagte ich zu PC Northern, »sollten wir nie vergessen, dass dies einst ein lebender Mensch war, dass es trauernde Angehörige gibt, dass die Verstorbenen und ihre Familien Respekt verdienen. Ihnen allen werden wir heute helfen, indem wir herauszufinden versuchen, was passiert ist. Wir suchen nach Beweisen, wir wollen dem Toten dabei helfen, uns seine Geschichte zu erzählen. Es ist wichtig für all die Trauernden, dass wir unsere eigenen Gefühle beiseiteschieben und einen guten Job machen. Ohne also ein einziges Wort zu sagen, wird diese Leiche unser Zeuge und Lehrmeister sein.«

PC Northern nickte bedrückt.

Ich bemühte mich um einen freundlichen, beruhigenden Tonfall. »Keine Sorge, ich werde Ihnen alles erklären. Es wird längst nicht so schlimm, wie Sie denken, wenn ich Ihnen genau erkläre, was ich tue.«

Der abgeklärte Detective Sergeant sagte: »Du wirst dich daran gewöhnen.«

Der Kriminalkommissar war entschlossen, den Macho zu geben: »Hör zu, die Leute in diesen Kühlfächern hier sind von uns gegangen, nicht mehr hier, Junge. Reiß dich also zusammen.«

Wir traten in den hell erleuchteten Raum, in dem die nackte Leiche in einem weißen Plastiksack auf einem Metalltisch lag.

»Er wurde identifiziert«, sagte der SOCO, als ich den Sack öffnete.

»Wie heißt er?«

Er kannte den Namen, reichte die Frage jedoch weiter an den jungen Polizisten, der froh war, nicht länger auf den Körper starren zu müssen, und geschäftig in seinen Notizen blätterte.

»Anthony Pearson. Alter, 22.«

Der tote Anthony hatte einen blonden Wuschelkopf und feine Gesichtszüge. Seine Augen waren geschlossen. Er wirkte friedlich und ausdruckslos. War eine Spur von Verärgerung zu erkennen? Nicht weil er wütend gestorben war, aber weil seine Gesichtszüge, aus Gewohnheit oder eben Pech, nun einmal so waren.

Damals fand ich ihn ein wenig übergewichtig – aber die Normen haben sich heutzutage so sehr geändert, dass ich ihn einfach nur als stämmig bezeichnen würde. Auf beiden Armen waren große Tattoos und Blutergüsse. Alte Narben an den Handgelenken wiesen darauf hin, dass er ein schwieriges Leben gehabt haben musste.

Die frischeren Schnittwunden, definiert durch Blutrinnsale, die die Arme hinunterliefen, bestätigten das. Die Stellen auf der Brust, an denen der Defibrillator aufgesetzt worden war, verwiesen auf die Wiederbelebungsversuche, von denen der Officer gesprochen hatte.

Am auffälligsten war der Hals. Das Krankenhauslaken unter der Leiche war an dieser Stelle voller Blutflecken. Darüber verlief eine dicke, gezackte Blutlinie, die getrocknet war, nachdem das Blut aus dem Mundwinkel hinuntergetropft war.

Ich nickte dem Polizeifotografen zu, dem Paparazzo der Toten. Er hob seine große Kamera und stellte die korrekte Position der beiden Blitzlichter ein, von der Art, die man oft draußen vor Filmpremieren sieht. Snap-flash!

»Okay, den ganzen Körper habe ich, Doc.«

»Jetzt noch bitte Nahaufnahmen vom Hals«, sagte ich.

Ich machte bereits Notizen auf meinen vorgedruckten Körperumrissen. Das Strangulationsmal ist ein wichtiger Beweis und kann Aufschluss geben über die Mordwaffe. Wenn ein Draht, ein Elektrokabel oder eine dünne Kordel benutzt wurden, ist das Mal scharf geschnitten, tief mit klar abgegrenzten Rändern. Aber dieser Abdruck war sehr unregelmäßig, geradezu zackig. Die Täterin musste etwas Weiches benutzt haben. Stoff? Vielleicht einen Schal?

Für die nächste Aufnahme des Fotografen hielt ich ein Lineal über Anthonys Kehle, damit die Fotos meine Maßangaben in dem Bericht bestätigen würden. *Snap-flash!*

Ich notierte:

> Gequetschtes und abgeriebenes unregelmäßiges Strangulationsmal über dem vorderen Halsbereich, erstreckt sich vom rechten Winkel des Kinns bis zu 2 Zentimeter seitlich zum linken Winkel des Kinns. Auf gleicher Höhe mit dem Adamsapfel. Tiefe Quetschungen zu beiden Seiten des Adamsapfels …

Ich untersuchte den Bereich um die Halswunde herum sehr sorgfältig nach anderen relevanten Malen. Mir waren bereits Fälle von Strangulation untergekommen, in denen die Strangulationslinie von Kratzern oder blauen Flecken umgeben war, was darauf hinwies, dass das Opfer versucht hatte, das Strangulationswerkzeug abzureißen, oder dass das Strangulationsmal blaue Flecken überdeckte, die verrieten, dass der Angreifer zuerst versucht hatte, das Opfer mit den Händen zu erwürgen, bevor er sich die Schnur oder was auch immer geschnappt hatte. Hier fand sich jedoch nichts Derartiges.

»Sie sagte, sie hätte seine Krawatte benutzt«, erzählte mir der Detective Sergeant.

Der Inspektor schüttelte den Kopf. Er wiederholte seine frühere Aussage: »Sie ist doch so ein zierliches Ding.«

»Klein und schmächtig«, stimmte der Detective Sergeant zu. »Aber wenn das eigene Leben in Gefahr ist, entwickelt man wohl solche Kräfte.«

Ich dokumentierte ausführlich die Narben an den Handgelenken, die Kratzer an der Rückseite des linken Arms und die Abdrücke des Defibrillators, vermaß sie und definierte die genaue Position.

»Bitte noch Fotos von den Tattoos und den Handgelenken«, sagte ich dem Fotografen.

Er schoss Nahaufnahmen von den grafischen Tattoos: der Zeichentrickfigur Top Cat und, auf dem rechten Oberarm, LOVE. Darunter in größerer Schrift: HATE.

Da ein Verwandter Anthony bereits identifiziert hatte, brauchten wir die Tattoos nicht zu diesem Zweck, fotografierten sie jedoch routinemäßig. Damals, bevor die DNA-Analyse zum Einsatz kam, wurden viele Leichen durch Tattoos identifiziert, insbesondere wenn eine früh einsetzende Verwesung andere Mittel vereitelte.

Obwohl das Strangulierungsmal so deutlich war, suchte ich nach anderen Hinweisen, um zu bestätigen, dass Anthony erstickt worden war. Das erste verräterische Anzeichen war die gerötete Gesichtshaut, verursacht durch das Blockieren der dünnen und leicht zusammenzudrückenden Venen im Nacken.

Die das Gehirn versorgenden Arterien sind wesentlich breiter und widerstandsfähiger gegenüber Druck, sodass durch sie das Blut immer noch in den Kopf fließen kann – aber, weil die Venen durch das Ersticken beeinträchtigt sind, kann es nicht zum Herzen zurückkehren. Der Hauptindikator, ob der Sauerstoffmangel nun durch Verschlucken, Ersticken, Strangulieren oder eine andere Ursache eingetreten ist, findet sich in und um die Augen herum. Bei vielen oder sogar den meisten Menschen kommt es bei Sauerstoffmangel zu stecknadelkopfgroßen Einblutungen in die Bindehaut, die Schleimhaut an der Innenseite der Augenlider. Man bezeichnet diese als Petechien: Ähnliche Blutungen können in seltenen Fällen auch an anderen Stellen auftreten, wenn jemand heftig hustet oder niest. Beim Ersticken kommen sie seltener vor, aber nahezu immer, wenn jemand stranguliert wurde. Wie bei Anthony. Mit Pinzetten zog ich die Augenlider hoch, damit der Fotograf Aufnahmen davon machen konnte. *Snap-flash!*

Ich maß Anthonys Körpergröße (circa 1,80 Meter) und drehte ihn dann um, damit der Rücken fotografiert werden konnte. PC Northern zog die Luft ein. Ich schämte mich für einen Moment, dass ich ihn und meine Absicht vergessen hatte, ihn durch die Obduktion zu führen. Andererseits hatte ich bisher keinen einzigen Schnitt gemacht. Als ich hochschaute, sah ich, wie er Anthonys Leiche entsetzt anstarrte.

»O mein Gott, sie hat ihn grün und blau geschlagen!«

Ich schüttelte den Kopf.

»Nein, nein, diese Verfärbung gehört zu den normalen Prozessen nach Eintritt des Todes.«

Er sah mich unsicher an.

»Man bezeichnet das als Hypostase. Manche Menschen nennen es auch Leichenflecken. Ich weiß, es sieht aus wie blaue Flecken und kann einen erschrecken, wenn man es zum ersten Mal sieht. Aber es ist absolut normal.«

Ich erklärte etwas detaillierter die Wissenschaft der Hypostase, wie die Schwerkraft die roten Blutkörperchen anzieht, wodurch es zu diesen erschreckenden lilafarbenen Bereichen kommt. Ich wies auch darauf hin, wie wertvoll dies für die Forensik sei. Da das Gesetz der Schwerkraft dafür sorgt, dass sich die Flecken stets am tiefsten Punkt bilden, verraten sie uns die Lage, in der sich der Körper nach Todeseintritt befand. Wird der Körper jedoch bewegt, erzählt ein anderes Muster, das sich wie ein Schatten darüber legt, die Geschichte. Hypostase kann aber auch irreführend sein. Jemand, der mit dem Gesicht nach unten stirbt, die Nase in eine Decke gepresst, wird ein dunkelviolettes Gesicht mit bleichen Stellen rund um Mund und Nase haben: Das ist die normale Hypostase. Davon ausgehend anzunehmen, dass ein Erstickungstod vorliegt, ist schnell passiert, und ich habe schon oft erlebt, dass Rechtsmediziner in diese Falle getappt sind.

Da Anthony nun auf dem Bauch lag, konnte ich minutiös den Nacken unterhalb des Haaransatzes untersuchen. Kein Anzeichen für ein Strangulierungsmal. Nichts. Ich rief den Fotografen, um das festzuhalten, und drehte Anthony dann wieder um. Hier war ein Mal, direkt über der Kehle, und nur dort.

Da ich bisher keinen einzigen Schnitt vorgenommen hatte, hoffte PC Northern vielleicht, dass ich wie durch ein Wunder darauf verzichten könnte.

Er hatte sich eingehend genug mit Hypostase beschäftigt, um sich ein wenig zu entspannen. Dann nahm ich mein treues PM40 in die Hand, es war groß und schwer. Während meiner frühen Jahre im Obduktionssaal hatte ich nur das wesentlich kleinere Skalpell benutzt. Als ich in die Forensik wechselte, wurde die Verwendung des PM40, eines speziell für Autopsien entwickelten Messers mit größeren, austauschbaren Klingen, gang und gäbe, und mittlerweile war es der beste Freund eines jeden Rechtsmediziners.

Sein Griff schmiegte sich in meine Hand, sein Gewicht fühlte sich so beruhigend vertraut an. Plötzlich verstummten alle Gespräche, und die Anspannung im Raum war spürbar. Ich hörte, wie PC Northern tief Luft holte, als nehme er an, dies sei sein letzter Atemzug für lange Zeit. Aber für mich fühlte es sich gut an, das PM40 in der Hand zu halten wie ein Dirigent seinen Taktstock. Das Orchester war im Begriff zu spielen.

Ich machte meinen üblichen ersten Schnitt, gerade hinunter mitten durch die Brust.

Ich sagte: »Wir können alle sehen, dass Anthony stranguliert wurde, und wir haben eine diesbezügliche Aussage, aber ich muss überprüfen, ob nicht noch etwas anderes zu seinem Tod geführt hat. Eine natürliche Ursache vielleicht. Zum Beispiel ein Herzproblem oder eine Krankheit, die ihn besonders anfällig machte. Um das festzustellen, muss ich seine sämtlichen Organe untersuchen. Aber zuerst muss ich mir natürlich die Verletzungen im Halsinneren ansehen, unterhalb des Strangulierungsmals.«

Keine Reaktion von PC Northern.

Ich arbeitete weiter, redete dabei unaufhörlich.

»Die innere Verletzung bei Strangulation muss nicht sonderlich dramatisch sein. Anthony war erst 22 Jahre alt. In seinem Alter ist das Knorpelgewebe des Kehlkopfs und rund um die Schilddrüse noch nachgiebig. Bei älteren Menschen verkalkt es zunehmend und wird spröde, sodass es bei einer Strangulation eher bricht.«

PC Northern bewegte seinen Kopf in einer Art Nicken. Oder unterdrückte er einen Brechreiz?

»Das Strangulieren interessiert die Rechtsmediziner schon seit Generationen, denn niemand versteht vollständig den Mechanismus, der dabei zum Tod führt«, fuhr ich fort. »Früher nahm man an, dass es der Sauerstoffmangel sei. Sogar heute denken die meisten Laien, dass das Zusammendrücken des Halses einfach die Luftzufuhr abschneidet. Wir wissen jedoch, dass Sauerstoffmangel allein nicht immer der Grund sein kann, denn manche Opfer sterben bei Druck auf den Hals sehr schnell. Tatsächlich sterben ein paar auf der Stelle und weisen keine Anzeichen klassischen Erstickens auf. Und selbst diejenigen, die das tun, sind in der Regel zu schnell gestorben, als dass Sauerstoffmangel die einzige Ursache sein kann.«

Zu meiner großen Freude war PC Northerns Interesse an meinen Ausführungen für ein paar Augenblicke größer als sein Widerwille.

»Und woran sterben sie dann?«, fragte er mit schwacher Stimme.

»Nun, wir wissen, dass Druck auf die Drosselvene – hier im Nacken – den Venendruck im Kopf in unerträglichem Ausmaß erhöht, darum laufen manche Opfer blau an. Druck auf die Halsschlagader, hier, bedeutet, dass das Opfer schnell das Bewusstsein verliert, weil die Blutzufuhr zum Gehirn unterbrochen ist. Das Strangulieren kann jedoch auch Druck auf die Halsnerven ausüben, was sich wiederum auf den Parasympathikus auswirkt, eine der drei Komponenten des vegetativen *Nervensystems*. Er kontrolliert Körperfunktionen, über die wir selten nachdenken, zum Beispiel die Verdauung. Einer der Hauptnerven in diesem System ist der Vagusnerv. Man kann durch Druck auf den Hals augenblicklich sterben, wenn der Vagusnerv über einen komplizierten Mechanismus angewiesen wird, das Schlagen des Herzens zu stoppen. Es handelt sich dabei um eine Reflexreaktion.«

»Ist Anthony auf diese Weise gestorben?«, fragte der Police Officer und spähte in das Innere von Anthonys Hals.

»Kopf und Hals zeigen einen Blutstau, und in den Augen sind Petechien festzustellen. Das deutet auf Sauerstoffmangel oder zumindest nicht auf einen sofortigen Tod hin.« Ich beugte mich über den Körper. »Ein berühmter Forensiker, Professor Keith Simpson, berichtet zum Beispiel von einem Soldaten, der bei einer Tanzveranstaltung den Hals seiner Partnerin liebevoll und nur leicht zwickte, woraufhin sie tot zu Boden fiel. Er hatte den Parasympathikus erwischt. Seither haben Verteidiger in Fällen von Strangulation stets versucht, so zu argumentieren, dass der Angeklagte sein Opfer gar nicht töten wollte, sondern ihm einfach nur an den Hals gegriffen habe, und der Vagusreflex das Opfer aus scheinbar unersichtlichem Grund sterben ließ.«

»Aber Theresa Lazenby verwendete eine Krawatte«, betonte einer der Kommissare, etwas zögernd, wie ich fand. Wie hatte sie diese hartgesottenen Kerle nur um den Finger wickeln können?

»Wenn ich mir die Verletzung ansehe, würde ich sagen, dass sie die Krawatte genommen und eine Weile auf seinen Hals gepresst hat«, bestätigte ich. »Wenn das also ihre Verteidigungsstrategie ist, steht sie auf wackeligen Füßen.«

»Ihre Rechtfertigung ist, dass er versucht hat, sie umzubringen«, sagte der Kommissar.

»Armes Ding«, pflichtete sein Kollege ihm bei.

PC Northern nahm zwar nicht aktiv an der Unterhaltung teil, war aber immer noch im Raum, was ich meinen Ausführungen zuschrieb. Erst als der Obduktionsassistenz anfing, den Schädel aufzusägen, damit ich das Gehirn entnehmen konnte, stürzte er hinaus. Während dieses lauten Prozedere, bei dem eine spezielle Säge verwendet wurde, schauten sogar die beiden erfahrenen Kommissare weg. Der SOCO, für den dies zum Alltag gehörte, unterhielt sich mit mir über den Lärm der Säge hinweg, wenn es auch unmöglich war, den Geruch von erhitztem Knochen zu ignorieren.

Nachdem ich die Obduktion abgeschlossen hatte, kehrten die Officers zurück zur Polizeistation, um ihre Kollegen in Kenntnis zu setzen und sich vom Dienst abzumelden.

»Und ich kann dir sagen, was wir danach brauchen. Ein Pint. Oder drei. Lust, uns im Duck and Ball Gesellschaft zu leisten, Doc?«

Ich hätte gern gesehen, wie durch ein Pint das Leben zurück in PC Northern kehrte, aber in Jens Interesse musste ich ablehnen und eilte stattdessen in Richtung Süden. Aber den ganzen Weg über hatte ich das Gefühl, dass etwas nicht stimmte.

Mir war nicht wohl bei der ganzen Sache. Als würde man die Schuhe am falschen Fuß anziehen oder das Hemd verkehrt herum anhaben. Der Fall Anthony Pearson nagte an mir. Es hatte etwas mit seiner Freundin zu tun, die den Mord an ihm gestanden hatte. Etwas, das die Police Officers über sie gesagt hatten. Aber was es auch war, schwebte davon wie eine Feder, sobald ich es packen wollte. Bestimmt würde alles klarer werden, wenn ich am nächsten Tag den Obduktionsbericht verfassen würde. Jetzt war ohnehin keine Zeit mehr, darüber nachzudenken, ich konnte schon meine Haustür sehen. Die Pforte der Illusion.

Ich gaukelte mir vor, dass es möglich sei, meine Gefühle vollkommen von den Beweisen der Unmenschlichkeit von Menschen gegenüber anderen Menschen zu lösen, mit denen ich täglich konfrontiert war. Nichts zu spüren als wissenschaftliche Neugier, wenn man mit den Erscheinungsformen des Todes der Verrücktheit, der Torheit, der Trauer, der Hoffnungslosigkeit und der gesamten Verwundbarkeit des Menschen konfrontiert war. Typisch männlich zu sein wie meine Kollegen. Unerschütterlich bei der Arbeit, ungerührt vom Jahrmarkt der Eitelkeiten des Leichenschauhauses, das alles offenlegt, was es bedeutet, Mensch zu sein, unbeirrt von jeglicher Komplexität in den Konzepten von Richtig oder Falsch. Und dann in einem weiteren dieser Clark-Kent-Momente durch meine Haustür zu treten und mich wieder in den herzlichen, liebevollen, emotional unterstützenden, sich engagierenden Ehemann und Vater zu verwandeln, für den ich mich unter meiner Arbeitsoberfläche hielt. Also. Tief durchatmen. Hör auf, darüber nachzudenken, was Theresa Lazenby mit Anthony Pearson angestellt hat und wie. Hör einfach auf. Schlüssel. Türgriff. Eintreten. Lächeln. Fröhlich sein. Fragen stellen. Kochen. Lächeln, Geschichten vorlesen. Lachen. Beim Abendessen mit Jen darüber sprechen, wie ihr Tag war, über das, was sie am heutigen Abend noch lernen muss. Nicht an Anthony Pearson, die feine Blutspur aus dem Mundwinkel, das rote gezackte Strangulationsmal denken. Für den Moment muss es genug sein.

***

Am nächsten Tag im Krankenhaus holte ich meine Obduktionsnotizen aus der Aktentasche. Ein Geruch – gebrochene Zweige, Winterwald – waberte zusammen mit ihnen heraus. Der Geruch des Leichenschauhauses.

Ich schrieb meinen Bericht mit der Hand, damit Pam ihn abtippen konnte. Ich schloss mit dem Fazit, dass Anthony Pearson an keiner natürlichen Erkrankung litt und nannte als Todesursache »Erdrosseln«. Ich merkte an, dass

> die Position und Verteilung der blauen Flecke am Hals nahelegt, dass der Angreifer hinter dem Verstorbenen stand, während der Druck

ausgeübt wurde, und dass das Strangulationswerkzeug nicht im Nacken gekreuzt worden war.

Ich fand immer noch nicht heraus, was mich so irritierte, aber sobald ich den Bericht abgegeben hatte, vergaß ich den Fall schnell. Ich nahm an, dass mich die Staatsanwaltschaft kontaktieren würde, um bei der Verhandlung von Theresa Lazenby auszusagen. Dann würde ich die Akte hervorholen und noch einmal darüber nachdenken. Momentan hatte ich zu viel um die Ohren.

15

Ich war stolz darauf, wie ich mittlerweile meine Stimmungen im Griff hatte, von einer in die andere wechseln konnte, ohne »eine Masche fallen zu lassen«. Auch war ich stolz darauf, jene beruhigen und mit Informationen ausstatten zu können, die bei Obduktionen anwesend waren, sich aber unwohl fühlten. Tatsächlich betrachtete ich mich als einen absolut kompetenten Fünf-Sterne-Steuerer von Gefühlen. Bis ich die Verwandten der Verstorbenen traf.

Angehörige, mit der Bürde des Schocks, des Entsetzens, der Trauer. Verwandte, die mich fragend anschauten, um Antworten auf die oft nicht zu beantwortende Frage zu erhalten: »Hat er/sie gelitten?« Angehörige, die unbedingt die Wahrheit wissen wollten, vor der sie sich aber doch fürchteten. Die Gefühle der Angehörigen füllten Räume wie eine riesige, instabile, schwammige Masse, saugten sämtlichen Sauerstoff auf, während die Angehörigen selbst unbeholfen auf harten Stühlen saßen, Packungen mit Papiertaschentüchern herumreichten, mit offenem Mund und feuchten Augen den Kopf schüttelten. Darauf warteten, dass ich etwas sagte. Diese Angehörigen, die jederzeit in Wut, Hysterie oder Tränen ausbrechen konnten, ängstigten mich ehrlich gesagt.

Ich musste lernen, damit umzugehen, und die erste Lektion erhielt ich seltsamerweise, als mir ein Fall klarmachte, dass es etwas sehr viel Schlimmeres als Verwandte gibt, nämlich keine zu haben.

Es war Winter, und ich wurde zum Haus einer alten Dame gerufen, deren Leiche nackt und zusammengekauert unter dem Küchentisch lag. Die Polizisten betrachteten das Haus als Tatort, und es sah auch tatsächlich so aus, als hätte jemand nach Wertgegenständen gesucht: Schränke und Schubladen standen auf, ihr Inhalt lag überall verstreut. Einige der leichteren Möbelstücke waren umgekippt.

»Kalt hier drin«, sagte ich zu dem Police Officer. In den letzten Tagen war es zwar wärmer geworden, aber in dem großen alten Haus war es immer noch kühl.

»Feucht«, stimmte er zu. »Dadurch fühlt es sich kälter an.«

»Hatte sie die Heizung nicht an?«, fragte ich.

Er schüttelte den Kopf. »Es gibt keine Zentralheizung.«

Ein Kommissar hatte unser Gespräch mit angehört.

»Vermutlich wollte sie gerade Feuer machen, als der Eindringling sie überrascht hat.«

Wir schauten uns in dem Zimmer mit der hohen Decke um. Der Herd war sauber und nichts wies darauf hin, dass dort ein Feuer angezündet werden sollte. In einer Ecke stand ein Heizstrahler mit zwei Heizstäben. Er war nicht angeschlossen. Erneut betrachtete ich die leer gefegten Regale, deren Inhalt – Bücher, Medikamente, Nippes, Postkarten – am Boden verstreut lag, den umgekippten Stuhl, die Tageszeitungen, die zweifellos einst gestapelt gewesen waren, lagen nun wild durcheinander auf einem Läufer. Dann schaute ich auf den gekrümmten, sich schützend zusammengerollten Körper der Frau. Ein Mitleid erregender Anblick.

»Was wissen wir über ihren Gesundheitszustand?«, fragte ich.

»Noch nichts, Doc.«

»Hat jemand mit den Nachbarn gesprochen?«

»Ja, aber die wissen nicht viel über sie, sie lebte sehr zurückgezogen. Die nebenan meinten, sie wurde allmählich ein bisschen plemplem.«

Der Police Officer nickte. »Die Putzfrau sagte, sie war zweifellos dabei, den Verstand zu verlieren.«

Plemplem. Den Verstand verlieren. Vergesslich sein. Nicht wissen, welcher Tag gerade ist. So viele Euphemismen.

In der Küche altes Brot. Eine ungeöffnete Dose Sardinen. Ein Dosenöffner. Ein Glas Marmelade. Ein Brotmesser. Seltsame Spuren am Rand des Marmeladenglases, als habe jemand versucht, es mit dem Messer aufzuschneiden, mit dem Dosenöffner versucht, den Deckel zu öffnen. Briefe, zumeist Wurfsendungen oder offizielle Schreiben im Kühlschrank.

Schluss mit den Euphemismen. »Demenz«, sagte ich.

»Angenommen, sie hielt den Eindringling für einen lange verschollenen Sohn oder etwas in der Art«, sagte der Kommissar. »Vermutlich hat sie die Tür aufgemacht und ihn freudig begrüßt. Es gibt keine Anzeichen eines Einbruchs oder eines Handgemenges im Flur.«

»Wer hat sie gefunden?«, fragte ich.

»Die Putzfrau.«

»Ja, heute Morgen hat niemand die Tür aufgemacht, und da hat sie uns verständigt. Sagte, die alte Frau war nicht die Hellste und merkte nicht, dass sie in der Wohnung war, sie dachte, sie würde irgendwo herumlaufen.«

»Wie oft kommt die Putzfrau?«

»Einmal in der Woche, aber sie hatte gerade zwei Wochen Urlaub.«

Ein Tatortermittler steckte den Kopf durch die Küchentür.

»Von uns aus können Sie den Körper jetzt bewegen, Doc.«

»Jede Menge Fingerabdrücke von ihr, aber keine vom Eindringling. Muss Handschuhe getragen haben.«

Ich wandte mich dem Kommissar zu.

»Meiner Meinung nach gab es keinen Eindringling.«

Er blinzelte mich an.

Ich sagte: »Nur die Kälte.«

Mittlerweile waren vier Officers im Zimmer. Sie sagten kein Wort.

»Ich glaube, sie starb an Unterkühlung. Möglicherweise war sie geistig, vielleicht sogar physisch, nicht mehr in der Lage, den Heizstrahler einzuschalten, geschweige denn, ein Feuer anzuzünden.«

Der Kommissar schüttelte energisch den Kopf.

»Ich bitte Sie«, sagte er. »*So* kalt ist es nun auch nicht!«

Es ist ein verbreiteter Irrglaube, dass man nur im Freien auf einem Berg bei eisigen Temperaturen an Unterkühlung sterben kann. Wir wissen, dass alte und anfällige Menschen (ebenso wie junge und anfällige) in Innenräumen sterben können, in denen die Lufttemperatur nur 10 Grad beträgt – und dass sogar höhere Temperaturen tödlich sein können, wenn draußen ein eisiger Wind herrscht oder es drinnen stark zieht.

Wenn die Kerntemperatur des Körpers unter 32 Grad sinkt, verlangsamt sich der Herzschlag, der Blutdruck fällt, und das Bewusstsein wird getrübt. Sinkt die Körpertemperatur unter 26 Grad, ist der Tod nahezu unausweichlich, obwohl es einen berühmten Fall gibt, bei dem Berichten zufolge jemand mit einer Körpertemperatur von 18 Grad überlebt hat – obgleich von Frostbeulen verunstaltet. (In der Forensischen Medizin ist es erstaunlich, wie oft man die eine Ausnahme findet. Stets gefolgt von einem Verteidiger, der versucht, es wie ein gängiges Phänomen darzustellen.) Unterkühlung ist überraschenderweise keine seltene Todesursache. Ihre Opfer sind in einen See oder ein anderes kaltes Gewässer gefallen, haben sich betrunken in den Park schlafen gelegt, oder es handelt sich um kleine Kinder, die vernachlässigt wurden. Der Großteil der Opfer sind jedoch ältere Menschen. Vielleicht meinen sie, sie könnten sich das Heizen nicht leisten – und vielleicht können sie es wirklich nicht –, oder sie sind physisch oder geistig nicht mehr in der Lage, die Heizquelle in Betrieb zu setzen. Manchmal ist Unterkühlung lediglich der letzte Schritt eines tragischen Zusammenwirkens von Depression und Apathie, das sich in der Vernachlässigung von Ernährung, Heizen und Körperpflege äußert.

In diesem Fall weigerte sich die Mordkommission schlichtweg zu glauben, dass niemand eingebrochen war.

»Sehen Sie sich doch nur um, Doc! Wer weiß, was der Eindringling mitgenommen hat. Es ist alles durchwühlt!«

»Und warum hat sie nichts an? Ich hoffe nur, Sie finden nicht heraus, dass sich der Bastard an ihr vergriffen hat …«

»Ich nehme an, dass sie sich selbst ausgezogen hat.«

»Weil ihr kalt war!«

»Jetzt kommen Sie schon, Doc!«

»Und sie glauben vermutlich auch, dass sie ihr ganzes Zeug herumgeworfen hat?«

Aber auf mich wirkte das wie ein klassischer Fall des Verstecken-und-Sterben-Syndroms. Ein scheinbares Selbstschutzverhalten im Endstadium der Unterkühlung, bei dem der Betroffene einen kleinen geschlossenen Raum sucht. Die alte Dame hatte mit ziemlicher Sicherheit dem seltsamen, der Intention zuwiderlaufenden Hang nachgegeben, der bei Menschen auftreten kann, die an der Kälte sterben. Sie ziehen sich aus. Überlebende haben beschrieben, dass ihnen unheimlich heiß gewesen sei, als die Temperatur fiel, und sie wirklich dachten, dass es absolut vernünftig sei, sich auszuziehen. Dabei handelt es sich um eine häufige Reaktion auf Unterkühlung. Ein weniger verbreitetes, aber ebenso anerkanntes Syndrom ist die Art und Weise, wie sich manche Opfer verstecken. In Ecken. Unter Tischen. Und wenn sie das tun, kippen sie häufig Möbel um oder entleeren den Inhalt von Schubladen und Regalen über sich selbst.

Die Mordkommission reagierte skeptisch. Der Kommissar bestand darauf, dass ich bei der Obduktion Beweise für einen Mord finden würde, und tatsächlich wusste ich, dass es nicht leicht sein würde, meine Theorie zu beweisen. Unterkühlung ist nach Eintritt des Todes mitunter schwer in einem Körper zu diagnostizieren, denn vor Kälte zu sterben und das Abkühlen nach dem Tod können ähnliche Erscheinungsbilder aufweisen. Manchmal gibt es verräterische äußere Anzeichen, wie rosabraune Hautverfärbungen bei hellhäutigen Menschen um die Knie und Ellenbogen herum. Die entscheidende diagnostische Entdeckung ist dabei das Vorhandensein zahlreicher kleiner dunkler Geschwüre in der Magenschleimhaut. In diesem Fall entdeckte ich zu meiner Erleichterung beides. Der Tod war mit Sicherheit durch Unterkühlung verursacht worden. Ich war froh, dass ich meine Theorie bestätigen konnte, aber seltsam bestürzt über die Wahrheit. Die alte Dame, die allein gelebt hatte und allein gestorben war, kam mir vor wie das Zerrbild meiner Großmutter und meiner Tanten und deren Freundinnen, lauter Frauen, die im Norden von England allein lebten. Wenn ich als Kind meine Ferien dort verbrachte, war mir die Welt alleinstehender älterer Damen wie der Teil einer festen Struktur von Freundschaft, Familie, Gemeinschaft und Unterstützung vorgekommen. Wenn sie allein nicht länger zurechtkamen, wurden sie in den eigenen vier Wänden betreut und blieben ein Teil der Gemeinschaft. Aber die verstorbene Frau hatte allein gelebt, ohne eine solche Struktur. Sie war letztlich an Vernachlässigung gestorben. Vielleicht Selbstvernachlässigung, dennoch hatte es an Fürsorge gemangelt – seitens der Freunde, der Familie oder der Gemeinde –, wodurch sich dies hier erst ereignen konnte. Den Fotos auf der Kommode nach zu urteilen war sie jemandes Mutter, Tante oder Großmutter. Wo war derjenige? Wo waren die Verwandten, die sich anscheinend nicht um sie kümmerten? Würde es sie jetzt bekümmern, da sie tot war?

Ich fand es schwer, mit den Gefühlen von Hinterbliebenen umzugehen, aber nun wünschte ich mir zum ersten Mal, ich würde auf Angehörige treffen. Ich wollte den Kindern dieser Frau genau erklären, wie ihre Mutter gestorben war. Aber niemand machte Anstalten, Kontakt mit mir aufzunehmen. Sie tauchten auch nicht in der Leichenhalle auf. Nachdem er weitere Informationen über die Tote zusammengetragen hatte, stufte der Coroner ihr Ableben als Unfalltod ein und akzeptierte meine Todesursache: durch Demenz herbeigeführte Unterkühlung. Beim Verlesen des Urteils waren nur ich, ein junger Police Officer und der Coroner im Gericht. Was für ein trauriges und einsames Ende eines Lebens!

***

Als ich das nächste Mal Angehörigen gegenübertreten musste, scheute ich mich zwar davor, erinnerte mich jedoch, dass es immer noch besser war, mit deren Gefühlen umzugehen, als über die grausame Einsamkeit jener nachzudenken, um die sich niemand kümmerte. Was mich die Scheu nicht gänzlich ablegen ließ. Beim Gedanken an die Angehörigen verspürte ich eine Art Übelkeit und überlegte sogar, krankheitsbedingt abzusagen. Aber es gab natürlich kein Entkommen. Ich musste mich mit dem Schmerz ihres Verlustes auseinandersetzen. Was, wie ich mir mittlerweile eingestand, bedeutete, den Nachklang meines eigenen, lange unterdrückten Schmerzes anzuerkennen.

Dieser Fall war schwierig. Das Leid der Familie war besonders groß, denn ihre ältere Tochter war eines Morgens in das Zimmer ihrer 15-jährigen Schwester gegangen und hatte diese tot aufgefunden. Aus scheinbar unersichtlichem Grund war das Mädchen in der Nacht verstorben. Alannah war eine begeisterte Balletttänzerin gewesen, liebenswert und mit einem hübschen Gesicht. Ihre Eltern und Geschwister waren bestürzt, geschockt, am Boden zerstört, und ihr Hausarzt oder vielleicht auch der Coroners Officer hatte einen Termin mit mir vereinbart, damit ich mit ihnen darüber sprechen konnte.

Ich traf sie im Raum für die Angehörigen im Leichenschauhaus. Der Raum war in gedeckten Farben gehalten. Das Licht war gedämpft und die Wände schallisoliert, um das Geräusch der Rollwagen und des unangebrachten Pfeifens der Mitarbeiter auszublenden. Als engagierter junger Rechtsmediziner, der gerade eine Vorlesung gehalten hatte und kurzfristig eingeteilt worden war, eine weitere Obduktion durchzuführen, bevor ich nach Hause zu meinen Kindern fahren durfte, eilte ich hinein. Als ich die Tür öffnete, fragte ich mich, wie lange sich das Ganze hinziehen würde.

Vor mir saß die gesamte Familie, unter Schock. Die Mutter der Verstorbenen. Der Vater. Ihr Bruder. Ihre Schwester. Die schiere physische Anwesenheit ihrer Trauer brachte mein eigenes Leben abrupt zum Stillstand. *Die Uhren stoppt,* heißt es im Gedicht »Funeral Blues« von W. H. Auden.

Ich wollte unbedingt nett zu ihnen sein, öffnete den Mund, um etwas zu sagen, und schloss ihn wieder. Ihr Leid war unerträglich. Ich spürte, wie es in mich hineinkroch, mich umfing wie unauslöschliche Farbe. Welchen Trost konnte ich bieten, was sollte ich sagen? Der Bruder schluchzte. Die Schwester hielt den Kopf in den Händen geborgen. Dem Vater liefen Tränen über die Wangen. Plötzlich verspürte ich das Bedürfnis, mit ihnen zu weinen. Dabei weine ich nie, nicht seit dem Tod meiner Mutter – oder vielleicht habe ich nicht einmal damals geweint. Ich kann mich nicht erinnern, als Teenager oder Erwachsener je geweint zu haben. Und ich habe nie angesichts der Grausamkeit und Trauer geweint, mit der ich ständig in meinem Berufsalltag konfrontiert war. Fragen Sie ruhig meine Frau. Ich weine nicht. Aber jetzt wollte ich weinen. Als müsste ich die Tränen eines anderen sehen, um meine eigenen zu entfesseln.

Abgesehen davon natürlich, dass die Professionalität von mir erforderte, das nicht zu tun.

Sie warteten geduldig, bis ich in der Lage war, murmelnd mein Beileid auszusprechen. Es folgte eine unerträgliche Stille.

Schließlich sagte jemand etwas. Eigentlich sollte ich das sein, aber es war die Mutter des verstorbenen Mädchens, eine Frau, deren Gesicht ihre Verzweiflung verriet, die aber dennoch Haltung bewahrte.

»Geht es Ihnen gut, Doktor?«, fragte sie. Ihre Stimme, getränkt von Trauer, war nett und großmütig. Großmütig, weil *sie* diejenige war, die *mich* mit etwas wie Mitleid ansah.

Ich versicherte ihr, zittrig, dass alles in Ordnung sei.

»Haben Sie … haben Sie irgendeine Erklärung für Alannahs Tod?«, fragte sie.

Natürlich! Das war hier meine Aufgabe. Sie hatte mich daran erinnert. Sie brauchten mich nicht, um ihre Trauer zu teilen. Sie brauchten nicht meine Tränen für die hübsche Tochter, die ihnen genommen worden war.

Ich übernahm wieder meine professionelle Rolle. Ich hatte Informationen über ihre Tochter, die sie nicht hatten, darüber, wie ihr Körper funktioniert hatte, was in jener schrecklichen Nacht passiert war. Das tote Mädchen hatte faktisch zu mir gesprochen. Körper tun das. Eine Untersuchung verrät mir so viel über den Lebensstil des Verstorbenen, vielleicht sogar dessen Persönlichkeit, aber vor allem über dessen Tod. Bei Mord kann das, was der Verstorbene mir sagt, wenn ich gut aufmerksam zuhöre, den Täter zur Strecke zu bringen. Im Fall von Alannahs Tod konnte ich ihre Familie mit dem trösten, was ich herausgefunden hatte.

Dies war ganz sicher nicht meine erste Begegnung mit Angehörigen, aber erst hier verstand ich das Offensichtliche. Familien, die um ein Treffen mit dem Rechtsmediziner bitten, wollen nur eines. Die Wahrheit.

Alannah litt an Epilepsie und hatte die entsprechende Arznei verordnet bekommen. Ich erklärte ihnen, dass man, wie erwartet, mittels der toxikologischen Untersuchung keine anderen Medikamente, Drogen oder Alkohol in ihrem Blut nachweisen konnte. Zudem konnte festgestellt werden, dass sie die korrekte Dosis der Arznei eingenommen hatte. Nicht überdosiert, die Einnahme nicht vergessen. Und sie war auch nicht während eines Anfalls unter der Bettdecke erstickt.

Die äußere Leichenschau hatte keinerlei Hinweise auf einen Kampf oder Anzeichen einer anderen Einwirkung auf ihren Körper erbracht. Die innere Leichenschau bestätigte, dass sie kein angeborenes Herzproblem hatte oder andere offensichtliche Todesursachen vorlagen. Und es gab keinen Hinweis darauf, dass Alannah während oder nach einem Anfall in jener Nacht verstorben war.

»Wieso dann? Wieso?«, schluchzte der Vater.

Ich erkundigte mich nach Alannahs Krankengeschichte. Natürlich hatte ich diese gelesen, wollte aber sichergehen, dass nichts vergessen worden war. Nachdem die Eltern mit ihrem Bericht fertig waren, wusste ich, dass, bedingt durch den Mangel anderer Erklärungen, Epilepsie die Todesursache sein musste. Heute weiß man vom plötzlichen, unerwarteten Tod von Epilepsie-Patienten. Wir wissen, dass er ohne Vorwarnung jene ereilen kann, die an Epilepsie leiden, für gewöhnlich nachts und nicht zwangsläufig nach einem Anfall. Wir können immer noch nicht genau sagen, wie und warum es dazu kommt – aber damals hatten wir noch weniger Anhaltspunkte.

Ich konnte der Familie also diese Ursache nennen, aber keine detaillierte Erklärung der exakten Mechanismen von Alannahs Tod liefern. Möglicherweise war eine fehlerhafte elektrische Verdrahtung im Gehirn, eine elektrische Entladung oder eine kurzzeitige Entladung von Neuronen der Grund dafür, dass das Herz zu schlagen aufhörte. Diese Todesart ist ein Mysterium. Die Familie akzeptierte meine Erklärung, aber es waren andere Dinge, die sie hören wollte.

Sie wollten, dass ich ihnen versicherte: »Es war nicht Ihre Schuld. Sie hat die richtigen Medikamente in der richtigen Dosierung genommen.« Das war die Wahrheit. Also sagte ich es.

Sie wollten, dass ich sagte: »Sie ist nicht tot, weil sie des Nachts nicht gehört haben, wie sie nach Ihnen gerufen hat. Es ist sehr unwahrscheinlich, dass Alannah gerufen hat. Aber *wenn* sie es getan hätte, und *wenn* Sie es gehört hätten und zu ihr geeilt wären, *dann hätten Sie dennoch nichts tun können.*« Dieser Satz ist für viele Hinterbliebene unheimlich wichtig. Zu den normalen Phasen des Trauerns gehört das Schuldgefühl. *Sie hätten nichts tun können,* löscht dieses Gefühl nicht wie durch Zauberhand aus, kann jedoch helfen, schneller darüber hinwegzukommen. Hoffentlich.

Also gab ich ihnen genau das, was sie wollten. Die Wahrheit, wie ich sie sah. Unverschleiert von Phrasen, die ihnen irgendetwas ersparen sollten. Schön in ihrer Einfachheit. Ungefiltert durch die Brutalität und Gewalt des Gefühls, das der Tod hervorruft. Mir zu gestatten, mich in ihre Gefühle einzubeziehen, hatte der Wahrheit eine komplizierte Note hinzugefügt, die niemandem nützte. Ich nahm mir fest vor, dies nie wieder zuzulassen.

Ich sah, dass Alannahs Schwester eine entspanntere Körperhaltung annahm. Der Bruder hörte auf zu schluchzen. Der Vater trocknete seine Tränen. Nicht für lange, vielleicht. Aber irgendwie schien die Wahrheit ihnen zu helfen.

Dieses Gespräch veränderte die Art und Weise, wie ich mit Angehörigen umging, und nahm mir bis zu einem gewissen Grad das Grauen vor dieser Begegnung. Ich hörte auf, die Hinterbliebenen vor ihrem Kummer bewahren zu wollen, und versuchte stattdessen, so nett und einfühlsam wie möglich die Wahrheit zu übermitteln, während ich akzeptierte, dass die Wahrheit nicht immer einfach und eindeutig ist. Denn je nach Perspektive kann die Wahrheit unterschiedlich aussehen – was bedeutet, dass manche Familien sagen, sie wollen die Wahrheit, und sich dann schlichtweg weigern, sie zu glauben, wenn sie nicht zu ihren Erwartungen und vorgefassten Meinungen passt.

Bei dieser Familie war das nicht der Fall. Aber sie hatte weitere Fragen, und diese Fragen wurden mir seither sehr oft von vielen Familien gestellt.

Der Bruder fragte beinahe flüsternd: »Wie ist es zu sterben?«

Meine Antwort: Ich weiß es nicht.

Ich kann sagen, dass der Tod selbst unter den grausamsten Umständen letztlich eine Erfahrung absoluter Entspannung und Erlösung ist. Deshalb bin ich – ohne wissenschaftliche Beweise und allein basierend auf meinen Instinkten und meiner Erfahrung beim Sterben von Menschen in den Unfallambulanzen und auf den Krankenhausstationen – zu der Überzeugung gelangt, dass sie, obwohl die wenigsten Menschen sterben wollen, in dem Moment, wenn es passiert, den Tod vermutlich als angenehm empfinden.

Als ich das sagte, platzte die überlebende Tochter, die ihre Schwester tot aufgefunden hatte, mit den Worten heraus: »Sie wirkte so friedlich! Als würde sie etwas Schönes träumen!«

Diesen Satz habe ich oft gehört: »Er oder sie wirkte so friedlich. Die ruhige Gelassenheit ist meiner Meinung nach einfach eine Folge dessen, dass sich die Gesichtsmuskeln nach dem Tod völlig entspannen. In Anbetracht des Trostes, den dieser friedvolle Anblick den Lebenden bringen kann, ist dies eine Wahrheit, die ich sparsam verteile, aber wenn ich gefragt werde, bleibe ich bei meiner Politik der Wahrheit. Die Schwester des toten Mädchens hatte jedoch keine Frage gestellt, sondern eine Beobachtung gemacht. Popes Verse kamen mir in den Sinn, die mein Vater mir zu Schulzeiten gegeben hatte:

Der Wahrheit immer treu geblieben;
Sie kann, zu rau gesagt, mehr Arges oft verüben;
Als nimmer noch ein kleiner Irrtum tat.

Der Tod mag eine angenehme Erlösung sein, aber was unmittelbar davor geschieht, kann schrecklich sein. Der Vater des toten Mädchens stellte nun mit heiserer Stimme die klassische Frage: »Hat Alannah, gelitten, Doktor? Ich hoffe, sie hat nicht lange gelitten.«

Rechtsmedizinern wird diese Frage oft gestellt. Und bei der Beantwortung können die Fakten in eine Grauzone abdriften, um den Hinterbliebenen Trost zu spenden.

Viele entscheiden sich dafür, den Verwandten jener, die einen gewaltsamen Tod gestorben sind, zu sagen, dass der Betroffene schnell das Bewusstsein verloren habe und dann friedlich gestorben sei. Selbst wenn sie nicht sicher sind, dass es so war. Tatsächlich ist es äußerst schwierig einzuschätzen, wie sehr oder wie lange ein Körper Leid erträgt, bevor er stirbt. Ich kann Verletzungen und Krankheiten untersuchen und das Ausmaß der davon verursachten Schmerzen schätzen. Und ich kann schätzen, wie lange der Tod unter diesen Umständen gedauert haben mag. Aber der Körper selbst gibt selten eindeutige Hinweise auf die Geschwindigkeit des Todes.

Es ist ein Gerücht, dass das Vorhandensein von viel Flüssigkeit in der Lunge – ein Lungenödem – ein Indikator für einen langsamen Tod sei. Dieses Ödem ist bei den meisten Menschen ein üblicher Bestandteil des Sterbeprozesses: Wenn das Herz zunehmend weniger effizient schlägt, führt das dazu, dass Flüssigkeit aus den Blutgefäßen tritt und die Lunge füllt. Weisen also Menschen, denen der Kopf abgeschlagen wird, kein Lungenödem auf, weil der Tod so schnell eintritt? Das Gegenteil trifft zu: Viel Flüssigkeit in der Lunge weist nicht zwangsläufig auf einen qualvoll langsamen Tod hin.

Aber wie soll man dann die Fragen der Familien bezüglich Leiden und Schnelligkeit des Todeseintritts beantworten? Ich beschloss, einem Gefühl zu folgen, das ich im Obduktionssaal zur Technik entwickelt hatte: Wissen anbieten, um schmerzhafte Gefühle zu lindern.

Ich sagte: »Die meisten Menschen haben eine falsche Vorstellung vom Tod. Sie betrachten ihn als plötzliches Ereignis. Sie denken, dass Ihre Tochter in dem einen Moment am Leben war. Und im nächsten … ist sie von Ihnen gegangen. Aber so ist der Tod nicht. Menschen werden nur in einem Moment ausgeschaltet, wie das Licht, wenn sie bei einer Kernwaffenexplosion weggesprengt werden. In allen anderen Fällen ist der Tod ein Prozess.«

Der Tod ist ein Prozess. Mittlerweile habe ich diese Formulierung so oft verwendet. Während dieses Prozesses schaltet sich jeder Körpervorgang in einem anderen Tempo ab, entsprechend dem Stoffwechsel seiner Zellen.

Und das stößt wiederum weitere Prozesse an, die schließlich zur Verwesung und natürlichen Entsorgung des Körpers führen. Staub zu Staub.

Der simple Prozess des Sterbens, den viele von uns am Krankenbett kennen, dauert möglicherweise nur Sekunden – oder sogar Minuten. Technisch gesehen dauert er Stunden, da der Körper Zelle für Zelle stirbt. Einige Zellen der Haut und Knochen können noch einen ganzen Tag »am Leben« bleiben. Sie fahren fort, ohne Sauerstoff zu verstoffwechseln, bis ihre Reserven erschöpft sind. Tatsächlich können diese Zellen entfernt und ein paar Tage lang im Labor kultiviert werden, nachdem der Körper als tot bescheinigt wurde.

Für ein paar Stunden kann hin und wieder das Herz noch schlagen und die Verdauung weiterfunktionieren. Weiße Blutzellen können sich bis zu zwölf Stunden lang unabhängig bewegen. Muskeln können zucken. Aber das ist kein Leben. Es kann Ausatmung geben. Aber das ist kein Atmen.

Mittels verschiedener Definitionen versucht man, den Tod zu erklären, aber jede Definition ist ein Kampf in moralischer und wissenschaftlicher Hinsicht. Wenn das Individuum nicht mehr mit der Umgebung kommunizieren oder bewusst interagieren wird, wenn es irreversibel bewusstlos und der Welt und seiner selbst nicht mehr bewusst ist – das ist der Tod. Natürlich kann man damit auch jemanden im Tiefschlaf oder in der Narkose definieren – beides ist reversibel. Es kann auch jemanden im Koma oder dauerhaftem Wachkoma beschreiben. Aber diese Menschen haben einen Herzschlag oder zeigen zumindest gewisse Hirnstromaktivität – das ist nicht der Tod.

Wenn es keinen Herzschlag gibt, keine Atmung und das EEG eine flache Linie zeigt, spricht man von Totsein. Gelegentlich haben Menschen mir berichtet, dass sie den genauen Moment kannten, in dem ein Angehöriger starb, während sie an dessen Krankenbett saßen. Aber sie liegen fast immer falsch. Sie beziehen sich darauf, dass Atmung und Herzschlag zum Stillstand kommen. Sie haben den somatischen Tod beobachtet. Der zellulare Tod dauert länger.

Die leidtragenden Angehörigen lauschten meinen Ausführungen, ohne zu schluchzen. Es herrschte Schweigen, während sie versuchten, die Informationen, die ich ihnen gegeben hatte, mit ihrer eigenen tragischen Erfahrung zu verknüpfen.

»Ich kann Ihnen nicht sagen, wie lange sich Alannahs Tod hingezogen hat. Aber die Anhaltspunkte verweisen darauf, dass ein plötzlicher, unerklärlicher Tod infolge von Epilepsie schnell erfolgt. Ich kann Ihnen nicht sagen, wie lange sie gelitten hat, aber es gibt keine körperlichen Hinweise darauf, dass sie überhaupt gelitten hat.«

»Ist sie möglicherweise gar nicht aufgewacht? Hat sie vielleicht gar nicht mitbekommen, dass sie stirbt?«, fragte der Vater hoffnungsvoll.

Die Versuchung, dem mit ganzem Herzen zuzustimmen, war groß. Aber das hätte nicht gänzlich der Wahrheit entsprochen.

»Wir werden nie genau wissen, was Alannah erlebt hat. Ich kann nur sagen, dass es keine Hinweise auf Schmerzen gibt, und wiederholen, dass der Tod ein Prozess ist, durch den das Leben allmählich eingehüllt und beiseitegelegt wird. Und dass ich glaube, dass es sich dabei um einen angenehmen Prozess handelt.«

Die Familie wirkte, als könne sie den Raum ruhig und entspannt verlassen, aber dann sagte der Vater zu meiner Überraschung: »Es ist wirklich hilfreich, das alles zu hören. Aber … ich kann einfach nicht die Vorstellung ertragen, dass Sie meine Tochter in Stücke geschnitten haben.«

In dem Moment brach die Mutter, die bisher so stark und gefasst gewirkt hatte, in Tränen aus.

»Wir hätten sie so gern ein letztes Mal gesehen. Aber wir können nicht! Weil Sie sie aufgeschnitten haben!«

Der Sohn schluckte. Die überlebende Schwester verzog ihr Gesicht. Der Vater begann erneut zu weinen.

Bis dahin war mir nie in den Sinn gekommen, dass ich die dunkle Gestalt des Todes sein könnte, die wie ein Halloween-Monster ihre geliebte Tochter »aufgeschnitten« hat. Und es war das erste Mal, dass ich mit der irrigen Annahme konfrontiert wurde, dass wir Rechtsmediziner wunderschöne Leichen in Hackfleisch verwandelten. Seither bin ich dieser Auffassung jedoch oft begegnet.

Viele Menschen – und ich bedaure sagen zu müssen, dass dazu Officers und oft sogar Coroners' Officers gehören (die es wirklich besser wissen sollten) – raten Angehörigen, die den Körper eines verstorbenen Angehörigen nach der Obduktion sehen wollen, davon ab. Wegen dem, »was der Rechtsmediziner getan hat«. Menschen, die die Vorstellung einer Obduktion nicht ertragen können, sogar jene, die theoretisch von Berufs wegen damit umgehen können müssten, aber noch nie einer Obduktion beigewohnt haben, sollten ihre eigenen Gefühle nicht den Angehörigen aufbürden. Zweifellos wollen sie nur helfen. Stattdessen können sie jedoch jenen tiefe und lang anhaltende Wunden zufügen, die sich ein letztes Mal verabschieden möchten und wollen.

Als Folge dieser falschen Vorstellungen lehnen leider viele Angehörige eine Obduktion des beziehungsweise der Verstorbenen ab. Natürlich haben sie nicht immer die Wahl: Bei einem plötzlichen Tod, sei er auf natürliche Weise oder infolge eines Unfalls eingetreten, nimmt sich gewöhnlich die Staatsanwaltschaft des Falls an, und wenn Verdacht auf Mord besteht, wird der Coroner eine Obduktion verlangen. Man darf auch nicht vergessen, dass in vielen Fällen ein Angehöriger der Täter sein kann – und es tatsächlich oft auch ist.

Das allgemeine Entsetzen bezüglich Obduktionen wurde mir erst richtig klar, als ich die Aussage einer Mutter las, die erfahren hatte, dass ihr Sohn ohne ihr Wissen obduziert worden war. Da er das Opfer einer Katastrophe war, hatte sie angenommen, die Todesursache sei offensichtlich:

> Meiner Auffassung nach war es falsch, jedwede unnötigen invasiven Eingriffe vorzunehmen, die diesen Körper verunstalteten und jeglichen Respekt ihm und den emotionalen und religiösen Bedürfnissen meiner Familie gegenüber vermissen ließen. Für mich war er immer noch mein Sohn, und jede unnötige Verstümmelung seines Körpers war ein unverzeihlicher Eingriff.

Ich kann verstehen, dass es schwer, sogar sehr schwer ist, die Endgültigkeit des Todes zu akzeptieren. Zu verstehen, dass der Sohn, der am Vortag noch gedacht, gefühlt und sich bewegt hat, es heute nicht mehr tut. Zu verstehen, dass er gestern qualvolle Schmerzen empfunden hätte, wenn ich mein Messer in seinen Körper geschoben hätte, er es aber jetzt gar nicht mehr spüren kann. Und am schwierigsten ist vermutlich zu erkennen, dass dieses Messer kein Eindringen ist, sondern ein Akt des Respekts und, ja, vielleicht der Liebe.

Im Folgenden die Worte des Kronanwalts, der die Gruppe wütender Hinterbliebener vertrat, zu denen auch die Mutter gehörte, die ich gerade zitiert habe:

> Die Sorgfalt, mit der unsere Toten behandelt werden, ist ein Zeichen dafür, wie zivilisiert unsere Gesellschaft ist. Vieles ereignet sich aus verständlichen Gründen hinter verschlossenen Türen. Aus diesem Grund liegt eine besondere Verantwortung bei jenen, die mit dieser Arbeit betraut sind, und bei den Behörden, die sie überwachen, um sicherzustellen, dass die Körper der Toten mit der größtmöglichen Sorgfalt und mit Respekt behandelt werden. Das ist es, was die Hinterbliebenen erwarten dürfen und die Gesellschaft insgesamt verlangt.

Wer könnte dem nicht zustimmen? Abgesehen davon, dass der Kronanwalt Angehörige vertrat, die wütend darüber waren, dass ihre Verblichenen obduziert worden waren.

Für mich bringen diese Worte auf den Punkt, warum Obduktionen so wichtig sind. Wenn ich eine Obduktion durchführe, bin ich gründlich, effizient und lasse den Toten nicht nur größtmögliche Fürsorge und Respekt angedeihen, sondern auch Liebe für meine Mitmenschen. Ich ermittle die genaue Todesursache, und für meine Arbeit als getarnter Metzger angesehen zu werden, ist sehr bedauerlich. Ich hoffe ehrlich, dass jene, mit denen ich persönlich gesprochen habe, oder die meine Aussage vor Gericht über den Tod ihres Angehörigen hörten, zu schätzen wissen, dass ich meine Arbeit mit großer Sorgfalt ausführte. Und, wie ich glaube, mit Liebe zur Menschheit.

Äußerst behutsam versuchte ich, Alannahs schluchzender Familie zu erklären, dass ihr Körper bei der Obduktion nicht brutal verunstaltet, sondern respektvoll untersucht worden war – um ihretwillen, für Alannah und zum Wohl der Gesellschaft. Die Welt zuckt nicht mit den Schultern und sagt: »Nun ja, da ist wieder ein 15-jähriges Mädchen von uns gegangen.« Sie verlangt nach der Wahrheit.

Ich versicherte ihnen, dass ihr Körper nach der Untersuchung von meinen Kollegen mit Hochachtung und wunderschön wieder hergerichtet worden sei – wie es mit allen Leichen geschieht. Leichenbestatter sind zu Recht stolz auf ihre Fähigkeiten. Alannahs Familie sollte sich nicht davor fürchten, sie noch einmal zu sehen. Tatsächlich mussten sie es sogar. Die Leiche eines geliebten Menschen zu sehen ist eine Art, sich zu verabschieden, anzuerkennen, dass der Tod endgültig ist und zum Leben gehört.

Ich arrangierte sofort, dass sie Alannah noch einmal sehen konnten. Beim Hinausgehen dankten sie mir leise. Ich wusste, wie lang und hart der Weg der Trauer war, der noch vor ihnen lag. Vielleicht hatte ich dazu beigetragen, für sie ein paar Schritte auf diesem Weg leichter zu machen. Aus unterschiedlichen Gründen hat keiner von uns diese Begegnung mit Alannahs trauernder Familie je vergessen.

Natürlich kann ich nicht für all die Zehntausende Trauer empfinden, die ich obduziert habe. Ich verspüre keine Trauer, wenn ich einen Körper aufschneide. Ich spüre sie, wenn ich andere wegen des Verlusts leiden sehe, sei es in dem kontrollierten Forum des Gerichts oder – informeller – im Leichenschauhaus oder Besucherraum. Seit dem Gespräch, das ich mit Alannahs Angehörigen führte, bin ich zu der Überzeugung gelangt, dass die Kontakte zwischen den Rechtsmedizinern und den Angehörigen sehr viel öfter zustande kommen sollten. Die bloße Stichhaltigkeit und Sicherheit von Informationen kann nicht nur Klarheit, sondern auch Unterstützung und Erleichterung bieten und eine solide Basis sein, von der aus Angehörige schließlich wieder nach vorne schauen können.

Für mich selbst würde ich sagen, dass ich ein ganzes Berufsleben damit verbracht habe, den Schmerz der Angehörigen zu verstehen und zu respektieren – und gleichzeitig zu versuchen, ihn nicht zu verinnerlichen. Analytisch denkende Leser werden mittlerweile mein Zögern, Angehörige zu treffen, mit dem frühen Tod meiner Mutter in Verbindung bringen. Und angesichts meiner zunehmenden Bereitschaft, mich mit der Trauer anderer zu befassen, werden sie sagen: »Aha! Er konnte es sich selbst nicht gestatten, die große Trauer über den eigenen Verlust auszuleben! Also durchlebt er sie immer wieder in kleinen Portionen durch die Trauer anderer. Und nach dem Zusammentreffen mit trauernden Angehörigen kann er sie überwinden!«

Ich gebe zu, dass an dieser Theorie vermutlich etwas Wahres dran ist.

16

Obwohl ich meiner Arbeit mit Respekt und einem Gefühl der Liebe zur Menschheit nachgehe, übe ich sie mit wissenschaftlicher Distanziertheit. Nach ein paar Jahren Berufstätigkeit glaubte ich, dass es mir gelungen sei, diese Distanz an der Schwelle zu unserem Haus abzulegen. Darum war ich ein wenig enttäuscht über Jens Andeutungen, dass ich auch innerhalb des Familienlebens so agierte, dass der gut gelaunte, liebevolle Ehemann, der ich zu sein vermeinte, als mürrischer, ständig beschäftigter Workaholic daherkam.

Ich? Ganz bestimmt nicht. Und dann wurde ich dabei ertappt, wie ich den Sonntagsbraten mit unterschiedlichen Messern aus verschiedenen Winkeln anstach, während ich darauf wartete, dass sich der Ofen aufheizte. Na und? Ich war davon überzeugt, die exakte Größe und Form eines Messers anhand der davon verursachten Verletzungen schätzen zu können, und kein Fleisch war dem menschlichen so ähnlich wie ein schönes Stück Rinderbraten. Ich wäre dumm, wenn ich nicht ein paar Experimente durchführen würde, während ich darauf wartete, das Fleisch in den Backofen schieben zu können. Oder?

»Du meinst also, Daddy, dass du so getan hast, als wäre unser Mittagessen ein *Mensch*?«, fragte Anna und legte ihr Messer und ihre Gabel zurück auf den Tisch. »Ein Mensch, der *ermordet* wurde?«

»Sei nicht albern, das ist offenkundig kein menschliches Wesen«, sagte ich und schob mir genüsslich ein Stück Braten in den Mund.

»In meinem Stück sind ganz viele Einstiche«, sagte Chris. »Sieh doch!«

Von dem anderen männlichen Wesen in der Familie hätte ich mehr Loyalität erwartet. Über den Braten hinweg warf ich ihm einen finsteren Blick zu. Aber es war zu spät. Mittlerweile hatten alle ihr Besteck wieder auf den Tisch gelegt.

Unser Leben war extrem hektisch. An den meisten Abenden versuchte ich, rechtzeitig von der Arbeit nach Hause zu kommen, um die Kinder von der Nanny zu übernehmen und das Abendessen zu kochen. Jen arbeitete mittlerweile als Assistenzärztin. Das Abstimmen unserer Zeitpläne konnten wir vergessen, es ging nur noch darum, irgendwie durch die Woche zu kommen.

Und dann, als wir eines Tages ausgegangen waren, brannte unser Haus ab. Nicht völlig, aber so, dass wir ausziehen mussten. Das Feuer war entweder durch einen Kurzschluss oder einen wütenden Straftäter ausgelöst worden, gegen den ich ausgesagt hatte (was die Polizei vermutete) – oder es war meine Schuld. Wir fanden es nie heraus, aber Jen neigte dazu, die letzte der drei Möglichkeiten vorzuziehen.

Wir wohnten bei Freunden, mieteten Unterkünfte, zerbrachen uns den Kopf, ob wir das Haus als niedergebrannte Hülse verkaufen und uns ein neues zulegen oder es renovieren und zurückkehren sollten. Ich versuchte, das Haus mit seinem intakten Gerüst und dem verkohlten, größtenteils nicht mehr vorhandenen Inventar nicht als Symbol für meine Ehe zu betrachten, aber selbst ich erkannte, dass die Schwierigkeiten und der Druck, in ständig wechselnden Behelfsunterkünften zu wohnen, unserer Ehe nicht gerade förderlich waren.

Was für eine Erleichterung, als die Ferien begannen! Kinder und Hunde wurden ins Auto verfrachtet, und wir fuhren langsam die Autobahn hinauf nach Norden. Zur Isle of Man, wo meine großzügigen Schwiegereltern uns mit Essen, Liebe, Partys, Strandtüchern, Nachmittagskuchen für die Kinder und Whisky Soda am Abend erwarteten. Austin und Maggie wurden langsam charmante Karikaturen ihrer selbst, er der gediegene Kolonialherr, sie mit ächzenden Schränken voller glamouröser Kleider und mit mehr Freunden, als in dieses Haus passten, vielleicht sogar auf diese Insel.

Jen und ich vereinbarten für die Ferien einen Waffenstillstand zwischen uns, und die Spannungen verpufften, da Jens liebe Eltern sich sehr darum bemühten, uns sämtliche Lasten abzunehmen. Ich wurde nur einmal dabei erwischt, wie ich in Maggies Küche Messer in ein Stück Braten schob, und Maggie war eher fasziniert als wütend. Dann, glücklich und gestärkt, mit sonnengebräunten, kichernden Kindern auf dem Rücksitz, Eimern voller Muscheln eingeklemmt zwischen Flip-Flops und wedelnden Hundeschwänzen, kehrten wir zurück nach London und unterschieden uns stark von den angespannten Erwachsenen, die von dort aufgebrochen waren.

Es dauerte zwei Tage, bis wir wieder in den alten Trott verfielen. Und noch bevor wir wieder viel beschäftigte Eltern und Ärzte waren, kehrten die Anspannungen zwischen uns zurück. Wir stritten nicht. Wir waren wütend, und wir schwiegen.

Ich wollte das vermutlich wiedergutmachen, ob die Wut oder das Schweigen weiß ich nicht mehr, als ich Jen ein neues Kleid kaufte und mit Opernkarten winkte. *Tosca.* Ich wusste, dass es ein Abend nach meinem Geschmack werden würde, denn ein Kollege hatte *Tosca* als »wunderbar forensische Oper beschrieben«.

Für unsere Verhältnisse war ein solcher Abend ziemlich sensationell, und wir freuten uns sehr darauf. Das einzige potenzielle Haar in der Suppe bestand darin, dass ich Rufbereitschaft hatte und mit niemandem tauschen konnte. Der Babysitter war bereits da, und wir waren im Schlafzimmer, um uns fertig zu machen, als das Telefon klingelte. Jen sah, wie ich ranging.

»Pam hier.« Die taffe, sachliche Organisatorin desorganisierter Rechtsmediziner. Das konnte nur eines bedeuten. Jen sah mein Gesicht, und ihre Augen verengten sich.

»Also«, sagte Pam, ihre übliche Einleitung zu jedem Gespräch. »Sie müssen zu einem Tatort. Schrecklicher Fall. Ganze Familie in ihren Betten erschossen, vermutlich letzte Nacht, wurden aber erst heute Nachmittag gefunden. Der Vater hat überlebt. Schwer verwundet, liegt jetzt im Krankenhaus.«

Das klang wie ein Fall, bei dem ich mich sofort auf den Weg machen sollte. Und mein Gesicht muss das verraten haben. Jen sah es und drehte mir den Rücken zu. Das hübsche neue Kleid hing noch auf dem Bügel. Statt es abzunehmen, öffnete sie traurig den Schrank und hängte es hinein.

»Wo?«, fragte ich Pam.

»Ich sage Ihnen wo, aber Sie werden nicht heute Abend hinfahren.«

Ich zog hörbar die Luft ein. Ich machte mich *immer* sofort auf den Weg.

»Sie haben Jen ein Kleid und die Karte gekauft, Sie können unmöglich den Opernbesuch absagen.«

Pam wusste immer alles.

»Aber …«

»Rennen Sie jetzt zu irgendeinem Mordfall, und sie wird nie wieder mit Ihnen sprechen! Es hat Zeit«

Das genügte, um jedem Rechtsmediziner Herzklopfen zu bescheren. Wir eilen deshalb so schnell wie möglich zu einem Tatort, abgesehen von der durch die Polizei vorgegebene Eile und das Bedürfnis der Angehörigen zu erfahren, was passiert ist, weil die frühen Prozesse des Körpers, wie das Abkühlen und die Leichenstarre, immer noch die genauesten Indikatoren für den Todeszeitpunkt sind.

Ich sagte: »Pam, ich denke, ich muss hin, weil …«

»Ich habe bereits Bescheid gesagt, dass Sie heute Abend nicht kommen. Und falls Sie sich Gedanken machen wegen des Todeszeitpunkts, lassen Sie das. Die Polizei weiß es bereits. Der Vater hat einen Abschiedsbrief hinterlassen, und die Nachbarn haben gegen 1 Uhr nachts Schüsse gehört. Jedenfalls passierte es vergangene Nacht, und die Polizei hat bereits den ganzen Nachmittag am Tatort gearbeitet. Bei drei Leichen und all dem anderen Zeug, das aufgenommen werden muss, brauchen die Sie nicht vor morgen.«

»Aber …«

»Die Toten gehen nirgendwohin, und der Ehemann ist im Krankenhaus, es besteht also kein Grund zur Eile.«

Es besteht immer Grund zur Eile!

»Fahren Sie einfach morgen früh um 8 Uhr dorthin. Es ist alles arrangiert.«

»Aber …«

»Dick, Sie wollen doch nicht mit mir streiten, oder?«

Nein. Niemand stritt mit Pam.

Wir gingen also in die Oper, Jen trug das neue Kleid, und es war ein wunderbarer Abend, abgesehen davon, dass die in ihren Betten erschossene Familie uns irgendwie nicht aus dem Sinn kam. Ich versuchte, nicht daran zu denken, aber es gelang mir nicht. Mit welcher Leiche sollte ich anfangen? Wie schlimm waren die Verletzungen des Vaters? Hatte er sie alle getötet und wollte sich anschließend selbst umbringen? Hatte er dann im letzten Moment gekniffen? Oder sich bei dem Schuss verschätzt? Oder gab es einen verrückten, maskierten Eindringling, der die Familie getötet und einen Abschiedsbrief geschrieben hatte – wobei sich dann die Frage stellte, warum er den Vater verschont hatte?

Ich war nicht sofort zum Tatort gefahren, aber für Jen war klar, dass ich es zu gern getan hätte und Pam mich davon abhielt. Jen blieb die ganze Zeit einsilbig. Wir kehrten nach Hause zurück und warteten, bis der Babysitter gegangen war. Und dann hatten wir Streit. Nun, Jen stritt. Angesichts ihres Zorns war ich sehr, sehr ruhig, wie ein kleines Säugetier, das sich in der Hecke verkriecht, bis der Raubvogel wegfliegt. Ich hatte es irgendwie geschafft, unseren wunderbaren Abend zu verderben.

»Ich halte das nicht aus«, sagte Jen. »Wenn du so ruhig und schlecht gelaunt mir gegenüber bist. Ich bin aufgebracht! Wieso tröstest du mich nicht?«

Ähm. Weil …

»Arbeitest du deshalb mit Toten, Dick …?«

Jetzt mal langsam.

»Weil die es nicht merken, wenn du ihnen gegenüber völlig gleichgültig bist?«

Touché!

Obwohl Jen dem frühen Tod meiner Mutter die Schuld daran gab, dass ich mich sofort zurückzog, wenn es schwierig wurde, vermutete ich, dass es eher mit den Wutausbrüchen meines Vaters zu tun hatte. Ich war völlig von ihm abhängig gewesen, und meistens erschuf er eine sichere, liebevolle Welt, die jedoch von Zeit zu Zeit durch seine Ausbrüche erschüttert wurde. Die langfristige Folge davon war, dass ich es mir so gut wie nie gestatte, den Deckel von dem in mir speienden Vulkan abzuheben. Natürlich bin ich manchmal wütend oder traurig oder enttäuscht. Aber statt es zu zeigen, hülle ich mich in Schweigen. Ich streite selten und schreie nie. Einmal habe ich es getan, etwa zu diesem Zeitpunkt oder etwas früher. Viele Jahre später sagte meine Tochter auf ihrer Hochzeit, dass sie nur ein einziges Mal erlebt habe, dass ich richtig wütend wurde (neuer Anzug, Kinder, Bad, Wasserpistole). Dafür schämte ich mich nicht. Tatsächlich war ich sogar froh, dass auch ich es schaffte, richtig wütend zu werden.

Unser romantischer Opernabend war nicht der Erfolg, den ich erhofft hatte. Also dachte ich, dass ich genauso gut sofort zum Tatort fahren könnte. Jens Gesicht verriet mir jedoch, dass das ein Scheidungsgrund wäre, also riss ich mich zusammen. Allerdings war ich am darauffolgenden Morgen, einem Samstag, bereits um 6:30 Uhr auf den Beinen und machte mich fertig, um zum Haus der ermordeten Familie zu fahren. Jen wachte nicht auf, oder zumindest schien es so.

***

Wie Pam mich angewiesen hatte, traf ich um 8 Uhr ein. Dies würde ein sehr langer Tag werden. Es waren viele Polizisten vor Ort, aber erstaunlich wenig Reporter. Vermutlich waren sie schon wieder abgezogen. Es gibt keinen Mord – schon gar keinen mehrfachen –, der so grausig ist, dass niemand darüber berichtet. Meiner Erfahrung nach ist für Journalisten »je schlimmer desto besser«. Sogar heute noch sorgen Jack the Rippers scheußliche Vergehen für Schlagzeilen. Nur die Details einiger Sexualmorde scheinen der Presse zu entgehen – wobei das vermutlich mehr mit dem Zurückhalten von Informationen als mit dem Anstand gegenüber den Hinterbliebenen zu tun hat.

Als ich das Haus der ermordeten Familie betrat, herrschte dort die Stille des Todes, die ich so gut kannte, obwohl überall Polizisten ihrer Arbeit nachgingen und Menschen miteinander sprachen. Was ich drinnen vorfand, war eine grausige Parodie der Familien im ganzen Land, die an einem normalen Samstagmorgen erwachten.

Alles war sehr ordentlich. Es herrschte nicht jenes Chaos, das den Tatort eines Mordes charakterisiert: keine leeren Bier- und Wodkaflaschen, keine versifften Teppiche, keine vergammelnden Küchen, keine blutbeschmierten Badezimmer. Dies war eine Familie, die gut kochte und aß und sich um einander kümmerte.

Das Zimmer der Teenager-Tochter war aufgeräumt und hübsch, die Hausaufgaben lagen erledigt neben die Schultasche. Die Kleidungsstücke ordentlich gefaltet. Das Mädchen lag in ihrem bunten Pyjama im Bett. Eine einzige Kugel war direkt durch ihren Kopf gegangen.

Im Zimmer nebenan lag ihr älterer Bruder auf dem Rücken, ein Einschussloch mitten auf der Stirn. Offenbar im Schlaf getötet. Es gab keine Anzeichen eines Kampfes.

Die Mutter, eine hübsche dunkelhaarige Frau, lag auf der rechten Seite des Ehebetts. Die Hände wie zum Gebet zusammengelegt unter der rechten

Wange. Friedlich. Die Kugel war durch ihre linke Schläfe eingedrungen, und ein Rinnsal getrockneten Blutes lief ihr Gesicht hinab.

»Es besteht kein Zweifel, es war der Vater«, sagte der Tatortermittler.

»Wie schlimm sind seine Verletzungen?«, fragte ich.

Der Officer war fast die ganze Nacht vor Ort gewesen. Sein Gesicht wirkte grau und verstört.

»So wie es aussieht, wird er nicht daran sterben.«

Ich fragte mich, ob der Vater sterben oder sich nur verletzen wollte. Bei den vorherigen drei Schüssen war er sicher gewesen. Hatte er sich selbst auch in den Kopf geschossen? Falls ja, dann ist es ziemlich schwierig, so zu schießen, dass man überlebt. Seltsam.

Ich fragte den Fotografen nach den Aufnahmen, die er gemacht hatte, und sagte ihm, welche ich darüber hinaus noch brauchte. Dann warf ich einen letzten Blick auf die Kinder und die Mutter und kam mit dem Coroners Officer überein, dass alle nun ins Leichenschauhaus abtransportiert werden konnten.

Sobald sie hinausgebracht worden waren, und weil jetzt nicht mehr nach weiteren Fingerabdrücken gesucht wurde, konnte ich herumlaufen und mir den Tatort genauer ansehen. Damals hatte noch niemand etwas von einer DNA-Analyse gehört, und die forensische Wissenschaft war längst nicht so fortgeschritten wie heutzutage. Deshalb bewegte man sich an Tatorten auf eine Weise, die man heute für schlimmer als nur sorglos halten würde. Wir achten immer darauf, nichts außer der Leiche zu berühren, denn wenn ein Fingerabdruck gefunden wird, der sich als einer des Rechtsmediziners entpuppt, müssen wir den Tatortermittlern eine Flasche Whisky kaufen.

Die Obduktionen der Familienangehörigen waren unkompliziert: Wir hatten drei gesunde Menschen, denen einmal in den Kopf geschossen worden war. Dennoch verfolgte mich dieser Fall. Das Haus mit seiner Stille, den ordentlichen Zimmern und mit den so gar nicht dorthin passenden Leichen. Diese Düsterkeit blieb an mir haften, und ich konnte sie nicht ablegen, als ich nach Hause kam und die Tür hinter mir schloss. Es war später Nachmittag, und die Kinder tobten durchs Haus. Ihr Anblick, lachend mit rosigen Wangen, so lebendig, machte mich geradezu schmerzhaft glücklich.

Ich ging direkt zu dem Tisch, an dem Jen über ihren Büchern gebeugt saß, legte die Arme um sie und entschuldigte mich dafür, dass ich so sehr von meiner Arbeit in Anspruch genommen war und zu Hause kühl und abwesend wirkte. Da ich wusste, dass nichts schlimmer sein konnte als der Tod der Familie, deren Leichen ich gerade untersucht hatte, flüsterte ich ihr das Versprechen ins Ohr, mich mehr anzustrengen, ein liebevoller, zugänglicher und gefühlvoller Ehemann zu sein.

***

Später erfuhr ich, dass sich der Vater, der seine Familie getötet hatte, nicht in den Kopf geschossen hatte. Seine Verletzungen waren nicht lebensbedrohlich. Sobald er aus dem Krankenhaus entlassen wurde, verlegte man ihn in die Psychiatrie. Ein Police Officer, den ich bei einem anderen Fall erneut traf, erzählte mir, dass es dem Anwalt des Vaters nicht schwergefallen sei, alle davon zu überzeugen, dass er geistig verwirrt sei und deshalb wegen verminderter Zurechnungsfähigkeit nur wegen Totschlag verurteilt wurde.

Auf Totschlag steht in der Regel eine geringere Strafe als auf Mord, und eine Verurteilung aus diesem Grund wird von den Verteidigern angestrebt. Und verminderte Zurechnungsfähigkeit bekam man damals meistens bescheinigt. Später verschärften die Gesetzesreformen von 2010 die Definition verminderter Zurechnungsfähigkeit, sodass diese jetzt nur noch bei anerkannter Krankheit zum Tragen kommt. Aber über viele Jahre vor diesen Reformen war das Plädieren auf verminderte Schuldfähigkeit stets eine Option für Anwälte und wurde, so befürchte ich, häufig auch missbraucht. In diesem speziellen Fall kam mir jedoch nicht in den Sinn, und offenbar auch sonst niemandem, dass der Vater etwas anderes als geisteskrank sein könne. Man musste schon völlig den Verstand verloren haben, um seine ganze Familie zu erschießen.

Ich nahm an, dass der Fall damit abgeschlossen sein würde, aber in der Forensischen Medizin haben die Fälle die Angewohnheit, wieder zum Leben zu erwachen – obwohl die Opfer tot sind. Einige Monate später wurde ich als Zeuge zur Gerichtsverhandlung des Vaters einbestellt. Ich staunte, dass er nicht wegen Totschlag, sondern wegen Mord angeklagt war. Der Police Officer flüsterte mir zu, dass der Vater in der Psychiatrie eine Beziehung zu einer anderen Insassin eingegangen war. Ihr hatte er anvertraut, dass er sich nur geisteskrank stellen würde, ihm in Wahrheit aber seine Familie auf die Nerven gegangen war. Er hatte sie schlichtweg deshalb erschossen, weil er sie leid war.

Sie meinen vielleicht, das sei ein klarer Beweise für eine psychische Störung, aber als die Geliebte ihre Informationen an die Behörden weitergab, führten diese sofort eingehende Verhöre durch, die dazu führten, dass der Mann als geistig gesund eingestuft wurde. Die Anklage wurde abgeändert in Mord. Der Vater wurde für schuldig befunden und bekam lebenslänglich. Die schreckliche Szenerie einer ausgelöschten Familie in einem so harmonisch wirkenden Haus basierte nicht auf Geisteskrankheit, sondern auf kaltblütigem, vorsätzlichem und geplantem Mord.

Seine Verhandlung erinnerte mich an meinen Entschluss, ein fürsorglicherer Ehemann zu sein. Ich glaube nicht, dass mir jemand – am wenigsten meine Kinder – je vorgeworfen hat, mich zu wenig um sie gekümmert zu haben. Ich machte sie morgens für die Schule fertig, und sobald ich von der Arbeit nach Hause kam, las ich ihnen vor, kochte Abendessen, half ihnen bei den Hausaufgaben, spielte mit ihnen und brachte sie ins Bett. Aber als Ehemann hatte ich definitiv nachgelassen.

Jen wollte einen engagierten, liebevollen Ehemann. Ich dachte, ich würde meine Liebe dadurch demonstrieren, dass ich während ihrer langen Ausbildung den Löwenanteil am Haushalt und der Kinderbetreuung übernahm. Als ich jedoch an den Vater dachte, der gerade ins Gefängnis gesteckt worden war, erkannte ich, dass er sich nach außen hin möglicherweise genauso gut um seine Familie gekümmert, aber insgeheim ihre Ermordung geplant hatte. Mir wurde klar, dass es durchaus möglich ist, auf perfekte Weise am Familienleben teilzunehmen und im Kopf jemand völlig anderer zu sein. Verhielt es sich mit mir genauso? Dachte ich zu viel an die Arbeit, während ich den guten Vater spielte? Beklagte sich Jen deshalb? Wollte sie im Grunde liebevollere Aufmerksamkeit?

Ich grübelte. Aber ich tat nichts. Unser Leben war wieder in der alltäglichen Routine erstarrt, die eine liebevolle Beziehung auszuschließen schien. Einer von uns war immer gerade auf dem Sprung, um zur Arbeit zu eilen. Und wenn wir beide zu Hause waren, dann erforderten tausenderlei Dinge unsere Aufmerksamkeit: die Kinder und ihre Hausaufgaben, Probleme im Job, Reparaturen am Haus …

Wie sollte in all das auch noch Liebe hineinpassen? Sollte ich in meinen Terminkalender schreiben: »Mitarbeiterbesprechung um 15 Uhr; Liebe um 19 Uhr?« Und was wurde von mir erwartet? Blumen mit nach Hause zu bringen? Kerzen beim Essen anzuzünden? Ich hätte gern andere Männer gefragt, wie sie es schafften, Wärme, Humor und Liebe zum Alltag ihrer Ehe hinzuzufügen, aber solche Gespräche wären in Arbeitskreisen nicht akzeptiert worden. Genau genommen waren sie unmöglich. Wir sprachen über Mord, nicht über Liebe. Und so beging ich weiterhin Fehler.

17

Schließlich kontaktierte mich die Staatsanwaltschaft wegen des Anthony Pearson Falls. Seine Freundin, Theresa Lazenby, war des Mordes angeklagt, und ihre Verhandlung stand kurz bevor.

Es gab eine Vorverhandlung (ein Luxus, den Simpson während seiner beruflichen Laufbahn genoss, der jedoch in meiner zunehmend verschwand). Zur Vorbereitung frischte ich meine Erinnerungen auf, indem ich die Notizen und Fotos zu dem Fall noch einmal durchging. Der Anklagevertreter hatte mir ebenfalls Material zugesandt, einschließlich Abschriften von Theresas Verhören durch die Polizei.

Als ich das las, erinnerte ich mich daran, wie schwer es den ermittelnden Beamten gefallen war, den strangulierten Leichnam mit dieser jungen Frau in Zusammenhang zu bringen. Wie schonend sie sich über sie geäußert hatten. Schon bald begann ich, den Grund zu verstehen.

In dem Verhör gab Theresa zu Protokoll, dass sie Anthony seit fünf Jahren kennen würde. Sie hatte von ihm eine vierjährige Tochter, die bei ihren Eltern lebte. Sie teilte ihre Zeit auf zwischen der Wohnung, die sie mit ihm bewohnte und in der sie in der Regel die Nächte verbrachte, und dem nahe gelegenen Haus ihrer Eltern, in dem sie sich tagsüber aufhielt.

Zum Zeitpunkt von Anthonys Tod waren ihre Eltern mit der Enkeltochter verreist. Sie beschrieb besagten Tag detailliert, und ich kann nur sagen, dass es ein ganz normaler Tag war, der auf äußerst ungewöhnliche Weise endete. Das Nebeneinander von beidem war geradezu surreal. Sie hatte eine Geburtstagskarte für eine Freundin gekauft und eine Fernsehsendung für ihre abwesende Familie aufgezeichnet, ihre Großmutter besucht, um sich nach dem Großvater zu erkundigen, dem es schlecht ging. Sie versuchte, sich erfolglos ein wenig Geld für einen Urlaub zu leihen, den sie mit Freundinnen auf Teneriffa geplant hatte. So weit, so normal.

Später traf sie Anthony im Pub. Er trank viel und war wütend, weil sie so früh auftauchte. Von ihrer geplanten Reise hielt er gar nichts (»Du

Schlampe!«) und verlangte Geld von ihr, erst für mehr Alkohol und dann für Haschisch.

Theresa lieh sich von ihrem gelegentlichen Chef hinter der Theke Geld für Anthony. Ein Abend mit viel Alkohol, Haschisch und Wut folgte. Theresa selbst trank lediglich ein kleines Bier und konsumierte kein Haschisch. Ihrer Beschreibung dieses Abends zufolge erwies sie sich als die besänftigende Freundin eines sehr launischen und schwierigen Mannes. Als sie mit einer unterwegs gekauften Pizza zu Hause ankamen, vermittelte ihre Aussage den Eindruck, dass er sich nicht mehr unter Kontrolle hatte:

> Ich gab ihm im Wohnzimmer seine Pizza, und er sagte, er hätte das Haschisch verloren, und ich sagte: Sei nicht albern. Ich fing an, seine Taschen zu durchsuchen, und er stieß mich gegen die Wand … er warf zwei gläserne Aschenbecher gegen die Wand … Und ich sagte: Immer musst du Sachen kaputt machen. Er sagte: Ja, das stimmt.
>
> Er ist einfach ausgeflippt und hat die Videos vom Kaminsims heruntergerissen, alles Mögliche durch die Gegend geworfen, hat geschrien und dann angefangen, den Plattenspieler auseinanderzunehmen, und ich ging zu ihm, um ihn festzuhalten, und bat ihn *(weinend)*, er möge damit aufhören. Er schlug mir auf den Kopf, und ich bin gestürzt und habe mich in die Hand geschnitten *(zeigt den Schnitt in ihrer rechten Handfläche)*, und überall lag Glas, und ich lag neben der Wohnzimmertür, die er nicht öffnen konnte, weil mein Kopf dort war, und er hat immerzu die Tür gegen meinen Kopf geknallt.
>
> Er ging ins Bad und hat mich gerufen, ich bin hingegangen, und er hat sich mit Absicht mit einer Rasierklinge in den Arm geschnitten. Ich schnappte mir ein Handtuch und sagte: Mach keinen Unsinn. Er nahm das Handtuch und wickelte es um den Arm, ich glaube, es war der rechte Arm, ich glaube, er hat erst damit nach mir geschlagen. Dann hat er das Kabel von der Lampe herausgerissen …
>
> Ich bin ins Schlafzimmer gegangen, und er hat noch mehr Gegenstände um sich geworfen, meine kleinen Sammelfiguren. Dann ging er in die Küche. Ich habe einen Esstisch aus Glas und sagte, bitte, schlag ihn nicht kaputt, aber er nahm die Salz- und Pfefferstreuer, ging ins

Schlafzimmer und warf sie aus dem Fenster. Dann griff er sich den Spiegel, also schloss ich das Fenster und packte ihn, und wir stürzten beide aufs Bett, *(schluchzend)* wo ich ihn festhielt.

Er schnitt mich in den Arm. Ich weiß nicht womit, aber ich zog den Arm weg *(zeigt Schnitte am rechten Unterarm)*. Er rammte mir den Ellenbogen in den Magen. Wieder hob ich den Arm, er schnitt und biss hinein (*zeigt Schnitte und Blutergüsse am rechten Oberarm)*. Ich griff mir eine Krawatte, die neben dem Bett lag *(schluchzend),* sie lag auf dem Nachtschränkchen links neben dem Bett, und ich würgte ihn damit. Ich wollte ihn nicht verletzen, ich wollte nur, dass er aufhört, mir wehzutun, ich weiß auch nicht, er sollte einfach nur aufhören, mir wehzutun. Ich habe ihn angeschrien zu verschwinden, mich loszulassen. Lass mich los! Lass mich los! Als er dann aufhörte, mich zu schlagen, bin ich aus dem Haus gerannt und hierhergekommen.

Frage: Als Sie Tony würgten, waren sie da auf dem Bett über ihm oder war er über ihnen oder lagen sie nebeneinander?

Antwort: Fast nebeneinander. Ich lag auf der linken Seite des Bettes, auf dem Rücken. Er lag etwas tiefer auf meinem Bein. Ich war nicht gefangen. Er schlug mich ein paarmal in den Magen. Ich legte die Krawatte um seinen Hals … *(schluchzend)*

Frage: Und weiter …

Antwort: Ich kreuzte die Krawatte, zog sie fest zu, damit er aufhörte, mich zu schlagen. Ich weiß nicht, für wie lange, aber als er aufhörte, mich zu schlagen, rannte ich aus dem Haus und kam hierher.

Frage: War es Ihre Absicht, ihn zu töten?

Antwort: *(schluchzend)* Nein, ich wollte ihn nicht töten.

Frage: Dachten Sie, dass Sie ihn getötet haben?

Antwort: Ich wusste, dass ich ihn verletzt hatte, weil er nach Luft schnappte. Er lief blau an. Sein Mund, seine Zunge hing heraus ... Ich sah ihn an. Ich wusste, dass ich ihm etwas angetan hatte. Ich musste einfach nur aus diesem Haus raus. Ich musste hierher, um Hilfe für Tony zu holen. Das habe ich dem Mann sofort gesagt, dem Polizisten.

Theresa fuhr schluchzend fort, dass Tony schon in der Vergangenheit auf sie losgegangen sei, sie ihn aber liebe und dachte, dass er sie brauchte. Anscheinend war sie eine sehr junge Mutter – sie und Tony mussten das Kind bekommen haben, als sie noch Teenager waren –, und aufgrund ihrer Überzeugung, dass er sie brauchen würde, konnte sie sich nicht aus dieser misslichen Beziehung lösen.

Ihre Beteuerungen rührten mich ebenso wie ihr Beharren darauf, dass sie zum ersten Mal zurückgeschlagen habe, und zwar nur wegen der ungeheuer großen Bedrohung durch Tony. Manchmal wirken Täter mehr als die Opfer, und Theresa litt und zeigte Reue. Aber die Anklage wollte sich auf meine Aussage stützen. Und die musste unbefangen sein. Ich war also entschlossen, mich an die Wahrheit zu halten, mit ihrer wunderbaren Einfachheit, und keine Gefühle zuzulassen, die mit all ihrer Heimtücke diese Einfachheit trüben konnten.

Die Fallkonferenz wurde in einem der Räume der Staatsanwaltschaft über dem Old Bailey abgehalten. Die Gerichtsräume sind majestätisch und holzgetäfelt: Es gibt kein Gericht in Großbritannien, das den Beteiligten ein stärkeres Gefühl von Rechtsprechung, ihrer Geschichte und Bedeutung vermittelt als Gerichtssaal I des Old Bailey.

Die darüberliegenden Büros haben jedoch nichts Majestätisches an sich.

Ich wartete in einem Raum mit ramponierten Möbeln und schlecht schließenden Fenstern, als plötzlich zwei Staatsanwälte, ein älterer und ein jüngerer, hereingestürmt kamen. Sie waren von einer Gerichtsverhandlung unten im Gerichtssaal sofort nach oben geeilt, trugen noch ihre Robe, warfen die Perücken auf den Tisch und begrüßten mich mit Namen, bevor der formelle Teil begann. Kurz darauf trafen die beiden Kommissare ein. Gemeinsam Zeit bei einer Obduktion zu verbringen kann eine verbindende Erfahrung sein, und wir schüttelten einander herzlich die Hand wie alte Freunde.

Wir setzten uns an einen großen, zerkratzten Tisch und tranken Tee aus Porzellantassen – Staatsanwälte geben sich nicht mit Styroporbechern ab – und betrachteten die vor uns ausgebreiteten Akten und Fotos. Die Fotos der Metropolitan Police steckten alle in schmalen Mappen mit steifen braunen Umschlägen, die mit schwarzen Plastikringen zusammengehalten wurden.

Ich schwieg, während alle anderen Theresa Lazenbys Plädoyer besprachen. Die Anklage lautete auf Mord, aber sie hielten es für sehr wahrscheinlich, dass der Anwalt ein Schuldeingeständnis des Totschlages mit verminderter Zurechnungsfähigkeit anbieten würde – was natürlich einen sehr viel kürzeren Prozess bedeuten würde. Die Kommissare waren darauf erpicht, dass dieses Angebot angenommen werden würde. Es war offensichtlich, dass sie Theresa mochten und ihr glaubten, dass sie aus Notwehr gehandelt hatte. Tatsächlich, und das war ungewöhnlich bei einer Mordanklage, hatten sie keinen Einspruch erhoben, als Theresa gegen Kaution auf freien Fuß gesetzt worden war.

»Haben Sie das Protokoll ihrer Vernehmung durch die Polizei gelesen, Dr. Shepherd?«, fragte mich der leitende Staatsanwalt.

»Ja.«

»Und haben Sie die Fotos davon gesehen, was er ihr angetan hat, bevor sie sich die Krawatte griff?«, fragte der Kommissar.

»Nein, diese Fotos habe ich nicht erhalten.«

Es folgte eifriges Hin- und Herschieben der Unterlagen, und dann zog der Verteidiger einen Ordner hervor. Die Ordner mit Polizeifotos, die ich gewöhnlich zu sehen bekomme, enthalten Fotos von Mordtatorten und Obduktionen. Dieser Ordner war anders. Von den Fotos blickte mich eine hübsche junge Frau an, die sehr lebendig war.

»Aha«, sagte ich. »Das ist also Theresa.«

Ihre Jugendlichkeit und Vitalität brachten die Fotos zum Leuchten. Sie hatte ein jugendlich-frisches Aussehen, und ihr langes rotes Haar war ordentlich zusammengebunden. Genauso wie die Kommissare es mir vor Monaten gesagt hatten, sah sie einfach süß aus. Alles andere als die übliche Mordverdächtige.

Ich betrachtete eingehend jedes Foto, während die anderen ihren Tee tranken und plauderten. Schließlich schaute ich hoch.

Ich sagte: »Ich denke …«

Dann machte ich eine Pause. War ich mir sicher? Ich wollte nicht geblendet sein von vorgefassten Meinungen über den Fall, die mich die entsetzlichen Konsequenzen eines Fehlers vergessen ließen.

Die Police Officers sahen mich gespannt an, warteten ab. Die Staatsanwälte runzelten die Stirn.

Die Pause dauerte zu lange.

»Ja?«, drängte der leitende Staatsanwalt in einem Ton, der andeutete, dass mein Zögern die Glaubwürdigkeit dessen gefährdete, was ich gleich sagen würde.

Und dann erinnerte ich mich an den nagenden Zweifel, der mich am Tag der Obduktion beschlichen hatte. Schon damals wurde er durch die Dissonanz zwischen Fakten und Geschichte hervorgerufen. Und nun hatte ich eine weitere große Abweichung zwischen der Wahrheit und Theresas Version entdeckt.

Ja. Ich war mir sicher.

Ich sagte: »Ich glaube, dass Theresa sich die Verletzungen selbst zugefügt hat.«

Der Staatsanwalt starrte mich an.

»Was?«

»Sie hat das alles selbst getan.«

Sein Juniorkollege langte nach den Fotos.

«Die Schnitte im Arm. Sie sagen, die hat sie sich selbst zugefügt?«

»Davon bin ich überzeugt. Ich glaube nicht, dass sie Anthony Pearson aus Notwehr getötet hat, weil er sie mit zerbrochenem Glas, Rasierklingen oder was auch immer angegriffen hat.«

Die anderen tauschten Blicke aus.

»Das werden Sie vor Gericht aussagen?«

»Ja. Aber natürlich hätte ich gern erst noch mehr Zeit, um den Fall zu studieren.«

»Wie …?« Der Kriminalkommissar war offenbar nicht so leicht aus der Ruhe zu bringen. Aber er sah mitgenommen aus. »Wie können Sie sicher sein, dass Tony sie nicht angegriffen hat?«

Tatsächlich wiesen die Verletzungen auf den Fotos alle klassischen Kennzeichen einer Selbstverletzung auf. Wenn man angegriffen wird, versucht man, sich dem zu entziehen, dreht, windet, bewegt sich: Man kann gar nicht anders. Es sei denn, man wird festgehalten, aber Theresa sagte, dass sei nicht der Fall gewesen – oder man ist durch Drogen oder Alkohol bewegungsunfähig gemacht – was sie eindeutig nicht war –, dann lässt man sich nicht von jemandem immer wieder an derselben Stelle und in derselben Richtung Schnitte beibringen.

Und es gab noch einen Hinweis. Die Wunden befanden sich an den gängigsten Stellen für selbst beigebrachte Verletzungen (gängig deshalb, weil sie gut zu erreichen sind). Und die aufgewandte Kraft hielt sich in Grenzen. Es ist nicht schwer, kraftvoll zuzustechen, wenn man wütend ist und jemand anderen verletzt. Wenn man sich selbst verletzt dagegen schon.

All das erklärte ich.

»Das sind mit Sicherheit keine Abwehrverletzungen«, sagte ich.

Die beiden Staatsanwälte sahen erst einander an und dann die Police Officers. Erneut fiel mir auf, dass die Kommissare Theresa zwar wegen Mordes verhaftet hatten, sie das Mädchen aber deutlich erkennbar mochten. Einer von ihnen nahm die Mappe mit den Fotos in die Hand.

»Schauen Sie sich ihr Gesicht an. Tony Pearson muss sie gekratzt haben«, sagte er.

Ich schüttelte den Kopf. »Nein. Das sind Verletzungen durch Fingernägel.«

Ich hob die Hand ans Gesicht und tat so, als würde ich mich auf genau diese Weise an genau dieser Stelle kratzen.

»Wenn ich mich recht erinnere, hatte das Opfer abgekaute Fingernägel. Sie waren viel zu kurz, um diese Kratzer verursachen zu können.«

Ich griff nach dem Ordner mit dem Obduktionsbericht. Meine Notizen, die ich während der Obduktion gemacht hatte, waren beigelegt, und als ich in ihnen blätterte, lag sofort ein Hauch dieses scharfen Geruchs in der Luft, des Geruchs vom Leichenschauhaus.

Rasch blätterte ich in den Unterlagen, bis ich ein Foto fand, auf dem Anthonys Finger deutlich zu erkennen waren.

»Ja, er hat offenkundig an seinen Nägeln gekaut. Sie wären gar nicht scharf genug, um solche Verletzungen im Gesicht zu verursachen.«

Ich reichte den Ordner weiter. Der Kommissar studierte das Foto und übergab dann die Unterlagen dem leitenden Staatsanwalt, der erst seine Brille aufsetzte, um es sich anzuschauen und anschließend dem Juniorstaatsanwalt hinzuwerfen, der sich schwertat, dieses Foto zu betrachten, und den Ordner möglichst schnell zuklappte.

Ich nahm die Fotos von Theresa in die Hand.

»Wohingegen …« Ich hielt ein Bild hoch, auf dem ihre Finger zu sehen waren. »Ihre Nägel sind zwar auf eine vernünftige Länge geschnitten, aber damit hätte sie ganz sicher ihr Gesicht zerkratzen können.«

Sie reichten das Bild herum. Dann folgte Schweigen.

»Und die Bisswunde auf ihrem Arm?«, wollte der leitende Staatsanwalt wissen.

»Ihren Oberarm kann sie mit dem eigenen Mund erreichen.«

Ich demonstrierte es, wenn auch ein wenig ungelenk. Dann schlug ich die Mappe mit den Fotos wieder auf.

»Schauen Sie genau hin, die Größe der Bisswunde verweist auf einen kleinen Mund, zu klein für einen Mann. Wir können das natürlich überprüfen, indem wir den Mund ausmessen, aber wir brauchen dafür einen forensischen Zahnarzt. Bisswunden sind sehr individuell.«

Wieder folgte Schweigen.

»Mir ist in Ihrer Aussage aufgefallen«, sagte ich und wandte mich an den Inspektor, »dass Sie sofort einen Krankenwagen gerufen haben, als sie draußen vor der Polizeiwache auftauchte. Und dann …«

»Nachdem wir uns ihre Wunden angeschaut hatten, haben wir den Krankenwagen wieder abbestellt«, stimmte er zu.

»Weil Sie die Verletzungen für nicht sehr ernst hielten«, erinnerte ich ihn.

Der Staatsanwalt sagte: »Sind Sie mit der Erwartung hergekommen, uns das zu sagen?«

»Ich hatte die Bilder bisher nicht gesehen. Aber ich hatte in jedem Fall vor, Ihnen zu sagen, dass Theresas Schilderung der Ereignisse nicht zutreffen kann. Das wusste ich, als ich die Mitschrift ihres Verhörs gelesen habe.«

Die Staatsanwälte wirkten begeistert, während die Police Officers den abgekämpften Gesichtsausdruck jener aufsetzten, die vermuten, dass sie übertölpelt worden sind.

Ich war zuversichtlich, zumindest teilweise, denn ich hatte mit meinen Kollegen im Guy's über den Sachverhalt gesprochen, und wir waren uns einig. Anhand der Strangulierungsmale wusste ich, dass sie ihm die Krawatte nicht um den Hals gelegt, überkreuzt und zugezogen haben konnte, wie sie behauptete. Die Krawatte lag nicht rund um den Hals. Sie war nicht gekreuzt. Sie ging nur um die vordere Hälfte seines Halses.

Ich sagte: »Anfangs dachte ich, sie müsse ihn von hinten stranguliert haben, indem sie an beiden Enden der Krawatte zog; aber sie hat sein Gesicht im Moment der Strangulation sehr genau beschrieben.«

»Sie sagte, sie stand vor ihm.«

»Zumindest das glaube ich. Aber wenn sie es so getan hätte, wie sie behauptet, dann hätte ein erwachsener Mann, der bei Bewusstsein ist, sie leicht stoppen können.«

Sie warteten ab. Ein Kommissar murmelte mit verwirrtem Gesichtsausdruck: »Wie also …?«

»Tony Pearson war stark betrunken, fast die dreifache Menge der erlaubten Promille, um noch fahren zu dürfen. Außerdem hat er Haschisch geraucht, was die Wirkung des Alkohols verstärkt haben wird. Das wahrscheinlichste Szenario dürfte sein, dass er handlungsunfähig auf dem Bett lag. Sie musste die Krawatte dann nur quer über seinen Hals legen und runterdrücken. Und er muss zu betrunken gewesen sein, um sich zu wehren. Man könnte sich auch vorstellen, dass er auf dem Bauch lag, dass sie die Krawatte unter seinen Hals führte und beide Enden nach hinten zog. Aber dann hätte sie sein Gesicht im Moment des Todes nicht so genau beschreiben können.«

Der Anwalt beugte sich vor.

»Wollen Sie uns sagen, dass in der Wohnung gar kein Kampf stattgefunden hat? Dass sie alles inszeniert hat, um zu rechtfertigen, dass sie ihn …?«

»Ich denke, dass es in der Wohnung einen Streit gab – schließlich haben die Nachbarn etwas gehört –, aber es war längst nicht so schlimm, wie sie es beschrieben hat. Es gibt keinen Beweis, dass sie das Opfer körperlicher Gewalt wurde und ihr Handeln der Selbstverteidigung diente. Im Gegenteil, ich glaube, dass sie ihn stranguliert haben muss, als er kaum oder gar nicht bei Bewusstsein war. Dann hat sie sich selbst die Verletzungen zugefügt.«

Alle wechselten Blicke miteinander.

»Auf keinen Fall plädieren wir auf Totschlag«, sagte der leitende Staatsanwalt. »Das ist Mord. Und mit Notwehr lassen wir sie auch nicht durchkommen.«

Wir schüttelten uns gegenseitig die Hände und gingen in unterschiedliche Richtungen davon. Die Verhandlung war in einigen Wochen anberaumt, und wir würden uns vor Gericht wiedersehen.

***

Bei meinen ersten Gerichtsauftritten war ich so nervös gewesen, dass ich immer nur den Anwalt anstarren konnte, der mich gerade befragte. Oder manchmal, wenn ich besonders mutig war, schaute ich auch zum Richter.

Iain kam einmal ins Gericht, um zuzusehen, wie ich im Zeugenstand befragt wurde. Hinterher im Pub sagte er: »Also, wer muss dir glauben und deine Beweise verstehen?«

In typischer Iain-Manier beantwortete er die Frage selbst, bevor ich es tun konnte.

»Kein Staatsanwalt oder Anwalt, das steht schon mal fest. Die wissen, was du sagen wirst, und auch, was sie von dir hören wollen. Und es ist auch nicht deine Aufgabe, den Richter zu überzeugen.«

»Die Geschworenen.«

Iain nickte mit seinem großen Kopf.

»Die Geschworenen, Dick«, sagte er mit seinem rauen schottischen Akzent. »Die Geschworenen, vergiss das nicht, die Geschworenen.«

Natürlich hatte er recht. Im Gerichtssaal war Iain in seinem Element. Zwölf rechtschaffene Bürger, die Öffentlichkeit und die Pressetribüne war seine Vorstellung von einem Publikum, und er hat es nie versäumt, mit ihnen zu spielen. Ich bin einfach kein Schauspieler und konnte das »Gerichtsstück« genauso schlecht spielen, wie ich den emotionalen, liebenden Ehemann zu geben vermochte.

Aber ich versuchte, von Iain zu lernen. Ich beobachtete ihn im Old Bailey, wie er den Fragen des Staatsanwalt zuhörte, für einen Moment überlegte, den Geschworenen sein Gesicht zuwandte, eine Pause machte, um tief Luft zu holen, und seine Hände auf den Rand des Zeugenstands legte. Von dieser Stellung aus konnte er extravagante Gesten machen, und dann beantwortete er die Frage so, als wäre sie von den Geschworenen gestellt worden. Sein Blick wanderte unentwegt über deren Gesichter. Er äußerte sich mit unerschütterlicher Ruhe. Die Geschworenen mussten den Eindruck haben, als sei die gesamte Royal Shakespeare Company in ihrem Wohnzimmer.

Niemals hätte ich Iains Darbietung nacheifern können, aber als der Fall Lazenby vor Gericht kam, wandte ich mich so oft wie möglich den Geschworenen zu. Da ich im Gerichtssaal bin, um wissenschaftliche Beweise zu liefern und nicht um zu urteilen, versuchte ich damals wie heute, nicht zum Angeklagten zu schauen. Aber in jenen frühen Jahren überwältigte mich manchmal meine Neugier. Ich konnte dem Drang nicht widerstehen, jene Person anzuschauen, die dieses abscheulichen Verbrechens beschuldigt wurde, deren Auswirkungen ich zu bezeugen hatte. Ich war oft erstaunt darüber, wie unscheinbar die meisten Mörder wirkten. Viele sahen aus wie das sanftmütige Wesen, das neben Ihnen im Zug sitzt und das Sie gar nicht bemerken, bis es zuvorkommend Ihre Fahrkarte aufhebt, die Ihnen heruntergefallen ist.

Als ich im Fall *Regina* v. *Lazenby* in den Zeugenstand trat, merkte ich, wie ich zu der Angeklagten hinüberspähte.

Ich sah eine junge Frau, die, wie auf den unmittelbar nach dem Mord aufgenommenen Fotos, hübsch, jugendlich frisch und aufgeweckt wirkte. Ihr rotes Haar war zu einem ordentlichen und bezaubernden Pferdeschwanz gebunden. Während meiner Aussage glitzerten Tränen in ihren Augen. Ihr Anwalt reichte ihr ein Taschentuch. Sie tupfte ihre Wangen ab und senkte den Kopf. Ich sah, wie etliche der Geschworenen sie voller Mitleid ansahen.

Wie konnte diese zierliche, zarte Frau eine von Großbritanniens wenigen weiblichen Würgern sein? Wie konnte sie diese Tat kaltblütig verüben und dann die Geistesgegenwart besessen haben, sich am Körper Verletzungen zuzufügen, bevor sie tränenüberströmt im Polizeirevier auftauchte? Das schien unmöglich. Ich zweifelte beinahe an meinen eigenen Schlussfolgerungen.

Dennoch blieb ich im Kreuzverhör standhaft. Später erfuhr ich, dass der von der Verteidigung beauftragte Rechtsmediziner meinen Bericht nicht anzweifelte: Er stimmte überein, dass Theresa sich einige oder sogar die meisten Verletzungen selbst beigebracht hatte.

Die Staatsanwaltschaft beharrte, basierend auf meiner Aussage, darauf, dass Theresa ihren Freund stranguliert habe, während er bewusstlos oder zu bewegungsunfähig war, um sich zu wehren. Alles deutete darauf hin, dass Theresa sich nicht gegenüber dem stark betrunkenen Anthony verteidigen musste. Dennoch fiel es allen schwer zu glauben, dass diese süße und reumütige Frau so etwas aus einem anderen Grund hätte tun können, als ihr Leben zu schützen. Das war für die Geschworenen nur schwer vorstellbar. Sie gaben sich mit ihrer Erläuterung zufrieden, dass es Notwehr gewesen sei, und erklärten sie für nicht schuldig.

Theresas Anwälte hatten die Geschworenen erfolgreich überzeugt, dass die Anklage die Schuld nicht *zweifelsfrei* beweisen konnte. Zweifelsfrei ist eine ziemlich hohe Hürde, aber eine, die ich auch gern nehmen würde, sollte ich einmal auf der anderen Seite sitzen. Dennoch war ich überrascht, dass Theresa als freier Mensch aus dem Gerichtssaal hinausging. Ich wusste, dass Anthony Pearson durch mich gesprochen hatte, aber es war genauso offensichtlich, dass die Geschworenen nicht zugehört hatten. Mir kam es so vor, als hätten sie das Beweismaterial ignoriert, und ihr Urteilsspruch war schlichtweg ein Zeichen des Mitgefühls für eine vermeintlich misshandelte Frau.

Als ich Jen an jenem Abend ausführlich und aus tiefstem Herzen von dem Fall erzählte, zog sie die Augenbrauen hoch. Ich erklärte ihr, dass eine Frau, die ich für eine Mörderin hielt, frei herumlief. Ich vermutete, dass ihre Jugend und Schönheit zu ihrem Freispruch beigetragen hatten, und das schien mir unfair.

»Das ist mal etwas anderes, wenn die hübsche junge Frau nicht das Opfer ist«, hob Jen hervor. Sie war verblüfft, wie emotional ihr sonst so pragmatischer Mann auf diesen Fall reagierte. Selbst ich begann, mich unwohl zu fühlen, eine »Wutzone« zu betreten, die ich normalerweise mied.

»Ich sollte mich zusammennehmen«, sagte ich. »Ich darf mich nicht über jeden Fall vor Gericht aufregen, der meiner Meinung nach falsch läuft.«

Und natürlich riss ich mich zusammen. Der Fall Lazenby war vermutlich das letzte Mal, dass ich mich emotional in den Ausgang des Verfahrens hineinziehen ließ. Es ist meine Aufgabe, die wissenschaftliche Wahrheit zu ermitteln. Diese Wahrheit teile ich den Geschworenen mit. Was sie damit anfangen, ist ihre Sache. Dazu haben sie das Recht – schließlich erfahren sie alle Aussagen und Details zu dem Fall – was bei mir selten vorkommt.

Nachdem ich die Fakten geliefert habe, möchte ich nicht weiter einbezogen werden.

Also keine weiteren emotionalen Lasten. Nie wieder zum Beschuldigten spähen oder die Police Officers bezüglich des Ausgangs einer Verhandlung löchern. Sehr oft erhalte ich keine Informationen zu einem Urteilsspruch in einem Verfahren, bei dem ich ausgesagt habe. Wenn ich nicht zufällig Berichte in der Zeitung entdecke, muss ich die Police Officers fragen oder Kollegen, die mit dem Fall zu tun hatten. Das Urteil würde mir von nun an egal sein, und ich beschränkte mein Interesse auf mein Beweismaterial. Ich muss nicht den Eifer eines Kreuzritters an den Tag legen, der Täter hinter Gittern sehen will, und nicht das emotionale Bedürfnis, gegenüber den Geschworenen meine Untersuchungsergebnisse zu verfechten.

Lassen wir Iain West sein Herz und seine Seele in seine Auftritte vor Gericht stecken und es als persönliche Niederlage erleben, wenn sich die Geschworenen gegen seine Beweise entscheiden. Von nun an würde ich im Zeugenstand die Kunst emotionaler Distanz perfektionieren, die ich im Obduktionssaal erlernt hatte.

Das sagte ich Jen, und sie sah traurig aus.

»Mehr Distanz«, sagte sie, »ist deine Antwort auf alles.«

»Ich sollte nicht zulassen, dass mich Urteilssprüche kümmern. Ich bin sicher, dass es besser so ist«, erwiderte ich.

Jen zuckte mit den Schultern. »Es war interessant, dich mit so viel Leidenschaft über den Fall sprechen zu hören. Vielleicht solltest du das öfter tun.«

Ich schauderte. Leidenschaft. Die wollte ich ganz bestimmt nicht spüren, schon gar nicht öfter. Es war genau das, was einen in große Schwierigkeiten bringen konnte.

18

In den späten 1980er-Jahren erlebte Großbritannien eine Reihe von Katastrophen, die viele Menschleben kosteten. Wenige dieser Katastrophen, falls überhaupt welche, konnten genau genommen als Unfälle bezeichnet werden. Nahezu alle stellten sich als Systemversagen heraus. Vielleicht war dies aber auch eine Periode, in der die Nachkriegswerte der Eigenverantwortung sich in kollidierende Interessen von Individuum und Staat verwandelten. Zweifellos veränderte sich die Haltung, als die Bevölkerung zunahm und Systeme, auf die wir uns verließen, an Größe und Komplexität zulegen mussten.

Im März 1987 kenterte die Personen- und Fahrzeugfähre *Herald of Free Enterprise* vor dem belgischen Hafen Zeebrugge, weil die Bugklappen nicht geschlossen worden waren: 193 Passagiere und Crewmitglieder starben.

Im August 1987 lief Michael Ryan in Hungerford Amok. Er erschoss 31 Menschen und tötete sich dann selbst.

Im November 1987 fiel ein brennendes Streichholz durch eine hölzerne Rolltreppe der U-Bahnstation King's Cross und setzte diese in Brand. 31 Menschen starben und weitere 100 wurden verletzt.

Im Juli 1988 explodierte die Ölplattform Piper Alpha in der Nordsee, tötete 167 Menschen.

Am 12. Dezember 1988 kollidierten durch ein fehlerhaftes Signal drei Züge außerhalb des Bahnhofs Clapham Junction. 35 Passagiere starben und mehr als 400 wurden verletzt, 69 davon schwer.

Gegen Ende desselben Monats explodierte über dem schottischen Ort Lockerbie an Bord eines Pan-Am-Jumbo eine Bombe. Alle 259 Passagiere an Bord und elf weitere am Boden kamen ums Leben.

Kaum drei Wochen später, am 8. Januar 1989, führte ein Triebwerkproblem bei einer British-Midland-Boeing-737, gefolgt von einer Fehlentscheidung des Piloten, zum Absturz der Maschine neben der Autobahn, unweit der Landebahn des East Midlands Airport. Von den 126 Menschen an Bord starben 47. 74 trugen schwere Verletzungen davon.

Im April 1989 wurden 96 Liverpooler Fußballfans im Hillsborough Stadium in Sheffield zu Tode gequetscht und mehr als 700 verletzt. Erst 2016 erklärte eine Untersuchungskommission, dass die 96 Opfer durch grobe Fahrlässigkeit ums Leben gekommen seien: Polizei, Rettungskräfte und die Sicherheitsstandards im Stadion wurden kritisiert.

Im August 1989 forderte der Zusammenstoß eines Partyboots mit einem Schwimmbagger 51 Menschenleben, von denen die meisten jünger als 30 Jahre waren.

Jedes Ereignis schockierte die Nation. Jedes führte schließlich zu signifikanten Verbesserungen, wenn die Erregung abgeklungen war und die häufig vielfältigen, zusammenhängenden Ursachen entwirrt und analysiert worden waren. Veraltete Systeme wurden überholt, die Gesundheits- und Sicherheitskultur erblühte – manche würden sagen, explodierte –, Arbeitgeber begannen, die Bedeutung von Schulungen, der Haltung von Unternehmen und Staat hinsichtlich Gefahren und Verantwortung zu erkennen. Diese Bereiche waren plötzlich gravierender geworden, und Sicherheit war nicht länger nur ein Anhängsel des Managements, sondern eine Notwendigkeit.

In viele dieser Ereignisse wurde ich einbezogen, entweder bei Notfällen oder Ermittlungen. Die Rechtsmedizin lernte dabei viel darüber, wie man mit Massenunfällen umgeht – und ich ebenfalls. Es waren die Lektionen dieser Wendezeit, die es uns ermöglichten, effizient mit den entsetzlichen Terroranschlägen der 2000er-Jahre umzugehen.

Mein erster Fall war Hungerford. Es war größtenteils eine Zeit der Unglücksfälle von Transportmitteln, und der erste Katastrophenfall, an dem ich mitarbeitete, war das Zugunglück von Clapham. Ein Expresszug von der Südküste, voll besetzt mit Pendlern, passierte ein grünes Signal, fuhr um 8:10 Uhr um eine Kurve – und sah, dass der langsamere Zug aus Basingstoke nur unweit vor ihm auf demselben Gleis angehalten hatte.

Die Kollision war unvermeidlich. Das Signal hätte auf »Rot« stehen müssen, war es aber nicht. Weil ein Kabel locker war. Weil es der Techniker so gelassen hatte. Weil er seit dreizehn Wochen sieben Tage die Woche arbeitete und in dieser Zeit nur einen Tag frei gehabt hatte. Und obwohl seine Vorgesetzten glaubten, dass seine Arbeit in Ordnung sei, wurde bei späteren Untersuchungen festgestellt, dass sie schlecht, sogar sehr schlecht war beziehungsweise seit 16 Jahren einfach nicht den Sicherheitsvorschriften entsprach. Es stellte sich heraus, dass niemand überprüfte oder inspizierte, weil man ihm »vertraute« und weil es keine Kontrollkultur gab. Der wesentliche Auslöser war jedoch, dass alle unter Druck standen, die Signalanlagen zu erneuern und neue Kabel zu verlegen. Und warum mussten die Signalanlagen erneuert werden? Weil sie von 1936 stammten. Und es war unbedingt erforderlich, eine größere Eisenbahnsicherheit zu gewährleisten. Wir haben es hier mit einem Naturgesetz zu tun, das manchmal für den Großteil meiner Arbeit verantwortlich zu sein scheint: das Gesetz unvorhersehbarer Folgen.

Bei der Kollision kippte der Schnellzug nach rechts und wurde dort von einem dritten Zug getroffen, der in entgegengesetzter Richtung auf dem Nachbargleis fuhr. Dieser Zug war zum Glück leer, er befand sich auf der Rückfahrt nach Haslemere: Der Lokführer sah, was vor ihm passiert war, konnte aber nicht schnell genug bremsen. Ein vierter Zug, der hinter dem Express kam, fuhr zwar schnell, aber da die Stromschiene nach dem Zusammenstoß keine Spannung mehr führte, rollte er nur noch mit verminderter Geschwindigkeit heran. Der Lokführer konnte die Notbremse ziehen und knapp eine weitere Kollision verhindern.

Die 35 Menschen, die bei dem Unglück starben, befanden sich alle in den ersten beiden Wagen des Schnellzugs. Diese Wagen wurden an den Seiten aufgerissen. Da sie sich am dichtesten am Aufprallpunkt befanden, brachen sie vollständig auseinander. Der erste leitende Feuerwehrmann vor Ort – und der Zusammenstoß hatte sich bedauerlicherweise in einem Geländeeinschnitt ereignet, der an den Seiten mit Stützmauern und Zäunen eingegrenzt ist – schaute hinunter und forderte sofort acht weitere Feuerwehrwagen, acht Krankenwagen und eine chirurgische Einheit sowie Ausrüstung zum Herausschneiden und -heben eingeklemmter Fahrgäste an.

Bei einem Katastrophenplan dreht sich alles um die Opfer, aber auf den ersten Blick scheint so vieles davon nicht relevant zu sein. Verkehr und Parkplätze scheinen geringfügigere Probleme zu sein, aber wenn diese nicht sofort geregelt werden, können Rettungsfahrzeuge nicht schnell genug zum Unfallort gelangen oder von dort wegfahren. Der Ort muss zugänglich gemacht werden (in diesem Fall wurden Bäume und Zäune aus dem Weg geschafft). Krankenhäuser müssen in Alarmbereitschaft versetzt und der Abtransport der Schwerverletzten koordiniert werden. Medizinische Notfallteams müssen schnellstmöglich vor Ort sein. Unfallstationen für die Leichtverwundeten müssen eingerichtet und gemanagt werden, eine Unfallsammelstelle muss ebenso zur Verfügung gestellt werden wie eine provisorische Leichenhalle. Jeder Fahrgast muss erfasst werden, und diese Information muss besorgten Verwandten zugänglich gemacht werden (1988 gab es noch keine Handys). Es müssen Träger für die Bahren und Helfer vor Ort sein, die den Ärzten Medikamente bringen, es müssen Funkverbindungen eingerichtet werden, damit die Rettungskräfte miteinander kommunizieren können.

Dies ist eine große Aufgabe, und sie muss schnell durchgeführt werden. Schnelligkeit ist nur möglich im Anschluss an Planung und Übung. Wie es der Zufall wollte, wurde am 12. Dezember 1988 die Notaufnahme im nächstgelegenen Krankenhaus, dem St George's in Tooting eröffnet. Die Mitarbeiter, die den ersten »Roter Alarm – Katastrophenmeldung« entgegennahmen, mussten erst davon überzeugt werden, dass das Zugunglück echt war und kein Streich von Kollegen aus einem anderen Krankenhaus.

Viele Menschen waren in den Rettungseinsatz von Clapham involviert: Sie kamen aus ganz London zu ihrem Einsatz bei der London Fire Brigade, dem London Ambulance Service, der Metropolitan Police, der British Transport Police, der British Assocation for Immediate Care (speziell ausgebildete Ärzte, vor allem Allgemeinmediziner, die Rufbereitschaft haben, ihre eigentliche Arbeit stehen und liegen lassen und an den Katastrophenort eilen), der British Rail, das London Borough of Wandsworth (zum Glück eine der wenigen Behörden des Landes, die damals bereits einen eigenen Notfallplan hatte, der sofort in die Tat umgesetzt wurde und 134 unschätzbar wertvolle Helfer schickte), und selbstverständlich die Heilsarmee, die mit einer mobilen Kantine eintraf, um in Form von Getränken und Essen materielle Hilfeleistung zu bieten sowie um Helfer, Retter und Angehörige auch psychologisch zu betreuen.

Die erste Aufgabe der Rettungskräfte besteht sicherlich darin, sich um die Überlebenden zu kümmern, die in den Trümmern Eingeklemmten zu befreien und Opfer so schnell wie möglich in Sicherheit zu bringen. Erst danach kommen die Toten an die Reihe.

Die London Fire Brigade, die als Erste am Tatort war, erlaubte den traumatisierten Leichtverletzten – nachdem sie sich vergewissert hatten, dass der Strom abgeschaltet war –, den Zug zu verlassen. Sie wurden in provisorische Notaufnahmen in der nahe gelegenen Emanuel School und dem Roundhouse Pub gebracht, und es gab eine Sammelstelle im Spencer Park.

67 Krankenwagen waren im Einsatz, um die Verletzten ins Krankenhaus zu transportieren. Die 33 am Unfallort Verstorbenen wurden zusammen mit aufgefundenen Körperteilen fortgeschafft. Zunächst wurden sie in einer provisorischen Leichenhalle untergebracht, verblieben dort aber nur kurze Zeit. Der Coroner organisierte eine ganze Bestattungsflotte, die die Leichen und Körperteile so schnell wie möglich von dort abholen sollte. Sie mussten zwecks vollständiger Identifizierung und Obduktion ins Leichenschauhaus gebracht werden. Bei jedem Massenunfall lautet eine der zentralen Fragen – neben dem Versorgen der Verwundeten: Wohin mit den Leichen?

Um 13:04 Uhr war das letzte lebende Opfer auf einer Bahre vom Unfallort weggetragen worden. Um 15:40 Uhr wurde die letzte Leiche aus dem Wrack geborgen. Leider wurde kein Rechtsmediziner zum Tatort geschickt, sodass es keine detaillierten Aufnahmen der Leichen *in situ* gab, was die Identifizierung erleichtert hätte. Sie wären in jedem Fall für die Analyse der Verletzungen nützlich gewesen.

Für die Aufnahme der Leichen wurde das kurz zuvor umgebaute und hochmoderne Leichenschauhaus Westminster ausgewählt.

Vier von uns aus dem Guy's, einschließlich Iain, der die Leitung innehatte, eilten dorthin. Pam war ebenfalls dabei, um uns (und die Metropolitan Police) unter Kontrolle zu halten. Anfangs hatten wir keine Ahnung, mit wie vielen Toten wir rechnen mussten, also erstellten wir einen Ablaufplan, auf dem der Weg jedes Toten durch das Leichenschauhaus nachvollzogen wurde. Es begann mit der Nummerierung, dem Etikettieren und Fotografieren jedes Körpers oder Körperteils bei der Ankunft. Dann wanderte dieser beziehungsweise dieses sofort in ein mit der entsprechenden Nummer versehenes Kühlfach.

Wir vier, unterstützt von den Angestellten der Leichenhalle, arbeiteten gleichzeitig, und sobald einer von uns wieder frei war, wurde die nächste Leiche, eskortiert von einem Police Officer, aus dem Kühlfach geholt und erneut fotografiert. Dies war ein entscheidender Teil der »Beweiskette«. Wir mussten beweisen können, dass der als Leiche 23 ins Leichenschauhaus eingelieferte Körper auch die obduzierte Leiche 23 war und diese, sobald sie identifiziert war, auch als Leiche 23 von den Bestattern für die Beerdigung abgeholt wurde.

Anfangs führten wir keine vollständigen Obduktionen durch, sondern konzentrierten uns auf die Informationen, die zur Identifikation der Leichen führen konnten. Wir beschrieben das allgemeine Erscheinungsbild, den Schmuck, die Kleidung oder die Tattoos sowie offenkundige alte Verletzungen wie fehlende Gliedmaßen. Die Polizisten füllten die Identifikationsformulare aus. Man nahm Fingerabdrücke und säuberte die Leichen. Sie würden für eine vollständige Obduktion und zwecks Blutproben ein zweites Mal aus den Kühlfächern geholt werden.

Die Identifizierung war und ist die oberste Priorität für Rechtsmediziner bei einem Massenunfall – es gibt jede Menge besorgte Angehörige, die verzweifelt auf verlässliche Informationen warten. Über die Medien war die Telefonnummer einer Hotline bekannt gegeben worden, bei der Freunde und Verwandte anrufen konnten, aber es gab kein Warteschleifensystem, sodass die Anrufer ständig auf ein Besetztzeichen stießen. Man kann nur ahnen, wie viel Wut und Frust das hervorrief. Aber man lernte daraus, und in der Folge wurden Hotlines anders eingerichtet und organisiert.

Es gab 35 Tote, aber an dem darauffolgenden Tag nahm das Callcenter 8000 Anrufe entgegen, und weitere gingen bei den Kranken- und sogar den Leichenschauhäusern ein.

Handelte es sich nur um leichte Verletzungen, gab die Polizei am Telefon Auskunft. Schlechte Nachrichten wurden persönlich von den Polizisten überbracht. Ohne entsprechende Sorgfalt hätte es zu leicht passieren können, dass einer Frau fälschlicherweise mitgeteilt wurde, ihr Mann sei tot – oder umgekehrt. Zum Beispiel befanden sich im Zug vier Personen mit exakt dem gleichen Namen. Erstaunlich, zwei von ihnen befanden sich sogar im selben Wagen, aber nur einer war ums Leben gekommen.

Fingerabdrücke und zahnärztliche Unterlagen waren damals die einzig verlässlichen Identifikationsmittel: Es half nicht, lose persönliche Gegenstände wie Handtaschen oder Brieftaschen hinzuzuziehen, die zusammen mit den Leichen gebracht wurden. Fast immer stellte sich heraus, dass die

Gegenstände zu einer anderen Person gehörten als der in dem Leichensack. Außerdem waren Polizei und Feuerwehr so bemüht, alle menschlichen Überreste vom Unfallort wegzuschaffen, dass oft in einem Leichensack mit zum Beispiel drei Körperteilen, diese zu drei verschiedenen Personen gehörten und nicht zu einer, wie die Helfer angenommen hatten. Es gab etwa 60 einzelne Körperteile – Köpfe, Beine, Kiefer, innere Organe –, und sie alle mussten zugeordnet werden. Die Mitarbeiter des Coroners und die Polizei gaben die Details in eine Datenbank ein und vervollständigten von dort aus, schrittweise menschliche Wesen, die sich im Datenraum allmählich zusammenfügten … die männliche Leiche, etwa 44 Jahre, 1,82 Meter groß, leicht übergewichtig, schütteres Haar, Muttermal auf der rechten Schulter, im ersten Wagen gereist, verwandelte sich schließlich in eine Person mit Namen. Wir waren froh, den Punkt der positiven Identifizierung zu erreichen. Am selben Punkt endete für Freunde und Familie die Hoffnung.

Wir arbeiteten weiter bis in die frühen Morgenstunden, um die erste Durchsicht abzuschließen. Dann gingen wir nach Hause, um uns auszuruhen, damit uns nicht vor Müdigkeit Fehler unterliefen, bevor wir zurückkehrten und mit den Obduktionen anfingen. Nun trafen auch die Leichen jener Menschen ein, die nach dem Unfall im Krankenhaus verstorben waren. Diese kamen zu unserer übrigen Arbeit noch hinzu, aber da diese Menschen bereits im Krankenhaus von Angehörigen identifiziert worden waren, war der Prozess sehr viel einfacher.

Die meisten Toten, die vorne im Zug gesessen hatten, hatten schwere Verletzungen erlitten, nicht nur durch den Aufprall, sondern auch weil sie von ihren Sitzen geschleudert worden und gegen die Innenwände des Waggons geprallt waren. Manche starben an Asphyxie, weil die Tische, an denen sie gesessen hatten, in ihren Unterleib gedrückt wurden oder andere Gegenstand auf sie herabfielen und sie eine Atemlähmung erlitten. Aus Iain Wests Gesamtbericht mit unseren Untersuchungsergebnissen gab es eine Menge zu lernen, einschließlich der Notwendigkeit, die Sitze fest am Boden zu verankern und die harten Oberflächen anders zu gestalten, damit sie im Fall einer Kollision nachgiebiger sein würden. Es gab auch Forderungen nach Sicherheitsgurten. Aber die waren unpraktisch und sind nie eingeführt worden. Unterm Strich lernte die British Rail, die damals für die Überprüfung der Signalanlagen zuständig war, dass viele Verbesserungen vorgenommen werden mussten, sowohl bei Standard-Sicherheitssystemen als auch bei den Notfallsystemen. Falls irgendein Phoenix aus der Asche von Clapham emporgestiegen ist, dann waren es diese Verbesserungen.

Und für mich war es auch ein persönlicher Phoenix.

Nach dem Massenunfall war das Leichenschauhaus ein belebter, betriebsamer Ort, und ich kam mit meiner Arbeit gut voran. Während ich mir jedes Opfer anschaute, musste ich daran denken, dass sie sich morgens zur Arbeit aufgemacht hatten und nie angekommen waren. Stattdessen waren sie zerquetscht und zerteilt, ihren Familien entrissen worden. Die Auswirkungen dessen würden noch Jahre, wenn nicht gar Generationen anhalten. All das dachte ich, konnte mir jedoch nicht erlauben, entsprechend auch zu fühlen. Irgendetwas zu fühlen. Ich wusste, dass meine Gefühle so stark gewesen wären, dass ich nicht hätte arbeiten können, und deshalb musste die Tür zu ihnen fest geschlossen bleiben.

Irgendwann schaute ich hoch und sah, wie weiß das Gesicht des Police Officer war, der seit Stunden an meiner Seite stand.

Ich fragte: »Brauchen Sie eine Pause? Sie sehen schlecht aus.«

Er antwortete: »Es geht schon, Doc. Denn es gibt etwas, das mich aufrechthält.«

Ich wartete darauf, dass er mir sagen würde, ein Pint im Pub oder die Umarmung seiner Freundin als Belohnung.

Er sagte jedoch: »Meine Flugstunde.«

Ich musste mich verhört haben. Ich glaubte, etwas von Fliegen gehört zu haben …

»Ja, Doc. Sobald meine Schicht vorbei ist, habe ich eine Flugstunde.«

Ich starrte ihn an.

»Sie fliegen ein Flugzeug?«, fragte ich ungläubig. »Das wollte ich immer schon tun!«, fügte jedoch nicht hinzu, »… habe es mir aber nie leisten können.«

Will nicht jeder fliegen können? Aber die Vorstellung, das Geld dafür aufzubringen und den Unterricht in meine vollen Tagespläne einzufügen, zwischen Zuhause, Vorlesungen, Abteilungsbesprechungen, Obduktionen und Aussagen vor Gericht … nun, es lohnte wohl kaum, weiter darüber nachzudenken.

Der Officer sagte: »Ich verrate Ihnen etwas. Die frische Luft dort oben übertrifft den Geruch des Leichenschauhauses an jedem Tag.«

Ich schaute mich um zu der Sammlung zerschmetterter Gliedmaßen, die wir gerade untersuchten. Brauchte ich jemanden, um mir zu sagen, dass der Himmel ein besserer Ort war?

Der Polizist sagte: »Die MET hat einen Flugverein, so mache ich es. Wenn Sie Interesse haben, können Sie bestimmt beitreten, wo Sie doch so eng mit uns zusammenarbeiten.«

Ein paar Wochen später fand ich mich in Biggin Hill wieder. Genau genommen an der Schwelle zur Startbahn 2-1. Noch genauer, in einer zweisitzigen Cessna 152 neben einem Police Officer, der auch qualifizierter Fluglehrer war.

Bei einer Tasse Kaffee hatte er mir eine Einweisung gegeben, meine erste Unterrichtsstunde, und dann, mit heftig klopfendem Herzen, zittrigen Händen, nervös und mit einem Kribbeln im Bauch, das sich wie pure Angst anfühlte, betätigte ich den Gashebel – und ich rollte auf der Startbahn 2-1.

»Vorsichtig zurückziehen, sobald wir 50 Knoten erreicht haben«, wies mich mein Lehrer an. »Vorsichtig!«

Ich tat es, und die Flugzeugnase hob langsam ab. Für einen Moment blieb mir fast das Herz stehen, als das Rumpeln der Räder auf dem Asphalt der Startbahn schwächer wurde und dann verebbte. Ja! Wir waren in der Luft.

Wie stiegen. Hoch und höher. Der tiefblaue Horizont verlagerte sich weiter nach unten. Ich schaute auf die Geschwindigkeitsanzeige. 75 Knoten. Wir passierten eine Wolke, flogen einfach an ihr vorbei, so wie der Bus morgens an mir vorbeirauschte, wenn ich ihn verpasste. Ich flog durch die Luft. In einer winzigen Metallkiste. Und ich fiel nicht runter.

Ich merkte, dass ich den Atem angehalten hatte. Ich atmete aus. Ich atmete ein, wagte es, nach unten zu schauen. Die Häuser von Greater London lagen hinter uns, und ich konnte bis zur Südküste schauen, den ganzen Weg bis nach Brighton. Mein Blick ruhte auf der atemberaubenden Schönheit der Landschaft, die sich vor mir ausbreitete wie ein Fest, wie eine Frau in vollem Ornat, wie ein Kunstwerk. Ich fühlte mich beschwingt. Ich flog wirklich. Ich ließ die Trauer und die Trostlosigkeit hinter mir zurück. Leichenschauhäuser voller regloser menschlicher Körper ohne Seele, die kleinen Fehler, die nagenden Sorgen, die Enttäuschungen, das Schweigen zu Hause, die jüngste Häufigkeit dieses unerfreulichen Kompromisses »Todesursache: Unbestimmt«, die idiotischen Eitelkeiten und die frustrierenden Rivalitäten. All die freudlosen Belanglosigkeiten, die das Leben grau färben können, waren einfach verschwunden und wurden durch diese Woge ungestümen Glücks ersetzt.

Ich konzentrierte mich auf die Kontrollanzeigen eines kleinen Flugzeugs, das irgendwo über Kent schwebte, und wusste, wenn das Fliegen mir dieses beglückende Gefühl vermittelte, durfte ich es nie wieder aufgeben. Nie wieder.

19

Nach fünf Flugstunden hängte ich die Fliegerei an den Nagel. Der Brand in unserem Haus hatte so viele Komplikationen und Belastungen geschaffen, dass diese Wogen ungestümen Glücks wieder von der Tagesordnung verschwanden. Meine beschränkte Freizeit allein mit einem Lehrer in der Luft zu verbringen, wenn ich bei meiner Familie sein sollte, wirkte ziemlich egoistisch. Also ging es zurück zu meinen PM40-Obduktionsmessern am Tag und zu den häuslichen Pflichten am Abend: Kochen, Obduktionsberichte schreiben, Handwerker anrufen. Zurück auf die Erde!

Mein Leben war nicht etwa langweilig. Ich liebte die Vielfältigkeit meiner Arbeit – in einer Woche konnte es sein, dass ich es mit einem Selbstmord mit einer Schrotflinte, einer Kohlenmonoxidvergiftung, Ertrinken, einem Messermord, einer Drogenüberdosis und den unterschiedlichsten natürlichen Todesursachen zu tun bekam. Jede hatte ihre eigene Faszination, solange man sich von der emotionalen Last freimachen konnte, die der Tod für die Lebenden mit sich brachte. Todesfälle aufgrund von Drogenüberdosis waren damals noch sehr selten, vor allem kam es kaum vor, dass der Konsument mit einer Nadel im Arm gestorben war: Wenn es jedoch vorkam, holte man man sofort interessierte Kollegen herbei (heute ist das für uns zur Routine geworden). Die Wahrscheinlichkeit, dass der Verstorbene, wenn er ein intravenöser Rauschgiftkonsument war, HIV-positiv war, war groß, darum erforderten Drogentodesfälle ausgefeilte Sicherheitsmaßnahmen. AIDS war noch ziemlich unerforscht, aber in der damaligen Unerfahrenheit hinsichtlich der Übertragung verbreitete sich Angst in den Krankenhausfluren.

Iain West war in Großbritannien und vielleicht sogar weltweit der führende Experte für Tod durch Kugelschuss oder Bombe geworden: Seine Karriere hatte ihren Höhepunkt mit den IRA-Aktivitäten erreicht, und seine Arbeit machte regelmäßig Schlagzeilen. Ich schätzte die Bandbreite der Fälle, mit denen ich mich befasste, aber die Kollegen legten mir nahe, dass auch ich einen Bereich finden sollte, in dem ich eine besondere Kompetenz entwickelte. Aber worin?

Todesfälle infolge von Drogenüberdosis oder Klebstoffschnüffeln schienen einen neuen Trend abzuzeichnen, aber diese erforderten im Allgemeinen eher einen Toxikologen als einen Rechtsmediziner.

Säuglinge? Nein, danke. Ich fand, dass nur wenige Rechtsmediziner daran Freude haben konnten, an solchen moralisch anspruchsvollen und emotional anstrengenden Fällen zu arbeiten, obwohl diese Spezialisierung im Laufe der nächsten Jahre an Bedeutung und Komplexität zunehmen sollte.

Meine intellektuelle Wissbegierde zog mich zu Messern, einer Methode des Tötens, die so alt war wie die Menschheit, und ich nahm an, dass sie auf diesem Planeten existieren würde, solange es Männer gibt. Oder Frauen. Einer der interessanten Aspekte des Totschlages durch ein Messer ist, dass Frauen häufig zu dieser Waffe greifen. Das Messer in jeder Küchenschublade in diesem Land ist ein Mord, der nur auf seine Verwirklichung wartet. Und es ist leicht zu verwenden. Weder Training noch Fachkenntnisse sind erforderlich. Nicht einmal viel Kraft. Man muss lediglich nah an das Opfer herankommen. Aber es war nicht so sehr der Schauplatz oder die Täter, die mich so interessierten. Vielmehr hatte ich immer öfter das Gefühl, anhand der Schnitte den zum Tod führenden Ablauf rekonstruieren zu können. Und obwohl ich mich mit der Tatsache abfand, dass die Polizei – in der Nach-Simpson-Zeit – nicht willens war, Rekonstruktionen als echte Beweise anzuerkennen, und Anwälte immer seltener die Zeit oder Neigung hatten, sie sich anzuhören, konnte ich nicht völlig außer Acht lassen, warum ich Rechtsmediziner geworden war: um zu helfen, das Rätsel des Todes zu lösen.

Ich denke nicht, dass ich bewusst die Entscheidung getroffen habe, ein Messerexperte zu sein. Es scheint sich eher ergeben zu haben. Mein Interesse bestätigte sich nach einem Einsatz an einem sonnigen Sonntagsmorgen im Herbst, als ich früh aufwachte, den klaren Himmel sah und leider den Wunsch verspürte, mit einem kleinen Flugzeug dort oben zu fliegen. Unser niedergebranntes Haus war wiederhergestellt und verkauft worden, wir hatten das Chaos des Umzugs überstanden, im neuen Haus herrschte einigermaßen Ordnung … aber ich wusste, dass es einfach nicht infrage kam, Zeit von der Arbeit und der Familie abzuzwacken, um meinen Flugunterricht wieder aufzunehmen.

Die Blätter wechselten gerade die Farbe, als ich an einem frischen, kalten Morgen zu einem Dorf unterwegs war, in dem ein alter Mann in seiner Küche mit aufgeschlitzter Kehle aufgefunden worden war. Als ich mich der Adresse näherte, sah ich eine Reihe Polizeiwagen am Straßenrand stehen. Ein gereizter junger Polizist versuchte, eine Gruppe neugieriger Nachbarn fernzuhalten.

Der alte Mann hatte in einer dieser frühen, großen, frei stehenden, für die Ewigkeit gebauten schwarz-roten Ziegelstein-Sozialbauten gelebt. Die Nachbarn verstummten, als ich mich näherte. Sie hörten, wie ich mich gegenüber dem Polizisten auswies, und erst als er das Absperrband anhob und ich durchging, nahmen sie ihre Gespräche wieder auf. Aus den Augenwinkeln nahm ich jemanden in einem Polizeiauto wahr. Eine Frau, den Kopf in die Hände gestützt.

»Ich bin der Coroners Officer; vielen Dank, dass Sie so schnell hier sein konnten«, sagte ein großer rotgesichtiger Mann an der Tür, der, wie ich sofort vermutete, wie viele Coroners Officers damals, ein ehemaliger Polizist war. Die Tatortermittler waren mit ihren Asservatentüten beschäftigt, und es gab einige leitende Kommissar. Ein Polizeifotograf traf ein.

»Das ist die Tochter«, murmelte der Coroners Officer und zeigte zum Polizeiwagen, in dem die Frau saß. »Hat angerufen, und niemand ging ran, kam sofort her …«

In der Küche, in der Nähe der Hintertür, die Füße in Richtung Wohnzimmer, lag der Körper eines alten Mannes.

»Mr Joseph Garland. 82 Jahre alt«, flüsterte mir der Coroners Officer ins Ohr.

Mr Garland lag auf seiner rechten Seite. Seine Kleidung war blutbefleckt. Der Küchenboden unter ihm war blutbefleckt. Die Matte war blutbefleckt. Die Küchenschränke und Wände waren blutbefleckt.

Er trug einen Schlafanzug mit einer übergeworfenen Tweedjacke. Seine Hände waren blutig. Er war barfuß. An der offenen Hintertür stand ein Paar blutiger Gummistiefel.

Ich konnte hinter mir zwei Kommissare miteinander reden hören.

»Vermutlich hämmern sie an der Tür, oder vielleicht sieht er sie gerade draußen in seinem Garten. Er wirft die Jacke über, schlüpft in seine Stiefel, geht raus und … sie stechen auf ihn ein, aber er schafft es, ins Haus zurückzugehen, wahrscheinlich, um nach dem Telefon zu greifen …«

Ich schaute wieder auf Mr Garland. Die Blutspuren waren ungewöhnlich verteilt. Jacke und Schlafanzug waren vorne voller Blutflecken. Seltsamerweise hatte sich das Blut nur bis zur oberen Wade verteilt. Es gab kein Blut weiter unten, außer auf seinen Fußsohlen. Die Gummistiefel waren jedoch auf der Außenseite und oben am inneren Rand blutbefleckt.

Es war offensichtlich, dass er die Gummistiefel während oder nach dem Zeitpunkt getragen hatte, als er die Verletzungen erlitt. Dann hatte er sie ausgezogen, als er ins Haus ging. Sie standen dort ordentlich, was mit Sicherheit ihr gewohnter Platz vor der Tür war. Ihr Eigentümer hatte wahrscheinlich die Gewohnheit, sie auszuziehen, bevor er ins Haus ging.

»Ich würde wetten, dass er früher eine Frau hatte, die herumnörgelte, wenn er Dreck auf den Küchenboden brachte«, sagte ich vor mich hin.

Ich schaute hinaus in den Garten, der jetzt von mehreren Polizisten durchkämmt wurde. Ich sah eine Blutspur, die zum Gewächshaus führte. Davor stapelten sich Blumentöpfe. Durch schmutzige Fenster konnte man innen die Tomatenpflanzen des Sommers sehen. Sie waren braun und welk, weil der Herbst angebrochen war.

An das Gewächshaus grenzten eine Garage und ein Parkplatz. Eine große Blutlache war auf dem Parkplatz sichtbar: Eindeutig war hier die Verletzung zugefügt worden. Ein rotes Auto stand auffallend schräg auf dem Parkplatz, die Fahrertür nicht richtig geschlossen, als ob jemand eilig herausgesprungen sei.

»Der gehört der Tochter«, klärte mich der Coroners Officer auf.

Der Fotograf hatte seine Arbeit vorerst beendet, und ich ging zurück zur Leiche. Ich drehte Mr Garland um und sah direkt über dem Jackenkragen eine klaffende Schnittwunde an einer Seite des Halses. Ein Messer hatte die Muskeln und die rechte Halsvene durchschnitten und teilweise die Halsschlagader durchtrennt. Es gab weitere horizontale Verletzungen am Hals, aber keine war so tief wie die Wunde, die für ihn höchstwahrscheinlich tödlich war.

Ich befühlte seine Arme und Beine. Die Totenstarre war bereits eingetreten, aber in den Beinen noch nicht völlig ausgeprägt. Ich maß seine Temperatur.

Ein anderer Polizist lauschte aufmerksam in sein Funkgerät.

»Verdächtiger Kombi … zwei Männer, Anfang zwanzig, haben heute Morgen einen Rentner angesprochen. Gefragt, ob er Gartenarbeit für sie habe. Der Kombi war ein weißer Ford, Kennzeichen enthält wahrscheinlich die Buchstaben T und K …«

»Lassen Sie danach suchen«, sagte jemand mit gebieterischer Stimme, der sich mir dann als Kriminalhauptkommissar vorstellte.

Ich hatte neben der Leiche gehockt und stand jetzt auf.

»Könnten Sie seine Tochter fragen, ob er Linkshänder war?«

Der Superintendent schaute mich kurz an und verschwand dann zum Polizeiwagen. Durch die offene Tür konnte ich hören, wie die Tochter von Mr Garland unter Tränen bestätigte, dass er tatsächlich Linkshänder war. Sie wusste, was diese Frage bedeutete, vielleicht sogar noch vor dem Kommissar, weil sie sofort noch heftiger weinte.

»Ich denke nicht, dass das eine Morduntersuchung ist«, sagte ich, als der Superintendent zurückkam.

Die Polizeibeamten, die sich innen und außen zu schaffen machten, schienen alle zu erstarren.

»Es ist eine selbst zugefügte Wunde. Ich befürchte, dass sich Mr Garland selbst umgebracht hat.«

Der Superintendent schüttelte den Kopf.

»Das war unser erster Gedanke. Aber wir haben alles nach einem Messer abgesucht und keins gefunden.«

»Es muss da sein.«

Der Superintendent wirkte verärgert: »Man kann sich nicht selbst töten und dann die Waffe verstecken. Es gibt hier keine Waffe. Es handelt sich um Mord.«

»Vielleicht hat er das Messer in die Sträucher fallen lassen.«

Der Superintendent zeigte auf ein paar Polizisten, die bereits in den Blumenbeeten suchten.

»Sie suchen gerade alles zum zweiten Mal ab. So groß ist der Garten nicht, und es gibt kein Messer.«

Es musste dort sein. Ich war fest davon überzeugt, dass der alte Mann Selbstmord verübt hatte. Ich hielt inne und überlegte. Wie sicher war ich?

Der Superintendent starrte mich an. »Sie können das erst nach der Obduktion wissen, Doktor.«

Die Menschen denken immer, dass ich durch das Öffnen der Körper der Toten alle ihre darin verschlossenen Geheimnisse finde, wie jemand, der Safes knackt. Aber in diesem Fall wusste ich bereits sehr viel durch die sorgfältige Betrachtung des Leichnams.

Es machte keinen Sinn zu streiten, weil ich die Obduktion auf jeden Fall durchführen musste. Ich wandte mich wieder an den Coroners Officer.

»Könnten Sie veranlassen, dass der Mann in eine Leichenhalle gebracht wird?«

Er nickte und rief zwei uniformierte Polizisten herbei.

»Okay, packen sie ihn in einen Sack und bringen Sie ihn zum Royal Surrey.«

Ich kehrte zum Superintendent zurück. Ich war mir sicher.

»Natürlich werde ich die Leiche obduzieren, aber ich bin überzeugt, dass es Selbstmord war.«

»Was macht Sie so sicher?«, fragte er mich und klang nicht gerade freundlich. Diesen Ton kannte ich bereits, aber selten bin ich ihm an einem Tatort begegnet, wo man im Allgemeinen ruhig und freundlich zusammenarbeitet. Nein, dieser spöttische Ton passte vor Gericht, von einem erfahrenen Verteidiger angeschlagen, der einen Rechtsmediziner demütigen will, dessen Untersuchungsergebnisse seinen Mandanten belasten.

Ich antwortete in eiskaltem Ton: »Erstens, die Stelle der Verletzung. Mr Garland hat sich mehrere Male geschnitten, und die Stelle, die er gewählt hat, ist absolut typisch für selbst zugefügte Schnittwunden. Sie sind fast immer am Hals oder an den Handgelenken. Er hat die rechte Halsseite aufgeschnitten, was sehr unwahrscheinlich wäre, wenn er Rechtshänder wäre. Aber Sie haben gerade bestätigt, dass er Linkshänder war. Und betrachten Sie die geringfügigeren Verletzungen. Sie verlaufen alle parallel.«

Der Superintendent blickte widerstrebend auf den Hals des alten Mannes. Ich wies auf die feinen, oberflächlichen Blutstreifen auf beiden Seiten der großen Stichwunde hin und erklärte ihm die Probeschnitte. »Wir wissen nicht genau, warum Menschen das tun: Vielleicht sammeln sie erst ihren Mut. Bereiten sich auf den Schmerz vor. Oder versuchen, die richtige Stelle zu finden. Aber Probeschnitte sind deutliche Hinweise auf Selbstmord.«

Der Superintendent wirkte immer noch skeptisch.

»Diese Streifen bedeuten *immer*, dass es Selbstmord ist?«

»Meiner Erfahrung nach ist das für gewöhnlich der Fall.« Meine Erfahrung war zum damaligen Zeitpunkt nicht sehr groß, aber das würde ich dem Beamten nicht auf die Nase binden.

»Wenn er sich dort verletzt hat …«, der Kommissar zeigte auf die große Blutlache auf dem Parkplatz, »… und genau hier gestorben ist, wie viel Zeit hätte er gehabt, um das Messer loszuwerden?«

Ich überlegte.

»Höchstens eine Minute.«

Nicht dass er nach so viel Blutverlust in der Lage gewesen wäre, das Messer zu verstecken. Er hätte es vielleicht noch wegwerfen können, aber mit ziemlicher Sicherheit hatte er es einfach fallen lassen.

Der Kommissar, der offenbar unbedingt wollte, dass ein Mord seinen Sonntag bereicherte, sagte: »Jemand hätte ihn erstechen können und ist dann mit der Mordwaffe weggerannt.«

»Nun …«

»Ist es möglich? Würden Sie es für möglich halten, dass die Verletzung von jemand anderem beigebracht wurde?«

Ich zögerte. Natürlich war es möglich, alles war möglich. Aber meine Aufgabe bestand darin, Beweise zu sammeln und vorzulegen, und nicht, wild zu spekulieren.

»Es ist unwahrscheinlich, aber möglich«, sagte ich.

Triumphierend sah mich der Kommissar an.

»Aber wie dem auch sei, ich denke, dass das Messer hier sein muss«, sagte ich. »Und zwar an einer ziemlich offensichtlichen Stelle.«

Die nach dem Messer suchenden Polizisten hörten meine Worte. Sie hielten inne. Einige stemmten die Hände in die Hüften, andere richteten sich kerzengerade auf, starrten mich an. Sie suchten jetzt schon eine Weile und wollten nicht hören, dass sie etwas Offensichtliches übersahen. Ich ging durch die kleine Hintertür nach draußen, an den blutigen Gummistiefeln, dem Gewächshaus und den alten Blumentöpfen aus Ton vorbei, passierte eine alte Zinnwanne, die auf der Seite lag, folgte der Blutspur bis zur Quelle.

»Er hat viel Blut verloren, und umso schneller, als er zum Haus zurückging, ich glaube wirklich, dass er das Messer einfach nur irgendwo in der Nähe dieser Stelle fallen ließ, statt es irgendwohin zu werfen«, sagte ich. »Vielleicht die Tochter …?«

»Sagt, sie habe nichts angerührt.«

Bei Selbstmord gibt es fast immer einen Verwandten oder Freund, der das sofort vermutet. Vielleicht hatte Mr Garland damit gedroht, sich umzubringen, oder er wirkte einfach nur sehr niedergeschlagen. Ich versuchte, mir vorzustellen, wie seine etwa 40-jährige Tochter in ihrem roten Wagen angedüst kam, mit Herzklopfen wegen dem, was sie vielleicht vorfinden würde. Als Erstes hätte sie die Blutlache gesehen. Ihr Wagen wäre mit quietschenden Reifen kurz davor zum Stehen gekommen. Sie hätte ihn einfach quer mitten auf dem Parkplatz stehen lassen, wäre hinausgesprungen, hätte nicht einmal die Tür geschlossen und wäre ins Haus gerannt.

»Kein Messer, kein Selbstmord«, stellte der Kommissar energisch fest.

»Könnten Sie bitte ihren Wagen zurücksetzen?«

Alle wechselten Blicke, und der Kommissar ging ins Haus, um die Tochter nach dem Schlüssel zu fragen, kam wieder heraus und fuhr den Wagen langsam von dem Parkplatz zurück.

Dort, wo eines der Räder gestanden hatte, lag ein blutiges Brotmesser mit Knochengriff.

Der Kommissar ahnte ja nicht, wie froh ich darüber war, dass sich meine Theorie bestätigt hatte. Ich hatte vermutlich sehr sicher geklungen. Und ich war mir sehr sicher. Aber tief in meinem Innern weiß ich schon seit meiner Kindheit, dass das Leben eine unerwartete Folge von Windungen und Wendungen ist. Ich bin der Sklave dieses Wissens. Obwohl es mein Job ist, sicher zu sein, war ich an jenem Tag nicht imstande, und bin es auch heute nicht, mich einer größeren Sicherheit zu entziehen, und zwar der, dass es immer auch noch andere Möglichkeiten gibt.

20

Mittlerweile begann ich zu vermuten, dass meine Versuche, Selbstmorde anhand des Stichkanals einer Stichwaffe zu rekonstruieren, möglicherweise von einer Technik in den Schatten gestellt wurden, die neuerdings an der entfernten Peripherie der forensischen Arbeit aufgetaucht war. Man hatte angefangen, über DNA-Tests zu reden. DNA, so hieß es, sei eine sichere Identifikationsmethode, besser als Fingerabdrücke oder andere aktuelle Methoden. Wir diskutierten im Pub darüber bei einem unserer lauten freitäglichen Mittagessen. Unsere Debatte zog sich bis in den Nachmittag, die Sekretärinnen und Laboranten gesellten sich auch dazu. War DNA die Zukunft? Oder handelte es sich dabei um einen dieser technischen Fortschritte, die über viele Jahre nicht in der Praxis anwendbar sind?

Die neuen Entwicklungen warfen bei mir die Frage auf, ob mein besonderes Interesse an Stichkanälen bald so altmodisch sein würde, dass es niemandem mehr nutzte. Meine Faszination an diesem Thema ließ nicht nach, aber etwa um diese Zeit war eine andere Spezialisierung auf mich »zugekommen«. Anfangs versuchte ich, ihr keine Bedeutung beizumessen, aber sie schaffte es, mich hart an einer empfindlichen Stelle zu treffen, die mir bisher nicht bewusst war: mein soziales Gewissen. Ich dachte, ich hätte bereits für die Gesellschaft gearbeitet: Forensische Mediziner helfen Familien und dem Staat, den Tod zu verstehen und Gerechtigkeit zu finden, oder nicht? Erst langsam freundete ich mich mit der Idee an, dass ich persönlich eine wesentlich direktere Rolle dabei spielen könnte, um gesellschaftliche Veränderungen herbeizuführen.

Es gehörte zu meiner Arbeit, an Tatorten eng mit der Polizei zusammenzuarbeiten. Deren Professionalität und Kameradschaftsgeist machten es sehr viel leichter, mit dem Chaos, dem Blut, der Abscheulichkeit und der menschlichen Tragödie des durchschnittlichen Mordes umzugehen. Wenn ich zu den involvierten Ermittlern eine gute Beziehung hatte, hielten sie mich manchmal über den Fortschritt der Ermittlungen auf dem Laufenden, und ich wusste das zu schätzen.

Wie schwer war es dann, von einer ganz anderen Art der Polizeiarbeit Zeugnis abzulegen! Eine, die wenig gemein hatte mit den würdevollen, seriösen Männern und Frauen, auf die ich bislang bei meiner Arbeit gestoßen war.

Als ich eines Nachts wegen einer Obduktion in der Leichenhalle eines Krankenhauses eintraf, waren die Informationen, die ich bei einem Briefing erhielt, ein wenig dürftig. Schon bald verstand ich den Grund. Der Mann war gestorben, während er sich in der Obhut des Strafvollzugssystems befand. Mir fiel auf, dass es keine Scherze oder Small Talk gab, während wir uns umzogen und in den Obduktionssaal gingen, um die Leiche zu untersuchen.

Der Verstorbene war ein 28-jähriger Nigerianer. Eine äußere Leichenschau ergab Schürfwunden an der Nasenspitze und rund um die Lippen. Ich entdeckte frische Prellungen an den Armen und um die Handgelenke sowie am Bauch.

»Trug er einen Körpergurt, als er starb?«, fragte ich.

Die anderen nickten mürrisch.

Ein Körpergurt besteht aus einem dicken, schweren Ledergürtel mit Handschnellen, die an einem Ring an jeder Seite befestigt sind. Der Gurt wird um den Bauch gelegt, und die Handschellen werden eingehakt.

Als ich die innere Leichenschau bei dem Toten vornahm, entdeckte ich starke Ablagerungen, jedoch nur im Innern der Halsschlagader, durch die das Blut zum Gehirn transportiert wird: sehr ungewöhnlich bei einem Mann seines Alters. In ein paar Jahren wäre das lebensbedrohlich geworden. Aber sie waren gewiss nicht die Todesursache.

Weitere Untersuchungen ergaben, dass er auch unter Sichelzellenanämie litt.

Die Sichelzellenkrankheit ist die sich in Großbritannien am schnellsten verbreitende genetische Störung. Millionen Menschen, vor allem afrikanischer oder karibischer Abstammung, tragen sie in sich. Die daran Leidenden haben eine größere Chance, Malaria zu überleben (nicht sehr nützlich im großstädtischen London). Aber das war's auch schon mit den guten Nachrichten. Die Krankheit wird verursacht durch eine erbliche genetische Anomalie des den Sauerstoff tragenden Proteins im Hämoglobin. Bei gesunden Menschen mit normalem Hämoglobin sind die roten Blutkörperchen fett und rund mit einer Mulde in der Mitte – nicht unähnlich einem Donut. Und vor allen sind sie biegsam. Bei der genetischen Mutation des Hämoglobins wird eine Aminosäure ausgetauscht, was dazu führt, dass sich die Stabilität und Struktur des Hämoglobins verändert. Die meiste Zeit stellt dieser Austausch kein Problem dar, aber wenn das Hämoglobinmolekül kein Sauerstoffmolekül an sich bindet, wird es steif und nimmt eine ungewöhnliche Form an. In diesem Fall können die roten Blutkörperchen wie krumme Bananen aussehen – oder Sicheln, daher der Name der Krankheit. Wegen ihrer Form und Starrheit können die roten Blutkörperchen nicht mehr geschmeidig durch die Blutgefäße fließen, sie verkanten sich, blockieren die Blutgefäße – sie entziehen den lebenswichtigen Organen Sauerstoff.

Schmerzen in den Gelenken und im Bauch und oftmals Anämie sind erst der Anfang der Probleme, die diese Blockaden verursachen können. Daran Erkrankten wurde früher ein kurzes Leben prognostiziert, aber neuere Erkenntnisse über diese Krankheit und medikamentöse Behandlungen verändern das, und vielleicht wird schon bald eine Gentherapie zur Verfügung stehen.

Eine vollständig ausgebrochene Krankheit bedeutet, dass der Betreffende das defekte Gen von beiden Elternteilen geerbt hat. Man nennt das homozygot, und als Folge davon kann der Träger nur diese Art von fehlerhaftem Hämoglobin herstellen. Wird jedoch von einem Elternteil ein defektes und vom anderen ein normales Gen vererbt, bezeichnet man das als heterozygot. Der Träger kann sowohl normales als auch fehlerhaftes Hämoglobin herstellen. Diese Menschen haben die schwächer ausgeprägte Form der Krankheit, die – wie es bei einer genetischen Störung dieser Art kaum überrascht – noch weiter verbreitet ist als die Sichelzellenkrankheit. Man spricht hierbei von Sichelzellenanlage.

Lange Zeit wurde angenommen, dass die Sichelzellenanlage keinen signifikanten Einfluss auf die Träger hatte (es sei denn, sie erkrankten an Malaria). Erst in den vergangenen Jahrzehnten wurde sie als wichtiger Risikofaktor unter bestimmten Gegebenheiten erkannt. Diese Gegebenheiten weisen sich durch weniger Sauerstoff aus. Solche Menschen können also nicht den Mount Everest besteigen. Tatsächlich müssen sie alle Situationen meiden, bei denen Sauerstoffknappheit droht: Klettern im Hochgebirge, Gerätetauchen, Fallschirmspringen ... und gewaltsames Fesseln. Zu Ersteren kann man sich selbst entscheiden, zu Letzterem nicht.

Dies war der erste Fall für mich, obwohl bald weitere folgen sollten, in denen ein schwarzer Patient gefesselt starb und bei dem ich unter dem Mikroskop ein paar Sichelzellen im Gewebe finden konnte. Ein Hinweis darauf, dass zwar nicht die Sichelzellenkrankheit, wohl aber die Sichelzellenanlage vorhanden war. Durch spezielle Tests konnte das bestätigt werden. Leider wissen viele vermutlich nicht, dass sie Träger dieser Anlage sind.

Dieser spezielle Patient zeigte zudem Anzeichen von Hypoxie, Sauerstoffmangel in den Geweben. Er war gewaltsam gefesselt worden, aber keine seiner Verletzungen war lebensbedrohlich. Die polizeilichen Maßnahmen mussten also weitgehender gewesen sein, als die Prellungen verrieten, die alle sorgfältig in meinem Bericht notiert wurden.

Erst später erfuhr ich die ganze Geschichte. Der Mann saß in einem Londoner Gefängnis ein und wartete auf seine Verhandlung wegen betrügerischer Absprache. Ich weiß nicht, was er getan hatte, das dazu führte, dass der Gefängnisarzt sein Verhalten als »seltsam« genug beschrieb, um ihn in den Krankenhausflügel des Gefängnisses von Brixton zu verlegen. Man würde vermuten, psychische Probleme, wenngleich aus den medizinischen Unterlagen nichts dergleichen hervorging. Ich glaube nicht, dass sein Verhalten mit Drogen zu tun hatte, obwohl in seinem Urin Kokain nachgewiesen wurde, aber nur in sehr geringer Konzentration.

Während der Überführung in den Krankenhausflügel, sei er »unruhig und aggressiv geworden und war dann nicht mehr ansprechbar«. Diese Beschreibung stammte vom Bericht des Arztes in der Notaufnahme, in die der Patient später gebracht wurde. Den Polizeiberichten zufolge wurde bei der Ankunft im Krankenhausflügel des Gefängnisses von Brixton »bemerkt, dass er anscheinend nicht mehr atmete«.

Also wurde er in die Notaufnahme gebracht. Unterwegs hatte man versucht, ihn wiederzubeleben, aber ohne jeden Erfolg. Tatsächlich stand im Bericht der Ärzte der Notaufnahme zusätzlich »steife Finger«!

Mir kam es so vor, als sei er auf eine Weise festgehalten worden, die seine Atmung beziehungsweise Sauerstoffversorgung einschränkte, möglicherweise mit dem Gesicht nach unten, oder jemand kniete auf seiner Brust. Die Obduktion zeigte jedoch, dass der Tod hauptsächlich dadurch versursacht worden war, dass er an einer schweren Lungenentzündung litt.

Das genügte, um ihn nicht in die Kategorie der verdächtigen Todesfälle einzuordnen. Er war an natürlichen Todesursachen verstorben – eine Kombination aus Lungenentzündung und Sichelzellenanlage. Obwohl ich das Gefühl hatte, und es auch sagte, dass er die Lungenentzündung vielleicht überlebt hätte, wenn man ihm sofort die richtigen Medikamente verabreicht und man ihn nicht mit einem Körpergurt und dem Gesicht nach unten oder in einer anderen Position gefesselt hätte, die seine Atmung noch weiter einschränkte.

Der Verstorbene hatte keinen festen Wohnsitz, führte vermutlich ein raues Leben und hatte sich schon vor seiner Verhaftung – oder auch im Gefängnis – eine Lungenentzündung zugezogen. Es gab eine Untersuchung mit dem Ergebnis: Tod durch natürliche Ursachen – verschlimmert, fügte der Coroner in einer Art Understatement hinzu, durch mangelnde Fürsorge.

Dies ereignete sich vor weniger als 30 Jahren, aber damals dachte der Großteil der Gesellschaft, dass Kriminelle bekamen, was sie verdienten, und dass die Polizei immer, oder zumindest für gewöhnlich, recht hatte. Also auch ohne die natürlichen und strafmildernden Faktoren seiner Sicherzellenanlage und der Lungenentzündung hätte es keinen Aufschrei wegen des Todes eines Gefangenen gegeben. Und ich bedaure, das sagen zu müssen, dass solche Gleichgültigkeit vor allem dann zutraf, wenn der Gefangene schwarz war.

Gleichgültigkeit seitens der Öffentlichkeit als auch der Polizei bedeutete, dass es nahezu einen totalen Mangel an Ausbildung und Verständnis dafür gab, wie man jemanden fesselt, ohne ihn in Gefahr zu bringen. Solches Training wurde nicht für relevant oder nützlich gehalten für die tägliche Arbeit eines Polizisten oder Gefängnisaufsehers. Es wurde akzeptiert, dass die Beamten die Menschen zu Boden brachten, auf sie draufsprangen, mit ihnen rangen, taten, was auch immer nötig war, um sie unter Kontrolle zu bringen, und »Kontrolle« meinte »unbeweglich«.

Polizisten und Gefängnisaufsehern wurden vertraut, das Richtige zu tun, und die Nation machte sich keine Gedanken über die Möglichkeit, dass es anders sein könnte. Ich teilte diese Haltung jedoch nicht. Ich wurde mit einer Reihe von Todesfällen in der Haft oder durch gewaltsames Fesseln konfrontiert. Viele dieser Toten waren schwarz. Das war nicht einfach nur ein Sichelzellenproblem, auch wenn es die Sichelzellen waren, die meine Aufmerksamkeit darauf gelenkt hatten. Ich musste unbedingt etwas unternehmen. Aber was? Ich arbeitete mit der MET zusammen, und gute, unterstützende Beziehungen waren an den Tatorten und auch danach wertvoll. Ich mochte und respektierte viele Officers. Eine angenehme Arbeitsbeziehung war für mich unerlässlich, und so wusste ich nicht, wie ich mich wegen dieser Angelegenheit an sie wenden sollte. Aber ich wusste, dass ich das musste, und da die Todesfälle gefesselter Gefangener mehr als nur gelegentlich auftraten, musste ich mich darauf konzentrieren. Aber noch war ich nicht sicher, wie ich mein Wissen nutzen sollte, um die Situation zu verbessern. Schließlich untersuchen Rechtsmediziner Leichen und verstehen Todesursachen. Unsere Untersuchungsergebnisse können zu Gerichtsverfahren beitragen oder dazu, künftig Leben zu retten. Aber es war nicht meine Aufgabe, die Welt zu verändern. Oder?

21

Dass Menschen in Polizeigewahrsam wegen der Art ihrer Sicherung starben, konnte ich nicht einfach ignorieren, aber intellektuell und analytisch faszinierte mich weiterhin die Untersuchung von Messermorden. Iain West hatte sich als Kugelschuss-und-Bomben-Experte auf einen vergleichsweise unkomplizierten Bereich spezialisiert. Die Täter wollen jemanden tot sehen und erschießen ihn, Ende der Geschichte. Stichwunden erfordern räumliche Nähe zwischen Täter und Opfer. Stichwunden schließen häufig gemischte Motive ein. Stichwunden können mitunter mehr mit dem Sinn für Theatralik zu tun haben, als mit dem konkreten Wunsch zu töten – besonders wenn die Verletzungen selbst beigefügt werden. Aber was mich wirklich interessierte, war meine Theorie, dass jede Stichwunde eine Geschichte erzählt. Ich war immer noch überzeugt, dass die genaue Spur, die ein Messer im Körper hinterlässt – und häufig weisen die Opfer mehrere Stichwunden auf – eine Art Foto des Mordes liefern konnte, wenn man genug über die Verletzung wusste.

Bei jedem Messermord war ich bestrebt, so viel wie möglich durch die Verletzungen zu erfahren. Schon bald nach dem Selbstmord des alten Mannes mit dem Brotmesser untersuchte ich einen weiteren Fall von Tod durch Erstechen und erkannte, dass meine Experimente mit dem Sonntagsbraten tatsächlich etwas brachten.

Der Winter folgte schnell auf jenen sonnigen Herbsttag, und schon bald kam der erste Frost. Eines Morgens wurde ich zu einer Leiche gerufen, die an einem Kanal im nördlichen London gefunden worden war. Ich traf mittags ein und fand einen jungen Mann in Jeans und Jacke vor, der bäuchlings auf einer Grasfläche lag, die Arme unter dem Körper. Die Außentemperatur betrug nur 2 Grad, was für die üblichen Aufgaben, wie die Bestimmung des Todeszeitpunkts, nicht hilfreich war. Die Körpertemperatur war auf 20 Grad gesunken, und die Polizeifotos zeigten, dass der Körper zum Zeitpunkt des Auffindens mit Reif bedeckt war. Die Totenstarre hatte eingesetzt, war aber noch nicht vollständig ausgeprägt.

Alles, was ich für die Polizei daraus ableiten konnte, war, dass der Tod zwischen Mitternacht und 6 Uhr früh eingetreten sein musste – was mit dem üblichen Frust quittiert wurde.

Das Gras neben den Füßen des Verstorbenen war blutbefleckt, und neben der Leiche lag ein blutiges Küchenmesser. Ich drehte den Mann um und sah, dass Mund, Nase, eine Hand und die Brust blutüberströmt waren.

Wir transportierten ihn zwecks vollständiger Obduktion ins Leichenschauhaus, wo ich feststellte, dass eine einzelne Stichwunde durch seine Kleidung und durch den Knorpel von drei benachbarten Rippen eingedrungen war, wodurch die Klinge dann abgelenkt wurde. Nur ein wenig, aber dadurch traf das Messer bedauerlicherweise genau die Aorta. Es durchtrennte die Hauptschlagader und durchdrang die dahinter liegende Luftröhre. Der Stichkanal endete in der Speiseröhre. Die Gesamttiefe der Verletzung betrug ab Hautoberfläche 12 Zentimeter. Der Stichkanal führte horizontal von vorne nach hinten und leicht von rechts nach links.

Das in der Nähe gefundene Küchenmesser mit schwarzem Griff hatte die richtige Größe und Form, um diese Wunde zu verursachen. Die aufgewandte Kraft musste enorm gewesen sein, weil der Stich sowohl durch die Kleidung als auch durch das Knorpelgewebe gedrungen war. Es gab kleinere Abschürfungen auf dem Gesicht des Verstorbenen und verschiedene Schürfwunden auf dem linken Arm.

Alles Anzeichen für eine Messerstecherei. Die Polizisten versuchten, meine Ergebnisse mit der Geschichte des Angeklagten in Einklang zu bringen. Der Angeklagte und das Opfer, beide um die zwanzig, hatten zusammen getrunken und waren dann spazieren gegangen. Sie waren gute Freunde, aber, wie sich während des Verhörs herausstellte, war der Angeklagte insgeheim sauer auf seinen Kumpel:

***

Frage: Worüber haben Sie gesprochen?

Antwort: Nichts Besonderes.

Frage: Waren Sie bewaffnet?

Antwort: Nein.

Frage: War er es?

Antwort: Ja, er hat immer ein Messer dabei.

Frage: Hatten Sie bei früheren Gelegenheiten beide Ihr Messer dabei?

Antwort: Ja, aber meins war zu Hause.

Frage: Sie müssen jetzt nicht antworten, um sich nicht selbst zu belasten. Wissen Sie, wie er starb?

Antwort: Ich denke schon.

Frage: Erzählen Sie es uns bitte.

Antwort: Wir haben den Kanal erreicht, und er sagte, dass er sich schlecht fühle. Also blieb ich stehen und wartete auf ihn. Ich schaute hinunter und sah, dass der Schnürsenkel meines Turnschuhs auf war, also beugte ich mich runter, um ihn zuzubinden, und er sagte, was würdest du davon halten, wenn ich mit deiner Schwester ausgehe?

Frage: Mary?

Antwort: Ja.

Frage: Wie alt ist Mary?

Antwort: Dreizehn.

Frage: Was haben Sie geantwortet?

Antwort: Ich habe gesagt, dass ich es nicht besonders gut finde, weil sie erst 13 ist. Ich blickte hoch, um ihm ins Gesicht zu sehen und ihn zu fragen, warum er das wissen wollte, aber ich hatte keine Gelegenheit dazu, denn er zog etwas aus seiner Kleidung. Ich dachte, dass er im Begriff war, mich zu schlagen. Deshalb geriet ich in Panik und stieß ihn weg. Ich drehte mich um und rannte los. Ich habe mich einmal umgedreht und sah ihn rückwärts stolpern. Ich bin weitergelaufen. Ich wusste nicht, dass er verletzt war, sonst wäre ich zurückgegangen und hätte ihm geholfen.

Weitere Befragungen ergaben, wie wütend der junge Mann über die Möglichkeit war, dass sein Freund mit der 13-jährigen Mary Sex haben könnte. Nach einer von vielen Unterbrechungen, während der er mit einem Anwalt sprach, sagte der Verdächtige: »Wenn es das Messer ist, das ich vermute, dann habe ich es in seiner Wohnung gesehen. Es war zusammen mit anderen vom Abtropfständer gefallen, und ich habe es aufgehoben und auf die Arbeitsplatte gelegt.«

Später bat der Anwalt erneut, mit seinem Mandanten allein sprechen zu dürfen, der, nachdem das Verhör weiterging, einräumte, den Tod verursacht zu haben, jedoch darauf beharrte, dass es ein Unfall war. »Er war mein bester Freund, und ich wollte ihn doch nicht verletzen. Das ist alles.«

Ich war sicher, dass die Version des Beschuldigten nicht stimmen konnte. Mein Instinkt sagte mir, dass es unmöglich war, ein Messer herumzudrehen, das jemand anderer festhielt, und auf diese Weise damit in die Brust einzudringen – die Wunde war gerade und waagerecht. Und ganz sicher konnte man nicht aus einer tiefen, hockenden Lage so hoch in die Brust stechen.

Aber in Anbetracht der Unschuldsvermutung, die besagt, dass der Verdächtige so lange als unschuldig gilt, bis das Gegenteil bewiesen ist, versuchte ich, die Szene zu Hause nachzuspielen. Ich hockte mich auf den Boden und tat so, als würde ich meine Schnürsenkel zubinden (mit der rechten Hand), schaute hoch und drehte das sich nähernde Lineal (das für das Messer stand und ich in meiner linken Hand hielt) des Angreifers um und versuchte, es so in seine Brust (ein Kissen auf einem Stuhl) zu stechen, dass eine horizontale Verletzung entstand. Ich hatte gerade zugestochen, als ich merkte, dass noch jemand im Zimmer war.

Ich drehte mich um. Chris war in mein Arbeitszimmer gekommen. Beiden Kindern war gesagt worden, dass sie anklopfen mussten, damit sie nicht aus Versehen auf verstörende Unterlagen stießen. Ich musste so vertieft gewesen sein, dass ich ihn nicht hatte kommen hören. Nun starrte er mich sichtlich irritiert an.

»Ja?«, fragte ich und versuchte, mich so zu geben, als sei alles völlig normal.

Er drückte ein Schulbuch an sich.

»Was machst du da?«, fragte er mit einer Stimme, die nach einer Erklärung verlangte. Er war mittlerweile neun Jahre alt und ein entspanntes, ausgeglichenes Kind, das rein gar nichts mit dem Baby zu tun zu haben schien, das uns nächtelang tyrannisiert hatte.

Ich stand auf. Ehrlichkeit war vermutlich die beste Strategie.

»Nun, ich versuche herauszufinden, ob ein Mann, der sich den Schuh zubindet ... das bin ich, hier, mit meiner rechten Hand ... wenn sich ihm ein anderer Mann mit einem Messer nähert ... das bin auch ich, meine linke Hand ist der andere Mann, und das Lineal ist das Messer ... ob der erste Mann irgendwie das Messer herumdrehen und den zweiten Mann erstechen kann, während er die ganze Zeit am Boden hockt.«

Chris überlegte gründlich.

»Ja«, sagte er schließlich. »Ich glaube, das kann er.«

»Glauben reicht nicht. Der erste Mann könnte für lange Zeit ins Gefängnis geschickt werden – darum muss ich sicher sein.«

»Hat der erste Mann den zweiten Mann getötet?«

»Nun ... ja.«

»Hast du ihn gesehen?«

»Den ersten Mann? Nein?«

»Den zweiten Mann.«

»Ja, Chris. Ich habe ihn im Leichenschauhaus gesehen. Ich habe seine Wunden untersucht und weiß, dass das Messer in einem bestimmten Winkel in ihn eingedrungen ist. Nun versuche ich herauszufinden, ob der erste Mann das getan haben kann, als er angegriffen wurde, während er sich den Schuh zuband.«

Chris nickte. Ich war nicht sicher, ob er wirklich verstand, was ich sagte. Er akzeptierte einfach, dass sein Vater ein paar seltsame Dinge tat.

»Ich wollte dir mein Biologieheft zeigen. Ich habe die beste Note von allen bekommen.«

Natürlich! Mein Sohn war aus einem Grund hier. Und ich war so vertieft, dass ich ihm von meiner Arbeit erzählte, ohne ihn überhaupt danach zu fragen, warum er mich aufgesucht hatte. Wir schauten uns gemeinsam sein Biologieheft an, und ich freute mich mit elterlichem Stolz über seine vielen Einsen. Schließlich ging Chris fröhlich wieder hinaus, und ich fuhr mit meinem Experiment fort. Aber obwohl ich mich sehr bemühte, fand ich keine Möglichkeit, wie jemand aus der Hocke ein von einem Angreifer gehaltenes Messer umdrehen oder in dessen Brust stechen kann – nicht, wenn das Ergebnis eine hohe, horizontal verlaufende Stichwunde sein sollte. Wie ich bereits vermutet hatte, musste diese Stichverletzung im Stehen zugefügt worden sein.

Es klopfte leise an der Tür.

»Daddy, wir glauben beide, dass er es war«, sagte Anna und kam hereingestürmt.

»Wer hat was getan?«

»Also, Chris war der erste Mann und hat sich den Schuh zugebunden, und ich war der zweite Mann, der mit einem Messer auf ihn zukommt und …«

»Ihr habt aber kein echtes Messer benutzt, oder?«

»Nein, ich habe meinen Stift genommen. Jedenfalls hat Chris ihn herumgedreht und mich erstochen. Wir denken also, der erste Mann ist ein Mörder.«

»Gut, nun ja. Danke.«

»Sollen wir es dir zeigen? Oder wenn du willst, kannst du der erste Mann sein und ich der zweite, ich bin besser darin als Chris.«

Ich fand, dass Anna, die damals gerade mal sieben Jahre alt war, mir nicht wirklich dabei helfen sollte, einen Mord zu rekonstruieren. Sie hatte mich schon einmal bei meinen Messerexperimenten erwischt und das für einen Spaß gehalten. Die Vorstellung von toten Menschen fand sie ekelig, und sie hatte ganz sicher noch nie eine Leiche gesehen, nicht einmal auf einem Foto. Die Kinder mussten nicht nur anklopfen, bevor sie mein Arbeitszimmer betraten, sondern ich versteckte Polizeifotos auch immer sorgfältig auf einem hohen Regal.

»Was spielst du da eigentlich mit den Kindern?« Jen kam aus dem Wohnzimmer, und ihre Miene verhieß nichts Gutes.

»Kein Spiel. Chris kam herein, und ich habe ihm erzählt, was ich mache.«

Jen verdrehte die Augen.

»Ich kündige meinen Job im Krankenhaus«, sagte sie demonstrativ.

Chris und Anna würden irgendwann verstehen, worum es in meinem Beruf ging, aber noch trugen wir ihnen auf, jedem, der nach meinem Beruf fragte, zu sagen, ich sei Arzt. Sie hatten schon mitbekommen, dass ich eine besondere Art von Arzt war, dass ich der Polizei half und mein Name in der Zeitung auftauchte, aber sie hatten keinen blassen Schimmer, was ein Rechtsmediziner ist. Allerdings begannen sie etwa um diese Zeit zu erkennen, dass meine Spezialisierung nicht darin bestand, Menschen »gesund« zu machen. In unserem Haushalt war es völlig normal, dass Dad Lineale und Messer in Kissen und Fleischstücke stieß, und bisher schienen Chris und Anna noch nicht gemerkt zu haben, dass die Väter anderer Kinder das nicht taten.

Heutzutage könnte ein Verteidiger in einem Fall wie diesem möglicherweise erfolgreich auf Totschlag im Affekt plädieren. Nachdem der Fall des Diskjockeys und Moderators Jimmy Saville durch die Presse gegangen war (gegen den unzählige Anschuldigungen wegen sexuellen Missbrauchs vorgebracht wurden), hätten die Geschworenen vielleicht Verständnis für jemanden, der »rot sieht«, weil sein Freund sich an seiner 13-jährigen Schwester vergreifen könnte, und würden das für einen hinreichenden Auslöser halten. Es gab jede Menge Aussagen von Familienmitgliedern, die bestätigten, wie sehr sich der Angeklagte über ihren möglichen Missbrauch durch seinen Freund aufgeregt hatte.

Heute muss die Verteidigung beim Plädieren auf Totschlag im Affekt beweisen, dass jemand, der im Hinblick auf Alter und Geschlecht dem Angeklagten entspricht und ein vernünftiges Maß an Selbstbeherrschung und Toleranz aufweist, auf ähnliche Weise die Kontrolle verlieren würde. Ich denke, der junge Mann hätte hierbei gute Chancen. Aber bei Affekt muss die Verteidigung auch beweisen, dass es keinen Vorsatz gab. Die Schwierigkeit für diesen Angeklagten bestand darin, dass der Mord vorsätzlich erscheinen könnte, wenn er an jenem Abend das Messer mit zum Kanal genommen hatte. Warum seine Fingerabdrücke auf dem Griff gewesen waren, hatte er erklärt, aber er musste die Geschworenen überzeugen, dass das Opfer derjenige war, der das Messer aus der Küche mitgenommen hatte zu dem Spaziergang.

Dieser Mord ereignete sich lange vor den Reformen von 2010, in weniger vorurteilsfreien Zeiten. Affekt war keine Verteidigung. Es gab also keine Hoffnung für den jungen Mann, der unbedingt seine Schwester schützen wollte. Die Anklage lautete auf Mord, und er wurde für schuldig befunden: In den 1980er-Jahren war so etwas ein klarer Fall.

Eine Routine-Mordfall, aber einer, bei dem der exakte Winkel und der Stichkanal wichtige Hinweise lieferten. Und so ist es sehr oft. Nicht nur der Einstichwinkel, sondern auch, welchen Schaden das Messer innerhalb des Körpers verursacht, kann mitunter die Bewegungen von Opfer und Täter abbilden. Je dicker mein Fall-Buch wurde, desto überzeugter wurde ich, dass Stichwunden uns alles verraten, wenn wir sie zu uns »sprechen« lassen. Ich wollte eine umfassende Übersicht erstellen über Stichkanäle, Einstichwinkel, Prellungen durch die Griffe … Ständig stöberte ich zu Hause in unserer Küche nach weiteren Messern, die ich in ein Fleischstück stechen konnte. Ich kaufte wirklich so viele Messer verschiedener Formen und Griffe, dass ich abends auf dem Nachhauseweg verhaftet worden wäre, wenn die Polizei damals die Gewohnheit gehabt hätte, weiße Männer der Mittelschicht zu durchsuchen.

Zum wiederholten Missfallen meiner Familie verwendete ich nun Schweinebäuche oder Rindernieren für meine Stichexperimente. Es war extrem schwierig, auch nur annähernd das Gefühl zu erzeugen, durch menschliche Haut, Muskeln und dann durch ein inneres Organ zu stechen – vielleicht weil Supermarktfleisch selten frisch ist. In der Realität sind Menschen, die jemanden mit einem Messer getötet haben, oft erstaunt, wie leicht es ist. Sobald die Schneide durch Kleidung und Haut gedrungen ist, setzt das innere Körpergewebe nur wenig Widerstand entgegen. Nur begrenzte Kraft ist nötig, um wichtige Organe wie Herz oder Leber zu verletzen, sodass sogar Angreifer mit wenig Kraft dazu in der Lage sind. Viele Mörder sagen: »Ich wollte ihn/sie nicht töten!« Was sie tatsächlich sagen, ist: »Ich hätte nicht gedacht, dass ich ihn/sie dadurch töten könnte.« Und das entspricht bei Messermördern sehr viel eher der Wahrheit als bei anderen Tötungsarten. Mit einem Messer ist der Mörder gegenüber seinem Opfer im Vorteil, selbst wenn das Opfer sehr viel stärker ist als er. Kein Wunder, dass Frauen so oft zum Messer greifen.

War es mir nach all diesen Experimenten gelungen zu bewiesen, dass es möglich ist, den Ablauf eines Mordes anhand der Stichwunde wie ein Buch zu lesen? Nein. Aber ich hatte herausgefunden, dass Messer sehr viel über einen Mord erzählen können. Ich gewöhnte mir an, eine möglichst genaue Zeichnung der Mordwaffe anzufertigen, basierend auf dem Stichkanal im Körper. Wenn die Polizei mir eine Reihe möglicher Mordwaffen vorlegte, konnte ich die meisten ausschließen. Und wenn die Richtige dabei war, erkannte ich sie für gewöhnlich.

22

Nur acht Monate nach dem Zugunglück von Clapham nahm ich an einem frühen Sonntagmorgen einen Anruf entgegen, bei dem ich schon einmal vorgewarnt wurde, dass sich ein weiterer Massenunfall ereignet hatte. Es war August, Iain befand sich im Urlaub, und ich war der leitende Rechtsmediziner für den Bereich London und Südostengland. Zu diesem Zeitpunkt konnte noch niemand sagen, um wie viele Leichen es sich handelte, aber eines war sicher: es würden viele sein.

Dieses Mal hatte sich der Unfall nicht auf den Schienen, sondern auf der Themse ereignet. Ich wartete auf weitere Informationen, bevor ich mich auf den Weg machte. Mein erster Halt war die Hafenpolizei in Wapping. Ein Vergnügungsboot war irgendwo in der Nähe von Southwark gesunken, und die aus dem Schiff geborgenen Leichen waren hierher gebracht worden. Mehr wusste ich nicht.

Ein alter Police Sergeant begrüßte mich, und zu meiner Überraschung war er den Tränen nahe.

»Ich bin fast 30 Jahre dabei, Doc. Und jetzt diese 25 Toten aus dem Fluss, 24 Tote auf dem Boot, eine weitere Leiche wurde heute Morgen acht Brücken flussaufwärts bei Vauxhall geborgen. Hätte nie gedacht, dass ich so etwas einmal sehen würde. Sie sind noch so jung. Alle so Mitte zwanzig.«

Das gesunkene Schiff musste also eines dieser Partyboote gewesen sein, das die Leute mieten, um damit die Themse hinauf- und hinunterzufahren. Ich hatte sie schon oft gesehen und gehört. Junge Menschen an Deck, Kleider, die im Licht flatterten wie riesige Motten. Lachen und Musik waren an beiden Flussufern deutlich zu hören. Hinter den Fenstern sah man die Schatten, Farben und die Bewegungen auf der Tanzfläche.

Der Sergeant fügte hinzu: »Doc, der Polizeiarzt war schon da und hat alle für tot erklärt.« Und jetzt begann er wirklich zu weinen, ging kopfschüttelnd weg. Ich hörte, wie er sich schnäuzte, bevor er die Tür öffnete und in den Eingangsbereich zurückging, um die Presse zu verscheuchen.

Die Hafenpolizei von Wapping ist in einem viktorianischen Gebäude direkt am Fluss untergebracht. Im hinteren Teil war ein Zimmer zur provisorischen Leichenhalle umfunktioniert worden. Wirklich nur ein Zimmer. Der Betonboden war von den vielen Leichensäcken übersät. Sie standen alle offen, und in jedem befand sich ein junger Erwachsener. Sie waren für eine Party zurechtgemacht, viele trugen leuchtende Farben. Ich ließ den Blick über dieses verheerende Bild schweifen, und mir fiel etwas Seltsames auf. Ihre Kleidung war durcheinandergebracht. Kleider waren verrutscht, Hosen geöffnet …

Sofort ging ich zurück zu dem Sergeant. Er verzog das Gesicht.

»Das hat der Polizeiarzt gemacht. Ich dachte, dass er vielleicht überprüfen muss, ob der Tote männlich oder weiblich ist.«

Meine Begeisterung hielt sich in Grenzen, aber jetzt konnte ich es ohnehin nicht mehr ändern. Womöglich waren die Polizisten überwältigt gewesen von den Ereignissen und brauchten das Gefühl, etwas zu tun, irgendetwas: den Puls prüfen, nach dem Herzschlag suchen. Ich hatte diese Art von Reaktion früher schon beobachtet – sogar gut ausgebildete Fachkräfte wollen »irgendetwas tun«, obwohl sie genau wissen, dass sie rein gar nichts tun können.

Dann fuhr ich nach Westminster. Die Leichen würden nicht lange im provisorischen Leichenraum der Polizei bleiben, und ich wollte sichergehen, dass das Leichenschauhaus in Westminster auf eine so große Zahl von Toten vorbereitet war.

Und dann fiel mir ein, dass der eigentliche Manager unseres Instituts, Peter Bevan, ebenfalls im Urlaub war. Sein Vertreter kümmerte sich derweil um alles, und ich hielt ihn für nicht annähernd so fähig und gut organisiert wie seinen Chef. Peters ruhige Organisationsfähigkeit wäre genau das gewesen, was wir beim Managen eines Massenunfalls brauchten. Aber zumindest bereiteten die Mitarbeiter die Obduktionstische vor, und die nötige Ausrüstung stand bereit. Der Anblick dieser Vorbereitungen rief bei mir zum ersten Mal ein Gefühl von Grauen hervor, ähnlich einer Übelkeit. Es war flüchtig. Aber intensiv.

Zusammen mit einem anderen Rechtsmediziner würde ich am darauffolgenden Tag mit den Obduktionen beginnen, sobald die Leichen aus Wapping eintreffen würden.

Nach und nach wurden die Fakten bekannt. In jener lauen Sommernacht war auf der Themse nahe der Southwark Bridge ein riesiges Baggerschiff mit dem kleinen Partyboot *Marchioness* kollidiert. Die *Bowbelle* hatte ihre Kiesfracht bei Nine Elms abgeladen und war wieder unterwegs in Richtung Meer, um nachzuladen. Die *Marchioness* war für eine Geburtstagsfeier gemietet worden, und eine internationale Gruppe junger Leute feierte an Bord.

Die *Bowbelle* rammte die kleine *Marchioness* am Heck der Steuerbordseite. Dadurch geriet das Vergnügungsboot so stark ins Schaukeln, dass es kenterte. Ein Augenzeuge berichtete, dass die *Bowbelle* es daraufhin »überfuhr und unter Wasser drückte wie ein Spielzeugboot«. Tatsächlich hatte das Baggerschiff das Boot übersehen und gerammt. Die Schiffsschraube der *Bowbelle* riss den gesamten Rumpf der *Marchioness* auf.

Einige Statements der Überlebenden:

> Ich spürte einen Ruck ... dann merkte ich, wie sich das Heck in Richtung Steuerbord drehte ... ich sah Wasser durch das offene Fenster hereinströmen. Ich spürte, wie das Boot kenterte ... Erinnere mich, wie ich mich umdrehte, um zum Fenster zu laufen und zu fliehen ... da kam schon das Wasser durch die Fenster ... ich wusste, dass das Boot untergeht. Innerhalb von Sekunden erloschen die Lichter. Alles lag im Dunkeln ... ich wurde von einer Wand aus Wasser nach vorn geschleudert. Das ganze Boot lief sofort voll ... als ich an die Wasseroberfläche kam, war ich ein ganzes Stück von der *Marchioness* entfernt, die teilweise unter Wasser war ...

> Ich ... spürte, wie das Boot ... plötzlich nach rechts kippte ... Wasser drang durch die Fenster auf der rechten Seite ein. Alle, die auf der Tanzfläche gewesen waren, verloren den Halt und rutschten, zusammen mit mir, den Stühlen und allem, was nicht niet- und nagelfest war, nach rechts, ins Wasser, das rasend schnell den Raum füllte. Dann war ich unter Wasser ...

> Plötzlich kippte das Boot auf die Seite und der Toilettenraum füllte sich mit Wasser. Ich versuchte, die Tür aufzuschließen, um rauszu-

kommen. Als ich sie endlich aufbekam, war das Boot vollständig untergetaucht. Ich spürte, wie das Boot schaukelte, sich dann ganz plötzlich seitwärts drehte und ich das Gleichgewicht verlor. Ich glaube, ich fiel gegen einen Tisch ... Ich sah den Schiffsrumpf durch das Boot kommen, sah die Schiffsschraube, Glas zerbrach, die Fenster zerbarsten, und Scherben fielen auf uns. Wasser drang ein ...

Ein traumatisches Erlebnis für die jungen Menschen an Bord. Die Passagiere hatten kaum Chancen zu entkommen aufgrund der Raschheit des Kenterns, des nicht fest montierten Mobiliars, der Dunkelheit, der Kälte, des trüben Wassers sowie des Mangels an erreichbaren Notausgängen. Als Folge dessen war physische Kraft und körperliche Anstrengung nötig, um zu entkommen. Das beeinträchtigte die Überlebenschancen vieler erheblich.

Eine sehr viel spätere Stellungnahme zu dieser Katastrophe, von Dr. Howard Oakley abgegeben, einem Experten für das Überleben im kalten Wasser, besagte: »Plötzliches Kentern führt zu einem Schock, bei dem die Reaktionen der Betroffenen von Panik bis zu ruhiger Entschlossenheit reichen zu entkommen und zu überleben ... die physischen Reaktionen auf diesen Schock verkürzen sehr wahrscheinlich den Zeitraum, über den Opfer die Luft anhalten können, was wiederum die Chance eines erfolgreichen Entkommens verringert.«

Innerhalb von dreißig Sekunden nach dem Aufprall lag die *Marchioness* auf dem Grund der Themse. Vierzehn Schiffe halfen bei der Rettung der Überlebenden. Aber es dauerte etliche Stunden, bis alle Toten geborgen waren. Viele Leichen waren vermutlich im Boot gefangen. Andere Menschen mussten über Bord gegangen sein. Die Themse ist ein heimtückischer Fluss, tief und dunkel, mit Strömungen, die einen Körper Tage, wenn nicht gar Wochen festhalten können, bevor sie ihn wieder freigeben. Tatsächlich dauerte es fünf Stunden, bis die erste Leiche von der *Marchioness* im Fluss gefunden wurde.

Ein Ertrunkener – oder ein Körper, der nach Eintritt des Todes unter Wasser gerät – bekommt als Erstes eine undurchsichtige, schrumpelige Haut. Jeder, der schon einmal zu lange in der Badewanne verbracht hat, weiß, wie das aussieht. Man bezeichnet dieses Phänomen auch als »Waschfrauen- oder

Spülhände«. Die dicken Keratinschichten an den Fingern, Handflächen und Fußsohlen weichen auf, und die Haut wird weiß und schrumpelig, unabhängig davon, welcher ethnischen Gruppe der Verstorbene angehört. Bleibt der Körper weiterhin im Wasser, schält sich die aufgeweichte Haut nach ein paar Tagen und löst sich schließlich ab.

Zu erwähnen ist auch (weil das für das Nachfolgende wichtig ist), dass es vom Gas in dem aufgeblähten, sich zersetzenden Körper abhängt, wie lange es dauert, bis er an die Oberfläche schwimmt. Gewöhnlich kommen übergewichtige Menschen am schnellsten nach oben.

Die *Marchioness* sank am Sonntag, den 20. August, kurz nach 2 Uhr morgens. Obwohl ich zusammen mit einem Kollegen vom Guy's bis dahin alle Leichen angeschaut hatte, konnten wir am Ende des Tages immer noch nicht sagen, wie viele Menschen an Bord gestorben waren. Es gab viele Überlebende, deshalb hegten wir die Hoffnung, dass nur noch wenige Leichen gefunden werden würden.

Dem Gesetz zufolge ist der Coroner verantwortlich für diese Leichen, und der Coroner von Westminster, Paul Knapman, brach seinen Urlaub in Devon ab, um sich mit mir und dem leitenden Police Officer zusammenzusetzen und zu besprechen, wie wir mit den Toten verfahren sollten. Als Coroner war er verantwortlich für eine eindeutige Identifizierung der Leichen, und wir überlegten, wie das zu bewerkstelligen sei.

Die größte Angst bei Massenunfällen ist eine falsche Identifizierung. Das ist verständlicherweise für jeden grauenhaft, vor allem, wenn eine Familie später den Verdacht hegt, die falsche Person beerdigt zu haben. Der Coroner wollte die zuverlässigsten Identifizierungsmethoden, die es nur gab. Heute haben wir die Möglichkeit einer DNA-Analyse, aber obwohl diese häufiges Thema unserer Diskussionen im Pub war, stand sie uns damals noch nicht zur Verfügung. Die beiden sichersten Methoden waren immer noch die Fingerabdrücke und die zahnärztlichen Unterlagen.

Bei den Unterlagen gab es natürlich das Problem, dass man zuerst den Namen des Vermissten braucht, bevor man mit der Suche nach seinem Zahnarzt beginnt. Ist dieser gefunden, kann man Einsicht in die Unterlagen beantragen. Dieses Antragsverfahren kann sich sehr lange hinziehen. Das trifft vor allem zu, wenn die Unterlagen aus einem anderen Land übersandt werden müssen. Und mittlerweile wussten wir, dass die Partygäste der *Marchioness* aus der ganzen Welt angereist waren. Das würde zweifellos zu Problemen und Verzögerungen führen.

Also blieben erst einmal nur die Fingerabdrücke. Fingerabdrücke plus Zahnarztunterlagen wären ideal. Absolute Genauigkeit kann sehr zeitraubend sein, aber der Coroner vertrat die Ansicht, dass Genauigkeit wichtig sei. Das ist ja auch richtig, obwohl ich andererseits verstehen kann, wie zermürbend das für besorgte Angehörige ist.

Menschen, die mit der Möglichkeit eines plötzlichen Todesfalls aufgrund eines Massenunfalls konfrontiert sind, verstehen oft nicht, warum die Angehörigen nicht einfach in das Leichenschauhaus an den Reihen der Opfer vorbeigehen können, um nach ihren Familienmitgliedern oder Freunden zu suchen. Viele Angehörige der *Marchioness*-Opfer, die eine Identifizierung für unkompliziert hielten, schlugen in der Tat genau das vor. Wenn man ihnen doch nur Zugang zum Leichenschauhaus gewähren würde, fänden sie bestimmt ihre Familienmitglieder. Ich verstand ihre Not und ihre Logik, aber es ist falsch. Zudem wäre es absolut unmenschlich, das zuzulassen.

Menschen können sich kaum vorstellen, dass die visuelle Identifizierung bei Massenunfällen schwierig ist, vor allem wenn der Tod durch Gewalteinwirkung eingetreten ist oder der Körper im Wasser gelegen hat. Aber selbst unverletzte und noch nicht zersetzte Körper werden oft nicht erkannt. Ohne seinen lebendigen Gesichtsausdruck, seine Bewegungen und seinen ureigenen Ausdruck kann ein Körper völlig anders aussehen. Und nachdem die Toten tagelang von der Themse festgehalten wurden, war das ganz sicher der Fall.

Tatsache ist, dass Familienangehörigen, sogar nahen, sehr oft Fehler unterlaufen, wenn sie unter großem Stress stehen. Möglicherweise identifizieren sie einen Leichnam, der gar nicht ihr Angehöriger ist. Oder sie erkennen eine Leiche nicht als ihren Verwandten. Beides ist bekannt als falsch-positive oder falsch-negative Identifizierung und kommt öfter vor, als man meint. Später, vielleicht sehr viel später, befürchten die Angehörigen, dass sie sich möglicherweise geirrt haben. Und dann ändern sie ihre Meinung. Das kann lange nach einer Beerdigung oder Einäscherung passieren, wenn keine Möglichkeit mehr besteht, die Identifizierung zu korrigieren. Zu den

Schwierigkeiten einer Identifizierung gesellt sich auch noch das immense emotionale Trauma, sich im Leichenschauhaus so viele Tote ansehen zu müssen, um den einen zu finden, den man für seinen Angehörigen hält. Trotz meiner vielfältigen Erfahrungen mit dem Tod und den Toten würde selbst ich es nicht fertigbringen, durch Reihen von Toten zu gehen, um meine Frau, mein Kind oder ein Elternteil zu identifizieren.

Jemanden identifizieren zu müssen, bei dem Polizei und Rechtsmediziner bereits sicher sind, um wen es sich handelt, ist etwas ganz anderes. Meiner Meinung nach hat jeder Angehörige, der den Leichnam eines Verstorbenen sehen will, absolut das Recht dazu. Es ist grausam, einer Familie diese letzte Chance des Verabschiedens – aus welchen Gründen auch immer – zu verweigern. Aber die Realität sieht leider so aus, dass Körper verletzt sind, bereits verwesen und stinken. Wir können bei der Präparierung eine Menge bewirken – aber keine Wunder. Deshalb gehen mitunter viele Stunden des Redens und Zeigens von Fotos dem Betreten des Raumes voran, in dem die Leiche liegt. Und dann kann es noch eine ganze Weile dauern, bevor sich der Angehörige tatsächlich den Leichnam anschaut. Sich viel Zeit für die Angehörigen zu nehmen, ist ungemein wichtig. Ebenso wie Fürsorge und Mitgefühl. Wir dürfen nichts tun, was das Trauma noch verstärkt.

Genauso unzuverlässig wie die visuelle Identifikation ist die Zuordnung »mobiler« oder beweglicher Gegenstände wie Kleidung, Schmuck oder Brieftaschen. Diese können lediglich als Hinweise dienen, denn Menschen tauschen den Schmuck oder passen gegenseitig auf ihre Brieftaschen auf. Und bei der Kleidung müssten wir exakt wissen, was die Person an jenem Abend getragen hat und uns dabei auf Beschreibungen anderer verlassen, die leider oft nicht exakt oder verfügbar sind.

Trotzdem neigte der Coroner dazu, visuelle Identifizierung und bewegliche Indikatoren zuzulassen – aber nur von den Leichen, die vom Wrack der *Marchioness* selbst geborgen wurden, solange sie keine Verwesungsmerkmale aufwiesen. In allen anderen Fällen befand der Coroner, dass bewegliche Gegenstände keine sichere Identifikationsmöglichkeit seien.

Nachdem wir über das Identifikationsprozedere gesprochen hatten, entschied der Coroner, dass von jeder Leiche Fingerabdrücke genommen werden mussten. Es wurde ein Liste der vermeintlich Vermissten erstellt und (falls die

Fingerabdrücke nicht bereits in der Datenbank gespeichert waren) Polizisten zu den Verblichenen nach Hause geschickt, um persönliche Gegenstände mit Fingerabdrücken zu holen und diese mit den im Leichenschauhaus genommenen zu vergleichen.

Unser Problem bestand darin, dass es sich hierbei um die Ertrunkenen handelte, deren Körper mit großer Wahrscheinlichkeit Verletzungen durch Wasserraubtiere, den Kontakt mit Felsen, Brücken, Booten oder anderen Hindernissen unter Wasser davongetragen hatten. Ertrunkene weisen die Weißfärbung und das Aufgeblähtsein einer gewöhnlichen Verwesung auf, hinzu kommen ein paar sehr viel schneller als sonst auftretende Hautveränderungen. Selbst wenn sie innerhalb weniger Stunden aus dem Wasser geborgen wurden, können die unvermeidlichen »Waschfrauenhände« das Nehmen der Fingerabdrücke erschweren, und wenn die Haut von den Händen gar gänzlich verschwunden ist – in der Forensischen Medizin elegant als »Abscherung« bezeichnet – nun, dann kann es extrem schwierig bis unmöglich sein, von den tieferen Hautschichten, der Dermis, die Fingerabdrücke zu nehmen.

Anfangs schien dieser Massenunfall rechtsmedizinisch einfacher abzuwickeln zu sein als der von Clapham, weil keine massive Verstümmelung der Körper vorlag. Mit der Zeit trafen die Leichen jedoch in einem immer schlimmeren Zustand ein, und die Verwesung wurde zu unserem Erzfeind.

Wieder einmal arbeiteten wir nach einem bestimmten System. Zuerst beschrieben wir detailliert Kleidung, Schmuck und das äußere Erscheinungsbild. Dann half ich dabei, die Kleidung zu entfernen und eine äußere Leichenschau durchzuführen, beschrieb Tattoos, Narben und alles Unübliche, das bei einer Identifizierung von Nutzen sein konnte. Police Officers machten sich Notizen, und die Leiche wurde fotografiert und in den Kühlraum gebracht.

Die zweite Phase war die vollständige Obduktion, nach der die inneren Organe wie üblich wieder zurück in den Körper gelegt, dieser zugenäht und für die Angehören vorzeigbar gemacht wurde.

Abschließend ließ ich dem Coroner zu jedem der Verstorbenen einen Bericht zukommen, in dem ich abschließend die Todesursache festhielt: Ertrinken. Wenn er damit zufrieden war, vor allem mit dem Identifikationsprozess, konnte der Leichnam freigegeben werden.

Die erste – und für diesen Tag einzige – in der Themse treibende Leiche wurde an jenem Samstagmorgen vor 7 Uhr früh gefunden. Aber am Nachmittag wurde die *Marchioness* gehoben, und als ich auf dem Polizeirevier Wapping eintraf, waren an Bord bereits 24 Leichen gefunden und an diesem warmen Augusttag nach Wapping gebracht worden. Sie wurden gekennzeichnet und nach Westminster überführt.

Das dortige Leichenschauhaus untersteht dem Westminster City Council. Damals besaß es sechs Aufbewahrungskühlfächer, in denen 60 Leichen Platz fanden. Für extra große Leichen gab es sechs weitere Kühleinheiten, in denen 18 Leichen untergebracht werden konnten.

Unabhängig von den Außentemperaturen werden Leichen bei 4 Grad Celsius gekühlt. Das verlangsamt den Verwesungsprozess, stoppt ihn jedoch nicht völlig. Bevor die Obduktion nicht vollständig abgeschlossen ist, frieren wir keine Leiche ein. Bei einem Massenunfall arbeiten wir in einem Kosmos sich ständig ändernder Informationen, tragen oft dazu bei, diese zu korrigieren und dann erneut nochmals zu korrigieren.

Das entscheidende Problem bei den Opfern der *Marchioness* bestand darin, dass niemand genau wusste, wie viele und welche Personen an Bord waren. Deshalb wurde innerhalb weniger Stunden, während die Rettungsaktion noch lief und die erste Leiche nahe der Vauxhill Bridge gefunden worden war, eine Anlaufstelle eingerichtet, um die Informationen von Freunden und Verwandten zu verarbeiten, die uns helfen könnten, die Opfer zu identifizieren. Und am Nachmittag, als man sich in Westminster auf den Zustrom an Leichen vorbereitete, trafen bereits die Angehörigen einiger Passagiere mit Fotos und Beschreibungen dessen, was ein Opfer vermutlich getragen hatte, in den Polizeirevieren ein.

Am Ende dieses ersten Tages glaubte die Polizei, dass an Bord der *Marchioness* 150 Personen gewesen waren, von denen 65, einschließlich der 24 aus dem Wrack geborgenen Leichen, als vermisst galten.

Am darauffolgenden Tag war ich zurück im Leichenschauhaus und begann mit dem langen Prozess der Identifizierung und Obduktion. Wir erfuhren, dass 87 Überlebende ihre Personalien angeben konnten, und wir hatten 25 Leichen. Wenn die Schätzung der Polizei bezüglich der Gesamtpersonenzahl richtig war, musste es noch jede Menge weiterer Leichen geben.

Also arbeiteten wir so schnell, wie die Genauigkeit es zuließ. Es war eine ziemlich anstrengende Woche. So viele junge Menschen hier zu sehen, war nicht nur ungewöhnlich, es war schockierend. Ich bekam das unglaubliche Leid mit, wenn auch quasi nur aus den Augenwinkeln, von Eltern, die mit dem Schlimmsten rechneten und auf Nachricht warteten. Eine nach der anderen wurden die Leichen auf den sechs Seziertischen platziert, und wir arbeiteten uns systematisch vor, hatten das Gefühl, der größte Dienst, den wir leisten konnten, bestand darin, unsere Arbeit so effizient wie möglich zu erledigen.

Bis abends um 20 Uhr hatten wir alle 25 Leichen obduziert, und von diesen konnten 13 eindeutig identifiziert werden. Am darauffolgenden Tag, Dienstag, den 22. August, erfuhren wir, dass die eingerichtete Anlaufstelle 4725 Anrufe von besorgten Verwandten entgegengenommen und bereits mehr als 2000 Dokumente zusammengetragen hatte von Personen, die sich vermutlich an Bord befanden. Weitere Leichen wurden an verschiedenen Stellen der Themse gefunden, sowohl flussauf- als auch flussabwärts von der Unfallstelle, und die Polizei korrigierte ihre Schätzung der an Bord der *Marchioness* befindlichen Menschen auf 136.

Am Ende des Tages waren 30 Tote im Leichenschauhaus, und die Polizei vermutete, dass noch 27 weitere gefunden werden mussten. Mittlerweile forderte die Liegezeit in der Themse ihren Tribut. Die mit Wasser vollgesogene Haut löste sich von den Fingern, und die Polizisten hatten Schwierigkeiten, die Fingerabdrücke auf die übliche Weise zu nehmen. Der Coroner verlangte nach zahnärztlichen Unterlagen, um die Identität der noch nicht zugeordneten Toten zu klären, aber das würde Zeit benötigen, und die Angehörigen litten unter der Ungewissheit. Also versuchte man es weiter mit Fingerabdrücken, aber je mehr Stunden vergingen, desto unmöglicher wurde es. Es ging nicht mehr ohne eine Spezialtechnik und hoch entwickeltes Gerät. Diese Ausrüstung befand sich in einem Labor in Southwark – wo es wiederum keine Möglichkeiten gab, Leichen zu untersuchen.

Das übliche Verfahren in einem solchen Fall bestand darin, die Hände der Toten abzutrennen und nach Southwark ins Labor zu schaffen, um die Fingerabdrücke zu nehmen. Anschließend wurden die Hände zurückgebracht und wieder angenäht, um den Verwandten nicht zusätzlichen Kummer zu bereiten. Wenn die Toten dann hergerichtet waren, konnte man nicht einmal die Stiche sehen. Der Coroner genehmigte diese Vorgehensweise, und wir legten los. Siebzehn Paar Hände wurden entfernt.

An jenem Abend wurden zwischen Westminster und der London Bridge noch mehr Leichen gefunden und dann eine weitere, ein ganzes Stück stromabwärts hinter Wapping. Am darauffolgenden Tag entdeckte man acht weitere Leichen. Eine davon, die am Cherry Garden Pier an der Südseite des Flusses bei Bermondsey herausgeholt wurde, trug eine Uniform, und man nahm an, dass es sich hierbei um den Kapitän der *Marchioness*, Stephen Faldo, handelte. Ganz in der Nähe entdeckte man eine weitere Leiche und dann noch vier nahe der HMS *Belfast*. Zwei weitere wurden auf der anderen Seite vom Unglücksort, flussaufwärts etwa bei Westminster entdeckt.

Damit gab es insgesamt 44 Leichen. 24 davon hatten wir mittlerweile identifiziert. Natürlich dachte man zu dem Zeitpunkt bei jedem Leichenfund in der Themse sofort, es handle sich um einen Passagier der *Marchioness*, aber das war wohl kaum der Fall: Es gab beinahe wöchentlich Selbstmorde und andere Todesfälle in der Themse, das durften wir nicht vergessen.

Am darauffolgenden Tag war die Zahl der Leichen auf 48 angestiegen, und, obwohl wir so hart wie nur möglich arbeiteten, warteten immer noch sechs auf ihre Obduktion. Die Polizei ging mittlerweile von 140 Personen an Bord der *Marchioness* aus: 84 Überlebende und 56 Tote oder Vermisste. Die zahnärztlichen Unterlagen aller bekannten Opfer waren angefordert worden, die aus dem Ausland über die jeweiligen Botschaften. An jenem Abend, Mittwoch, schloss das als Anlaufstelle eingerichtete Büro. Es hieß, man habe nun so viele Informationen wie möglich über die Vermissten zusammengetragen.

Aber es wurden weiterhin Leichen gefunden, und die Polizei revidierte ihre Schätzung erneut. Sie sprachen von 83 Überlebenden und 56 Toten oder Vermissten. Es erschien ein Bericht über eine 54-jährige Frau, die an Bord die Disko betrieben hatte. Diesem folgte der Bericht über eine Frau, kurz nach dem Fund einer mit Ziegelsteinen beschwerten Handtasche am Flussufer, die nahe der HMS *Belfast* in die Themse gesprungen war. Als wir die Autopsien durchführten, beklagten sich einige Officers, dass die Anlaufstelle geschlossen worden war, obwohl so viele Nachforschungen noch ausstanden. Donnerstagabend gab es eine neue Entwicklung, die die Schätzung der an

Bord befindlichen Personen wieder nach oben trieb: Eine Gruppe von ungeladenen Gästen auf der Party meldete sich und sagte, sie hätten den Untergang des Schiffs überlebt, aber einer ihrer Freunde würde vermisst.

In der Zwischenzeit, zurück im Leichenschauhaus, wurde im Labor nachgefragt und darum gebeten, die Hände so schnell wie möglich zurückzuschicken, damit wir sie wieder an den Leichen anbringen konnten. Weitere acht Handpaare wurden derweil ins Labor übersandt. Nun konnten wir nicht mehr viel tun, als zu warten. Es war der Freitag vor dem Bankfeiertag im August. Außerhalb des Leichenschauhauses entflohen die Menschen übers Wochenende der Hitze Londons. Wir warteten auf das Eintreffen der zahnärztlichen Unterlagen, die Fingerabdruckinformationen aus dem Labor oder noch mehr Leichen: Bisher waren es 50. Nach der hektischen Aktivität wirkte das Leichenschauhaus geradezu gespenstisch still.

Über das lange Wochenende trafen keinen neuen Leichen ein. Am Mittwoch versuchte die Polizei, die Namen der nach wie vor Vermissten zusammenzustellen. Einer von ihnen war der Gastgeber der Party, Antonio Vasconcellos, der seinen 26. Geburtstag gefeiert hatte. Ein Weiterer war ein Franzose. Und im Leichenschauhaus lag nach wie vor ein nicht identifizierter Mann in den Zwanzigern: Möglicherweise hatte er gar nichts mit der *Marchioness* zu tun. Oder es handelte sich um einen weiteren nicht geladenen Partygast.

Ende der Woche waren 46 der 50 Leichen identifiziert und die anderen zumindest ansatzweise, was bedeutete, dass wir noch weitere Informationen brauchten, um unsere Vermutung zu bestätigen. Abgesehen von diesem jungen Mann. Wer war er? Niemand hatte eine Ahnung. Er passte zu keiner der Beschreibungen von Vermissten.

Da er einen auffälligen Schlüsselanhänger bei sich trug, fotografierte die Polizei diesen und gab das Bild an die Presse. Wir hatten also eine nicht identifizierte Leiche und zwei Vermisste: den Franzosen und Antonio Vasconcellos. Über den ungeladenen Partygast mussten wir uns jedoch keine Sorgen mehr machen: Er war aufgetaucht und erfreute sich bester Gesundheit.

Am Freitag gab es einen Riesenfortschritt bei der Identifizierung des unbekannten Mannes. Der Schlüsselanhänger wurde zur Wohnung des Franzosen mitgenommen, und tatsächlich konnte mit dem Schlüssel die Tür geöffnet werden. Nun fehlte nur noch der Gastgeber. In jener Nacht wurde die Leiche eines jungen Mannes stromabwärts vom Wrack, zwischen London Bridge und Bermondsey, gefunden, in dem Gebiet, das gemeinhin als Thames Upper Pool bekannt ist. Wir waren ziemlich sicher, dass es sich dabei um Antonio Vasconcellos handelte, aber nachdem er zwei Wochen im Wasser gelegen hatte, würden wir einige Zeit brauchen, um das zweifelsfrei feststellen zu können. Wir waren auch sicher, dass die übrigen Toten im Leichenschauhaus nichts mit der *Marchioness* zu tun hatten, und die Polizei war sicher, dass es keine weiteren Toten gab. Insgesamt waren es 51 von den insgesamt 137 an Bord befindlichen Personen.

Wir hatten hart gearbeitet, und ich glaubte, dass wir den Opfern und ihren Familien einen guten Dienst geleistet hatten. Erst im Nachhinein verstand ich, dass, während ich ganz in meine Arbeit im Leichenschauhaus vertieft war, inner- und außerhalb desselben viel mehr passiert war, als das, was ich mitbekommen hatte.

Bei einem Notfall reagieren alle schnell und rückhaltlos. Jeder gibt sein Bestes. Und obwohl alle, wie wohlmeinend ihr Verhalten auch gewesen sein mag, zur Verantwortung gezogen werden sollten, ist es hart, für ein Handeln kritisiert zu werden, das unter extremem Druck bei einer Krise ablief.

Die Notfall- und ebenso die im Anschluss daran tätigen Teams mussten nach vielen der bereits erwähnten Katastrophen in den 1980er-Jahren harte Kritik einstecken. Genau dieser Ärger führt oft zu Reformen. Nirgendwo trifft das mehr zu als beim Untergang der *Marchioness*.

Ich erfuhr, dass, obwohl einige Verwandte ihre Angehörigen sehr schnell in einem speziellen Raum des Leichenschauhauses identifizierten, vielen anderen gesagt wurde, dass ihnen wegen des späten Auffindens der Leiche und dem Ausmaß der Zersetzung nicht gestattet werden könne, den oder die Verstorbene zu sehen. Das Abschiednehmen von Verstorbenen findet gewöhnlich nicht im Leichenschauhaus statt: Meistens wird die Leiche an den Bestatter überstellt. Bestatter sagten jedoch später aus, ebenso wie die Polizei, dass sie angewiesen worden seien, Angehörige energisch davon abzuhalten, den Toten noch einmal zu sehen.

Ich weiß nicht, wer das angeordnet hat oder warum. Als ich davon erfuhr, nahm ich an, es geschah aus fehlgeleitetem Mitgefühl, weil jemand dachte, es sei traumatisch, den Sohn oder die Tochter in einem Zustand beginnenden

Zerfalls zu sehen. Diese Person wusste jedoch nicht, dass es noch schlimmer ist, diesen Menschen *nicht* mehr sehen zu können.

Ein Angehöriger schrieb später:

> Es wurde uns nie explizit untersagt, [unsere Tochter] zu sehen, aber es wurde uns ständig ausgeredet ... als ich zum Bestatter kam und hoffte, sie noch einmal sehen zu können, war ihr Sarg bereits verschlossen ... Ich konnte nicht mit einem Sarg in einem Raum sitzen, also verließ ich die Aufbahrungshalle. Ich spüre ganz deutlich, dass ich die Gelegenheit hätte bekommen müssen, Zeit mit ihr allein zu verbringen. [Ihre Mutter] ... hat seither Fotos von [ihrem Leichnam] gesehen, und anhand derer gibt es wirklich keinen Grund, warum wir sie nicht mehr sehen sollten.

Ein Weiterer schrieb:

> Am Freitag, den 25. August, wurde mir vom Coroners Officer mitgeteilt, dass mein Sohn nicht mehr als menschliches Wesen erkennbar sei. Am Donnerstag, den 31. August, rief mich der Bestatter an, um mir mitzuteilen, dass [die Leiche] jetzt bei ihm sei. Ich bin sofort zum Bestattungsinstitut gefahren und wollte, dass der Sarg geöffnet wird. Ich wollte sicher sein, dass ich meinen Sohn wiedergefunden hatte. Der Bestatter sagte mir, dass er die Anweisung bekommen habe, mich die Leiche nicht anschauen zu lassen. Ich war sehr aufgebracht. Mir wurde nie die Gelegenheit gegeben, ihn zu sehen, ihn zu berühren und mich von ihm zu verabschieden. Der Bestatter sagte mir, dass er diesen Beruf jetzt seit 25 Jahren ausübe und ihm nie aufgetragen worden sei, dass die Angehörigen den Leichnam nicht sehen dürfen. »Man sagte mir, der Sarg sei verplombt und müsse das auch bleiben«, erklärte er mir. Das konnte natürlich nicht stimmen, da ja der Bestatter die Leiche in den Sarg legt und diesen verschließt.
>
> Ich frage mich immer noch, ob es wirklich mein Sohn war, den ich da beerdigt habe. Die Wurzel dieser Sorge liegt darin begründet,

> dass ich ihn nie sehen durfte … ich bin auch besorgt, dass die Leichen vielleicht verwechselt wurden … [Später] sah ich Fotos von seinem Leichnam. Sie waren nicht so schrecklich, wie ich es erwartet hatte … ich fühle mich einfach unwohl damit, wie das alles abgelaufen ist … Meine Sorge, ob es wirklich die Leiche meines Sohnes ist, die ich beerdigt habe, brachte mich in der Vergangenheit dazu, ihn sogar exhumieren lassen zu wollen.

Ich hatte nicht die geringste Ahnung, dass man den Angehörigen der *Marchioness*-Opfer den Zugang zu ihren verstorbenen Nahestehenden verweigerte: Ich fand diese Entscheidung grausam und unnötig. Es sollten mehrere Jahre vergehen, bevor weitere Informationen auftauchten, die uns – den Angehörigen und jenen, die an dem Fall gearbeitet hatten – einen möglichen Grund dafür lieferten, warum die Leichen nicht gezeigt und die Särge nicht geöffnet wurden.

23

Anfang Herbst, 1992. Jen war nun Ärztin. Sie hatte im vorhergehenden Jahr ihren Abschluss gemacht und wir gingen zu der Party anlässlich der Veröffentlichung der Ergebnisse in der Bar der medizinischen Hochschule, wo zumindest ich mir steinalt vorkam. Und mich dann entschied, das Tanzen zu genießen. Ich war unglaublich stolz auf Jen, zeigte das aber vermutlich nicht. Und vielleicht war sie auch dankbar für meine Unterstützung – die Kinder, das Haus, die Rechnungen –, aber auch sie zeigte es nicht. Wie schwer es doch war, jene Kluft zu überwinden, die sich zwischen uns aufgetan hatte. Sie zu ignorieren war sehr viel einfacher, vor allem jetzt, wo sie Assistenzärztin war, Vollzeit arbeitete, und ich im Guy's völlig ausgelastet war.

An jenem Tag arbeitete ich einmal von zu Hause aus. Die Kinder waren in der Schule, die Nanny hatte frei, Jen war im Krankenhaus. Tagsüber war es auf der Straße vor dem Haus sehr ruhig, ruhiger als im Büro. Im Zimmer war es gemütlich. Auf jedem meiner Füße lag ein Hund. Und der Tisch war übersät mit Fotos eines Mordes, in dessen Aufklärung ich völlig vertieft war.

Oben auf dem Stapel der Obduktions- und Kleidungsfotos des Opfers lagen die Bilder vom Tatort. Ich konnte jenen grauen Novembertag nicht vergessen. Die städtische Wildnis eines großen Parks in Südlondon. Ein im Schatten der Bäume liegender Weg, erhellt von den Stämmen der Weißbirken. Das »POLICE DO NOT CROSS«-Absperrband spannte sich von Baum zu Baum. Im Gras unter den Bäumen sah ich etwas Weißes liegen, das man aus der Ferne für ein weggeworfenes Taschentuch halten konnte. Je näher ich kam, mit je einem Kommissar rechts und links von mir, wurde es größer und passte immer weniger in die Umgebung, bis, als ich dort ankam, der Kontrast zu dem grünen Untergrund und dem dort liegenden menschlichen Körper auffallend war. Bleich, fast vollständig nackt, unter schimmernden Birkenblättern lag eine junge Frau. Defensiv zusammengerollt. Mehrere Stichwunden. Ihre untere Körperhälfte war entblößt. Offenbar ein Sexualdelikt.

Ich wartete, bis die Polizeifotografen ihre Arbeit beendet hatten, bevor ich die Körpertemperatur der Leiche maß für die Untersuchung und erste Abstriche auf Sperma machte. Ich prüfte die Totenstarre und stellte fest, dass sie bisher nur an ihrem Kiefer festzstellen war. Dann untersuchte ich den Tatort, schaute mir Stellen an, an denen der Boden Spuren aufwies. Die Polizisten zeigten mir Blutflecken auf dem Gras, zerdrückte Blätter und abgebrochene Zweige, Anzeichen eines Kampfes. Die Untersuchung des Tatorts dauerte mehrere Stunden. Schließlich wurde die Leiche ins Leichenschauhaus gebracht, wo ich, im Beisein derselben ernsten Kommissare, die Obduktion durchführte. In meinem behaglichen Zimmer sitzend dachte ich nun zurück an diese sehr lange Nacht. Wie es bereits dämmerte, bis alle 49 Stichwunden vermessen und dokumentiert waren, jeder Stichkanal durch die inneren Organe, in die das Messer eingedrungen war.

Ich schaute hoch. Die Uhr tickte. Ich nahm mir den Obduktionsbericht vor und las noch einmal die Schlussfolgerung. Keine natürliche Ursache hatte zum Tod des Opfers beigetragen. Die Frau war an mehrfachen Stichverletzungen gestorben, verursacht durch ein oder mehrere Messer von etwa 9 Zentimetern Länge, etwa 1,5 Zentimeter breit am Schaft. Sie hatte sich gewehrt, und ein Stich ging geradewegs durch ihre linke Hand, als sie sich verteidigen wollte. Auch nach ihrem Tod hatte der Angreifer weiter auf sie eingestochen. Und als sie tot war, hatte er sich an ihr vergangen.

Die Öffentlichkeit war erschüttert in Anbetracht des brutalen Mordes an Rachel Nickell. Sie war eine hübsche, 23-jährige Mutter, die mit ihrem kleinen Kind zu einem Spaziergang in den Park gekommen war. Das landesweite Entsetzen übte Druck auf die Polizei aus, dieses Verbrechen zu lösen, und zwar schnell. Der Druck war so groß, dass die MET von ihrer üblichen Vorgehensweise abwich. Officers sprachen mit forensischen Psychologen zwecks eines Profiling des Mörders. Und sie baten mich, den Fall zu rekonstruieren.

Ich hatte bereits die Hoffnung aufgegeben, meinen Teil bei einer polizeilichen Ermittlung spielen zu dürfen – seit mein gründliches Nachstellen des Schlafzimmermordes von dem zuständigen Kommissar verschmäht worden war.

Und nun, zum ersten Mal, kam die Polizei zu mir und *bat* um eine Rekonstruktion. Insbesondere wollten sie, dass ich die wahrscheinliche Abfolge der

Ereignisse jenes Tages zusammenfügte, basierend auf den Beweisen am Tatort und meinen Obduktionsbefunden.

Kürzlich war ich auf einer Tagung der amerikanischen Forensiker. Seit einer Weile hatte ich das Gefühl gehabt, dass sich die Forensik als Berufsstand nicht sonderlich entwickelte, und ich ging zu der Tagung, um einen anderen Blickwinkel auf unsere Arbeit zu bekommen. Tatsächlich gewann ich diesen auch, als ich erfuhr, dass die amerikanischen Rechtsmediziner nun ermutigt wurden, stärker auf simpsonianische Weise an den Ermittlungen teilzunehmen.

Also las ich meinen ziemlich umfangreichen Obduktionsbericht zu Rachel Nickell. Allein die Details zu den Verletzungen gingen über mehrere Seiten.

Drei Wunden, auf Brust und Rücken, die ich mit 17, 41 und 42 beziffert hatte, hoben sich von den übrigen ab. Es waren die einzigen oberflächlichen Verletzungen des Opfers, auf das immer wieder heftig eingestochen worden war. Konnten das die zuerst zugefügten Verletzungen sein?

Es gibt einen Moment ganz am Anfang der Ereigniskette, die zu einem Mord führt, wenn zum Beispiel der Täter nah genug an das Opfer herankommen muss, um die Kontrolle übernehmen zu können. Wir wissen, dass das Erhalten der Kontrolle ein besonders wichtiger Bestandteil bei den meisten Sexualmorden ist. In solchen Fällen finden wir oft Wunden, die nicht tief genug sind für gefährliche Verletzungen, aber hinreichend ängstigen, um das Opfer gefügig zu machen: man bezeichnet sie als »gefügig machend«. Handelte es sich bei 17, 41 und 42 um ebensolche Verletzungen?

Nur eine davon befand sich auf dem Rücken des Opfers – Nummer 17 –, während die anderen vorne auf Brusthöhe lagen. Ich betrachtete sie erneut, fragte mich, ob der Erste dieser drei Stiche in den Rücken erfolgte. Hatte sich die Frau dann zu ihrem Angreifer umgedreht?

Auf den Tatortfotos stachen die aussagekräftigsten Blutflecken deutlich hervor. Sie befanden sich nicht unter den Bäumen, sondern an einer Stelle, an der das Gras lang und voller Blüten stehen gelassen worden war, wie bei einer Wiese. Etwa fünf Meter von der Stelle, wo die Leiche am Nachmittag von einer entsetzten Mutter, die mit ihrem Kleinkind, Hund und Buggy unterwegs war, entdeckt wurde.

Es gab noch einen zweiten, kleinen Bereich mit Blutflecken, näher am Fundort der Leiche: Er grenzte an die verästelte Birke an, unter der die tote Frau gefunden wurde. Man konnte mit Sicherheit annehmen, dass der erste Angriff an der Stelle mit dem meisten Blut erfolgte, und dass das Opfer dann zu der Stelle nahe dem Baum bewegt worden war und dann noch einen Meter in die letztendliche Position gezogen wurde.

Bei der endlos langen Liste von Verletzungen war schwer zu sagen, welche zuerst zugefügt worden war, aber die klaffenden Halswunden mussten sehr früh verschafft worden sein, da durch sie der größte Blutverlust erfolgte. Das würde auch erklären, warum das Opfer offenbar nicht geschrien hatte. Der brutale Angriff auf ihren Hals musste sehr schmerzhaft gewesen sein. Wenn sie das noch nicht vom Schreien abhielt, dann in jedem Fall die daraus resultierende Verletzung ihrer Muskeln rund um den Kehlkopf.

Die Bilder von Rachel Nickells Kleidung erzählten mir eine andere Geschichte. Ihr T-Shirt war blutgetränkt. Aber ihre Jeans waren an den Knien und darunter schmutzig. Und auf der Rückseite blutbepritzt. Ich war mir absolut sicher, dass das nur daran liegen konnte, dass sie zu einem frühen Zeitpunkt des Angriffs kniete, während ihr die ersten Verletzungen am Hals zugefügt wurden.

Mit solchen Verletzungen konnte sie sich natürlich nicht auf den Knien halten. Sie musste gefallen sein. Es schien, als sei sie nach vorn gefallen und als habe ihr Angreifer sie nun in den Rücken gestochen – insgesamt 18-mal. Wie auch immer sie fiel, aber insbesondere, wenn sie vornüber stürzte, hätte ihr Hals stark auf den Boden geblutet. Hatte der Mörder sie deshalb zu der Stelle unter dem Baum gebracht? Oder tat er das, weil sie mittlerweile tot war? Oder weil er fürchtete, dass sie auf dem Gras zu schnell entdeckt werden würde?

Auf den Fotos war unter dem Baum wenig Blut zu sehen, aber es war großflächiger verteilt. Das hätte ein Hinweis darauf sein können, dass sie hier bäuchlings lag. Ich überprüfte die Fotos ihres Leichnams bei der Obduktion. Ja, an ihrem Rücken klebten Blätter. Das musste tatsächlich die Stelle sein, an der der Mörder von vorn auf sie eingestochen hatte. Falls sie noch nicht tot war, als er sie unter den Baum schaffte, muss sie kurz danach gestorben sein. In jedem Fall stach er auch nach ihrem Tod weiter auf sie ein, vor allem auf

Herz und Leber. Beide Organe wiesen Stichwunden auf. Diese bluten aber nicht, wenn einer bereits tot ist.

Als Nächstes fiel mir auf, dass die schimmeligen Blätter sich auch auf ihrem Gesäß fanden. Er musste ihr also hier unter dem Baum die Jeans heruntergerissen haben. Und währenddessen oder danach wurde ihr Körper umgedreht, um in seiner endgültigen Position sexuell missbraucht zu werden.

Hatte der Mörder anschließend weiter auf sie eingestochen? Oder war er sofort weggelaufen?

»Meiner Meinung nach braucht man mindestens drei Minuten, um all diese Verletzungen zuzufügen«, hieß es in meinem Obduktionsbericht.

Ich wusste das, weil ich, wie üblich, die Bewegungen nachgestellt hatte. Wenn der Mord nur drei Minuten gedauert hatte, musste der Täter wie besessen gewütet haben. Und es gab alle Anzeichen für eine Tat wie im Wahn. Sogar der Coroner benutzte diese Formulierung, und die Zeitungen hatten sie genüsslich aufgegriffen.

Ich verbrachte Stunden damit, die Einstichwunden zu untersuchen – einige zeigten Abdrücke des Vierkantgriffs auf der Haut, weil die Schneide bis zum Anschlag hineingerammt worden war. Und zum ersten Mal scannte ich einen Körperteil. Das MRT zeigte den exakten Stichkanal des Messers in die Leber. All diese Informationen bedeuteten, dass, obwohl mir die Polizei bereits eine Auswahl möglicher Messer vorgelegt hatte, ich ihnen jedes Mal überzeugt sagen konnte: Nein, das kann nicht die Mordwaffe sein.

Als ich die Reihenfolge der letzten Ereignisse im Leben von Rachel Nickell aufgelistet hatte, ein Name, der aus den traurigsten Gründen weithin bekannt ist, fühlte ich mich hundemüde. Der Welt überdrüssig. Ich schaute auf die Uhr. Fast schon Zeit, die Kinder abzuholen und mit den Hunden rauszugehen.

Ich schaltete den Computer aus und lauschte auf das schwache Stöhnen, das er beim Herunterfahren von sich gab. Die Hunde kannten das Geräusch und wachten gleichzeitig auf, gähnten und streckten sich. Sie sahen mir zu, als ich die Fotos vom Verbrechen in meinen Aktenschrank räumte, wo niemand, schon gar kein Kind, zufällig darüber stolpern würde.

Ein Verbrechen zu rekonstruieren und der Polizei dadurch zu helfen, den Mörder dieser jungen Frau zu finden, verschaffte mir große Befriedigung. In

Kürze würde ich 40 Jahre alt werden, und diese Art von Arbeit repräsentierte einen Beitrag, den ich für Forensiker bei Mordermittlungen stets für möglich gehalten hatte. Die Hunde wedelten mit dem Schwanz und warteten darauf, dass wir rausgingen. Aber noch machte ich keine Anstalten, aus dem Haus zu gehen. Ich wollte von dieser fesselnden Arbeit nicht zurückkehren ins Hier und Jetzt. Vorher musste ich noch etwas tun, bevor ich mich um die Kinder und die Hunde kümmerte.

Zögernd nahm ich das Telefon in die Hand und wählte erst die eine, dann eine andere Nummer von der Liste, die ich aus den Gelben Seiten herausgesucht hatte.

»Hallo? Spreche ich mit dem Bestatter?«

»Ja, Sir, was kann ich für Sie tun?«

Mein Vater lag in einem Hospiz in Devon im Sterben. Er hatte Krebs im fortgeschrittenen Stadium und erhielt dort Sterbebegleitung. Ein paar Tage zuvor hatte ich mich traurig von ihm verabschiedet, weil Gerichtsverhandlungen und andere Verpflichtungen mich zurück nach London riefen. Meine Schwester Helen war gekommen, um ihn zu sehen, mein Bruder Robert ebenfalls. Ich erledigte diesen Anruf jetzt, weil ich wusste, dass vermutlich niemand von uns dazu in der Lage sein würde, wenn der Moment des Abschieds kommen würde.

Die Stimme am anderen Ende klang verwirrt.

»Sorry … ich habe Sie wohl nicht richtig verstanden. Sagten Sie, dass Ihr Vater noch gar nicht tot ist?«

»Ich befürchte, sagen zu müssen, dass er es bald sein wird, und wollte lieber jetzt alles organisieren.«

»Verstehe.« War das Betroffenheit oder Missfallen? Ich wurde verlegen.

»Ich bin Rechtsmediziner und … ich habe ständig mit dem Tod zu tun. Deshalb bin ich mir des … Ablaufs bewusst.«

»Ah.« Meine Bitte um Strafmilderung wurde offenbar akzeptiert.

Wir klärten die Formalitäten, und als der Anruf kam, dass mein Vater verstorben war, konnte ich mir erlauben zu trauern. Nicht zu weinen. Natürlich. Aber den immensen Verlust meines großherzigen geliebten Vaters zu spüren. Er hatte es irgendwie durch einen langen Ruhestand in Devon geschafft, mit Joyce ungeschickt an seiner Seite. Mein Leben hatte sich in keinster Weise um ihn gedreht, aber er war mir ständig präsent. Ich rief ihn jeden Sonntag an, er schrieb mir alle vierzehn Tage. Er war immer da. Jetzt nicht mehr. Etwas Großes, Unbekanntes schien sich vor mir aufzutun. Die Unermesslichkeit des Todes, die ich bei meiner Arbeit stets vermeide, begann mich nun zu verschlingen.

Einen oder zwei Tage danach fuhr ich nach Devon und holte die entsprechenden Formulare ab, um sie wie vorgeschrieben dem Standesamt vorzulegen. Auf dem Umschlag stand. *Vertraulich. Nicht öffnen.*

Natürlich ignorierte ich das. Mein ganzes Leben habe ich mit vertraulichen Details der Toten zu tun, und diese hier bezogen sich auf meinen eigenen Vater. Während ich im Standesamt wartete, öffnete ich den Umschlag und studierte ohne jeden Skrupel den Inhalt.

Eine kalte Hand entriss mir den Umschlag.

»Was glauben Sie eigentlich, was Sie da tun?«

»Nun, ich las die …«

»Wenn Sie lesen können, dürfte Ihnen aufgefallen sein, dass diese Informationen vertraulich sind. Sie haben absolut kein Recht, diesen Umschlag zu öffnen.«

Nachdem ich zurechtgewiesen worden war, gingen wir für die Formalitäten in ein kleines, schäbiges Büro. Die Todesursache hatte ich ja bereits gelesen: »Prostatakarzinom« hatte der Arzt angegeben. Dort stand aber »Prostatakarzenom«.

Ich schaute zu, wie die Standesbeamtin mit versteinerter Miene die Sterbeurkunde ausstellte.

»Entschuldigen Sie«, sagte ich, »Karzinom schreibt man mit i, nicht mit e …«

Sie schaute mich hasserfüllt an.

»Ich … ich bin Rechtsmediziner. Deshalb interessierten mich auch die Angaben zum Tod meines Vaters und … nun ja, ich schreibe das Wort Karzinom ständig und versichere Ihnen, dass es mit i geschrieben wird.«

Wenn Blicke töten könnten!

»Der Arzt hat es mit e geschrieben. Es ist meine Aufgabe, die genannte Todesursache exakt zu übertragen. Deshalb schreibe ich Karz*e*nom, denn so hat der Arzt es auch getan.«

Also verpasste diese Sterbeurkunde, die ich etliche Male vorlegen musste, jedes Mal mit einem Schauer tiefer Verärgerung, meinem Vater eine neue und bis dahin unbekannte Todesursache, ein Karzenom. Aber er hätte sich über seinen einzigartigen Platz in der Statistik gefreut.

***

Zwei Tage vor dem Geburtstag, der die Mitte meines Lebens kennzeichnete, versammelte sich die Shepherds in Devon für ein weitaus größeres Ereignis. Die Beerdigung unseres Vaters. Helen, die mit ihrer Familie im Norden von England lebte, war da. Robert, der mit seiner Frau in Frankreich lebte, war da. Trotz der räumlichen Trennung waren wir uns alle sehr nah.

Am Abend vor der Beerdigung gab es ein Familienessen mit allen Kindern, aber, ich bedaure, das sagen zu müssen, ohne Joyce. Ich hoffe, das war nicht unhöflich von uns. Ich blieb für den Rest ihres Lebens mit ihr in Kontakt und kümmerte mich darum, dass sie untergebracht und versorgt war. Aber an jenem Abend wollten wir keine Geschichte über unseren Vater zensieren, die sich vor ihrer Zeit ereignete, wir wollten unbekümmert Anekdoten über diesen wunderbaren Mann und seinen sehr speziellen Charakter austauschen. Nicht alle davon waren rühmlich, aber er hätte alle gebilligt und genossen. Wir lachten viel, tranken auf ihn, und es war eine richtige Würdigung seines Lebens.

Von seinen Kindern sehr bewundert zu sterben ist eine beachtliche Leistung. Er war das älteste Kind in einer Großfamilie gewesen, und als es nicht genug Geld für die Ausbildung aller gab, und vielleicht auch nicht genug Liebe, zog er los, um beides für sich und seine eigene Familie zu gewährleisten.

Versunken in tiefe Trauer, aber auch in Harmonie und Unterstützung zwischen den Shepherds, fuhren wir zurück nach London. Die Kinder auf dem Rücksitz, ich am Steuer, Jen auf dem Beifahrersitz. Sie nutzte die Gelegenheit, ein bisschen zu schlafen, denn Assistenzärzte müssen sich an Schlaf nehmen, was sie nur bekommen können. Eine andere Familie, eine andere Generation.

Tatsächlich spürte ich einen leichten Widerwillen, Devon zu verlassen. Das Guy's war ein freundlicher, anregender, geschäftiger Ort, und ich liebte meine Arbeit. Aber leider war ich in letzter Zeit in schwierige Gewässer geraten. Als Erstes war ich von den Kollegen dafür angefeindet worden, dass ich für die Polizei den Mord an Rachel Nickells nachgestellt hatte.

»Du hast damit deine Fachkompetenz überschritten«, sagten sie.

Ich wies darauf hin, dass ich mich bei der Nachstellung des Mordes, genau genommen, sogar exakt auf meine Fachkompetenz gestützt hatte. »Und in die Richtung entwickelt sich auch die Forensik in Amerika«, fügte ich hinzu.

Es beeindruckte sie nicht, wohin sich die Forensik in Amerika entwickelte. Sie schüttelten die Köpfe und sagten: »Wenn sie jemanden verhaften und der Staatsanwalt deine Rekonstruktion verwendet, wird die Verteidigung dich im Zeugenstand auseinandernehmen.«

Bis dahin hatte ich bereits genügend öffentliche Erniedrigung als Sachverständiger im Zeugenstand erlebt, um zu wissen, dass sie vermutlich recht hatten.

Meine zweite Sorge betraf die *Marchioness*.

Diese Tragödie hatte sich drei Jahre zuvor ereignet, aber irgendwie kam das Wrack des Vergnügungsbootes immer wieder an die Oberfläche. Selbstverständlich konnte die Trauer jener, die bei dem Unglück einen Angehörigen oder Freund verloren hatten, kein Ende finden – und gerade jetzt verwandelte sich ihre Trauer in Wut.

Wir von Berufs wegen damit Betrauten mochten geglaubt haben, dass es für uns vorbei sei. Ein paar Teile der Rettungsaktion und des Nachspiels mochten nicht ganz glatt gelaufen sein, aber der Schwerpunkt der Aufmerksamkeit lag seither auf den Ursachen des Unglücks. Es gab viele Sicherheitssysteme, die in jener Nacht auf der Themse hätten aktiviert sein müssen, es aber nicht waren, und gemeinhin wurde angenommen, dass beide Schiffe das jeweils andere nicht gesehen hatten – weil keines von beiden den Schiffsverkehr angemessen beachtet hatte. Aber aus welchem Grund auch immer – die große *Bowbelle* hatte die kleine *Marchioness* gerammt, und gegen den Kapitän der *Bowbelle* wurde Anzeige erstattet.

Die Angehörigen der Opfer waren außer sich, dass der Kapitän offenbar am Nachmittag vor dem Unglück reichlich getrunken hatte, während er auf den Wechsel der Gezeiten wartete, damit das schwere Baggerschiff wieder flussabwärts fahren konnte. Aber Experten (die nicht glaubten, dass die alte Regel von acht Stunden zwischen »Flasche und Steuerrad« auch auf die

Schifffahrt zutraf) behaupteten, der Kapitän hätte seinen Alkoholpegel im Wesentlichen durch ein Schläfchen wieder abgebaut, bevor er in jener Nacht wieder losfuhr. Die Anklage gegen ihn bezog sich also darauf, dass er seine Mannschaft nicht angewiesen hatte, den Schifffahrtsverkehr hinreichend im Auge zu behalten.

Der Coroner wurde vom Director of Public Prosecutions, dem Generalstaatsanwalt, gezwungen, Untersuchungen bezüglich der Todesursachen ruhen zu lassen, bis der Strafprozess abgeschlossen war – aber es wurde nie wirklich ein Ergebnis erzielt. Zwei Jurys schafften es nicht, ein Urteil über die Schuldhaftigkeit des Kapitäns zu fällen, und ein späterer Versuch, gegen den Eigentümer der *Bowbelle* vorzugehen, scheiterte ebenso.

Nach dem Urteil beziehungsweise dem Nichterreichen desselben, entschied der Coroner, dass es nicht im öffentlichen Interesse liege, die Untersuchungen fortzusetzen, da die Untersuchungen zur Unfallursache mittlerweile abgeschlossen und zudem die Sicherheit auf der Themse immens verbessert worden sei. Diese Entscheidung verstärkte jedoch den Schmerz der Angehörigen: Einige hielten diese Sichtweise für befangen, vor allem nachdem der Coroner ein paar unbedachte Äußerungen gegenüber der Presse über einen von ihnen gemacht hatte, die sofort veröffentlicht wurden. Die Angehörigen wollten nicht nur eine vollständige Untersuchung, sondern eine vollständige öffentliche Untersuchung. Beide Forderungen wurden abgeblockt, und man muss diesen Menschen hoch anrechnen, dass sie nicht nachließen und bis vors Berufungsgericht zu ziehen entschlossen waren.

Ihr Zorn wurde jedoch angefacht durch die Enthüllung – die bedauerlicherweise viele von ihnen über die Sonntagszeitungen erfahren mussten –, dass zwecks Identifizierung von einigen Leichen die Hände abgetrennt worden waren. Noch bestürzender war nun die Enthüllung, dass einige Hände, völlig unentschuldbar, nie ans Leichenschauhaus zurückgeschickt worden waren. Nun vermuteten die Angehörigen, dass man ihnen aus diesem Grund verweigert hatte, den oder die Verstorbene noch einmal zu sehen.

Der ganze Ärger richtete sich auf den verantwortlichen Rechtsmediziner. Das war ich. An ihrer Stelle wäre ich auch wütend gewesen. Aber es war unangenehm, zum Ziel dieser Wut zu werden. Es brachte nichts, den trauernden Hinterbliebenen zu sagen, dass unter diesen Umständen das Entfernen der Hände Routine war. Es brachte nichts, ihnen zu erklären, dass bei im Wasser gelegenen Leichen zur Abnahme der Fingerabdrücke eine besondere technische Ausstattung erforderlich war, über die wir im Leichenschauhaus nicht verfügten. Und es war zu spät, um zu fragen, ob es sich bei diesem Vorgehen, nur weil es zu jener Zeit üblich war, auch wirklich um eine akzeptable Vorgehensweise handelte.

Genau genommen hatte weder die Entscheidung, bei einigen Opfern die Hände abzutrennen, noch deren tatsächliche Entfernung oder das Versäumnis, sie wieder anzunähen, irgendetwas mit mir zu tun. Meine Dementis wurden jedoch ignoriert und meine Proteste als belastend ausgelegt. Mein Foto (auf dem ich geradezu zwielichtig wirkte, die Krawatte immer hinter mir herfliegend, als sei ich auf der Flucht) tauchte ständig neben Zeitungsberichten auf, die anklagend oder voller Anspielungen waren. Zu jeder Tages- und Nachtzeit erhielt ich Anrufe von Journalisten. Häufig lauerten sie mir sogar vor meiner Haustür auf. Wie durch Zauberhand tauchte einer dieser Schmierfinken in meinem Büro auf, ich traf ihn an meinem Schreibtisch sitzend an, mit ernster Miene und unheilvoll aufgeklapptem Notizbuch.

Was meine Kollegen betraf, so setzte sich ihr Kopfschütteln über meinen Umgang mit dem Fall Rachel Nickell fort zu meinem Umgang mit dem Fall der *Marchioness*. Sie fragten mich, ob ich das Entfernen der Hände nicht hätte verhindern können. Vor allem, da in den meisten Fällen andere Möglichkeiten der Identifizierung schnell verfügbar gewesen wären. Schließlich hatte die Polizei doch verlauten lassen, dass sie mit zahnärztlichen Unterlagen aus der ganzen Welt überschwemmt worden war. Ich hätte also ganz sicher einschreiten müssen, bei diesem Wahnsinn, die Hände zu entfernen.

Meine Kollegen stimmten jedoch zu, dass sie alle keine Erfahrung mit Massenunfällen hatten, und dass sie nun alles im Nachhinein beurteilen konnten – was immer einfacher ist. Also räumten sie ein, dass sie vermutlich auch nicht eingeschritten wären bei dem, was damals die übliche Vorgehensweise der Polizei war – vor allem, da der Coroner die ganze Aktion genehmigt hatte.

Iain, der Leiter unserer Abteilung, hüllte sich bei der ganzen Angelegenheit in Schweigen, was er immer bei wichtigen Fällen tat, die verpasst zu haben ihn ärgerte. Ich fühlte mich völlig allein mit der Wut der Presse und der Angehörigen der Opfer der *Marchioness*, eine schwierige Lage, wie sehr ich die Wut auch nachvollziehen konnte.

Pam, die mich vielleicht ein wenig unterstützt hätte, war nicht mehr unsere leitende Organisatorin. Ziemlich spät hatte sie sich in einen Witwer verliebt und war in die Rolle von Ehefrau und Stiefmutter gewechselt. Sie hatte nicht einmal versucht, Haushaltsführung und Rechtsmedizin irgendwie in Einklang zu bringen. Sie hatte erkannt, dass die Anforderungen als Familienorganisatorin keinen Platz ließen für die komplexe Schnittstelle von Rechtsmedizin und Mord. Traurig hatten wir uns von ihr verabschiedet, die Assistenten neu zugeteilt, ein neuer kam, um sich in unsere düstere Welt der Londoner Morde einzubringen, und die kompetente Lorraine übernahm die Leitung.

Oh, und es gab eine neue Rechtsmedizinerin.

Eine große blonde, langbeinige Frau kam ins Büro hereinspaziert. Sie trug einen kurzen Rock und ein freundliches Lächeln und hatte Wangenknochen, die aussahen, als wären sie mit einer scharfen Schere aus festem weißem Papier geschnitten. Die anderen Mitarbeiter hatten kaum Zeit, von ihren Schreibtischen hochzuschauen, bevor Iain, das größte Alphamännchen in einem Büro voller Alphamännchen von seinem Stuhl hochschoss und sie wie ein Neandertaler in Besitz nahm, denn im vergangenen Jahrhundert war die männliche Spezies ein Gutteil weniger weit entwickelt.

Vesna Djurovic war Rechtsmedizinerin, halb Serbin, halb Kroatin aus dem ehemaligen Jugoslawien. Sie war die ungewöhnliche Kombination aus atemberaubend schön und hochkompetent. Sie hatte in Belgrad gearbeitet und suchte nun Arbeit in London. Sie fand im Guy's nicht nur einen Job, sondern auch etwas, womit sie vielleicht nicht gerechnet hatte: einen Ehemann. Iain war bereits verheiratet, und die nun folgenden Manöver waren komplex und schwierig, aber insoweit unsere dunkle Welt der Morde mit einem Promipärchen glänzen konnte, sollten Vesna und Iain es bald sein.

Jen und ich könnten nie ein solches Paar sein. Dass Iain und Vesna ein Paar wurden, führte zu mehr gesellschaftlichen Ereignissen, zu denen auch die Ehepartner eingeladen wurden. Aber meistens hatten wir zu viel um die Ohren, um daran teilnehmen zu können. Jen hatte gerade ihre einjährige Assistenzzeit beendet und arbeitete 36-Stunden-Schichten, was lange Tage und jede zweite Nacht im Krankenhaus bedeutete. Als sich ihr Arbeitsalltag gerade ein wenig entspannte, entdeckte sie, wofür sie sich am meisten interessierte: Dermatologie.

Ich wusste, dass sie in dieser Phase ihres Berufsweges sehr viel Unterstützung brauchte. Die hatte ich auch gebraucht, und sie war für mich da gewesen. Nun versuchte ich, für sie das Gleiche zu tun. Ärztin zu werden war eine große Leistung, denn immerhin hatte sie erst mit dem Studium angefangen, als sie schon über dreißig war. Vermutlich brachte ich meinen Stolz nicht oft genug zum Ausdruck. Hoffentlich tat ich es wenigstens manchmal.

Wir sahen uns nur noch selten, und wenn es vorkam, dann stritten wir. Es schien keinen Mechanismus zu geben, der uns half, zu einem glücklichen Miteinander zurückzufinden. Ich wusste, dass sich manche Paare auf liebevolle, nette Weise wieder versöhnen, aber ich hatte das nie erlebt – in der Beziehung zwischen meinem Vater und meiner Stiefmutter hatte es das ganz sicher nicht gegeben –, und ich konnte oder wollte dieses Spiel nicht spielen. Wie sehr muss sich meine Frau über ihren ständig beschäftigten, abgelenkten Ehemann geärgert haben!

»Warum lässt du mich dich nicht lieben?«, jammerte Jen. »Warum bist du immer so still?«

Wir gingen zur Eheberatung. Ich erklärte mich dazu bereit, fühlte mich jedoch, als würde Jen mich vor den Kadi zerren.

»Seine Mutter starb, als er neun war«, berichtete sie vielsagend. Die Therapeutin nickte genauso vielsagend, wie ich fand. Waren die beiden alte Freundinnen oder gehörten alle Frauen einer Art Verschwörung an?

»Was möchten Sie, dass Dick für Sie tut?«, fragte die Therapeutin.

»Dass er mich einfach in die Arme nimmt und mir sagt, dass er mich liebt! Das ist doch nicht zu viel verlangt, oder?«

»Und, Dick? Was möchten Sie, dass Jen für Sie tut?«

Ich überlegte. Aber nur kurz.

»Mir das Abendessen kocht«, sagte ich.

Die Therapeutin lehnte sich mit hochgezogenen Brauen in ihren Sessel zurück.

Jens Mangel an kulinarischen Fähigkeiten war zwischen uns immer eine Art Scherz gewesen.

»Mir eine richtige Mahlzeit zubereiten. Das wäre ein Akt der Liebe. Aber ich bin immer zu beschäftigt, mich um alle zu kümmern, um etwas anzunehmen, und Jen ist immer zu beschäftigt mit ihrer Ausbildung, um etwas zu geben.«

»Dick, Sie haben also das Gefühl, dass Sie sich um alle kümmern?«

»Ich beschwere mich ja nicht. Mein Vater hat das auch getan, er hat mich aufgezogen. Ich kümmere mich gern um die Kinder und koche und bin für sie da. Das fühlt sich normal an. Es ist nur …«

Mein Vater hatte all das getan. Aber da war auch seine Wut gewesen. Die Art, wie er gelegentlich explodierte, welchen Kollateralschaden es auch immer bei denen um ihn herum anrichtete. Nun begann ich, mich zu fragen, ob das vielleicht das Aufsteigen einer tiefen Traurigkeit gewesen war. Mein Vater war unglücklich. Vielleicht war ich auch unglücklich. Mir kam zum ersten Mal in den Sinn, dass meine Ehe vielleicht besser sein könnte, wenn ich so wie er manchmal die Kontrolle verlor und meinen Gefühlen erlaubte, sich zu entladen. Aber falls ich derlei Gefühle besaß, dann waren sie tief vergraben an einem unzugänglichen Ort. Und wenn ich nicht einmal weinen konnte, wie sollte ich dann explodieren?

»Ja?«, fragte die Therapeutin. Ich hatte vergessen, dass ich nun in diesem Zimmer in Clapham saß, mit dem Heulen von Krankenwagensirenen draußen und meiner Frau und der Therapeutin, die mich ansahen und darauf warteten, dass ich etwas sagte.

»Sie erledigen das Kochen und einen Großteil der Kinderbetreuung, aber es ist nur … was?«, drängte sie.

»Ich hätte gern, dass Jen mir ihre Liebe zeigt, indem sie manchmal etwas tut.«

Die Beratung währte nicht lange. Irgendwie verlief es im Sande, oder wir hatten zu viel zu tun. Unsere Kinder waren immer noch im Grundschulalter, sie waren gesund und glücklich, und wir arbeiteten hart daran, ihnen ein liebevolles Zuhause zu schaffen. Es war oft laut, manchmal hörte man Musik, manchmal Lachen: Jen und ich gingen beide in Berufen auf, die wir liebten. Wir verdienten gut. Wir waren dem Elternchor in der Schule unserer Kinder beigetreten, und ich war mittlerweile zu einem lauten, schamlosen, und ich fürchte völlig unmusikalischen Sänger geworden. Jen, Chris, Anna und ich sangen die ganze Strecke auf der Autobahn auf unserer Fahrt in unsere Ferien voller Sand, Wassertümpel, Berge und Moorlandschaften auf der Isle of Man, wo wir von großzügigen, liebevollen Gastgebern empfangen wurden. Unser Leben war sicher gut genug.

24

Mein vierzigster Geburtstag fiel so nah mit dem Tod meines Vaters zusammen, dass es für mich unvermeidlich war, über mein eigenes Hinscheiden nachzudenken. Ich hatte keine Angst vor dem Tod, mochte aber das, was ihm vorangeht, die Vergreisung, den vorprogrammierten Prozess des Alterns nicht. Inzwischen hatte ich so viele Körper gesehen, dass ich mit dem Fortschritt des Alterns allzu vertraut war und eine klare Vorstellung davon hatte, wie einige meiner eigenen lebenswichtigen Organe aussahen.

Mit vierzig wusste ich, dass sich auf der weichen Oberfläche meiner Lunge winzige schwarze Punkte bereits zu Linien zusammenfügten und baumähnliche Muster bildeten. Auf ihre spezielle Weise können die Muster schön sein, aber es war Schmutz: Es war die Rußverschmutzung Londons, die wahrscheinlich allein schon dafür bürgte, dass ich bereits ein Emphysem hatte – selbst ohne die mindestens zwanzig Zigaretten, die ich jeden Tag rauchte. Ich war natürlich nicht der einzige Raucher. Meine Kollegen haben geraucht, und wir arbeiteten in einem fortwährenden blauen Dunst. Zu Hause rauchte Jen. Auf der Isle of Man haben ihre Eltern geraucht. Unsere Freunde haben geraucht. 1992 haben wir alle geraucht, wir rauchten in Kneipen und Restaurants, im Zug, an unseren Schreibtischen und im Bus. Wir wussten, dass es schlecht für uns war, wir wussten, dass Zigaretten mehr als 4000 Bestandteile enthielten, von denen viele – von Blausäure über Cadmium bis zu Benzopyren – schädlich sind, aber wir nahmen das alles für nur einen Bestandteil in Kauf: Nikotin. Bis jetzt waren wir jung genug gewesen, um uns für unbesiegbar zu halten. Jetzt wusste ich, dass ich aufhören musste zu rauchen, dann könnte ich mit zusätzlichen zehn Lebensjahren belohnt werden – obwohl meine Lungenstruktur unwiderruflich geschädigt sein musste und diese Beeinträchtigung mit der Zeit zunehmen würde.

Blut durch eine angegriffene Lunge zu pumpen ist Schwerstarbeit für das Herz, und ich hoffte, dass sich die rechte Seite meines Herzens durch diese zusätzliche Belastung nicht bereits vergrößert hatte. Was die linke Seite betraf, wusste ich, dass ich lernen musste, meine Reaktion auf Stress zu kontrollieren, sonst würde mein Blutdruck steigen und meine linke Herzkammer bei dem Versuch, dem gewachsen zu sein, verdicken. Das Herz ist ein Organ, das auf die Handfläche passt. So klein, aber unermüdlich, eine kleine Faust, die sich 70-mal pro Minute zusammenzieht und ausdehnt, Tag und Nacht, Jahr für Jahr, 30 Milliarden Male während einer Lebensspanne. Ein treuer Freund. Bis es aufhört zu schlagen. Es war meine Pflicht, ihm für seine Treue durch Diät, Sport und Einschränken von Rauchen und Belastung zu danken. So wie ich wusste, dass ich meiner Leber manchmal eine Pause vom Alkohol gönnen sollte, wenn ich wollte, dass sie ihre magischen Reparaturarbeiten an sich selbst ausführte.

Gute Entschlüsse, alle. Und schnell vergessen. Ein gelegentlicher Whisky Soda schien gut für die Entspannung zu sein, und es war viel leichter, eine weitere Zigarette anzuzünden, als Zeit mit dem Grübeln darauf zu verwenden, wie sehr ich eine wollte, aber nicht rauchen durfte. Beides diente dem Stressabbau. Im Rückblick fällt mir auf, dass sich mir in diesem oder dem folgenden Jahr gar nicht die Frage stellte, beides aufzugeben, weil 1993 eine Zeit sehr bedeutender Fälle einläutete.

Im April führte ich eine routinemäßige Autopsie bei einem jungen schwarzen Mann aus dem Süden Londons durch, der erstochen worden war. Es gab damals viele solcher Messerstechereien, und dieser Mord schien wie viele andere zu sein. Die Todesfälle standen häufig in Zusammenhang mit Banden oder Rauschgift. Rassistische Angriffe wurden damals nicht sofort vermutet. Ich erhielt lediglich die Information, dass der junge Mann in einen Kampf verwickelt gewesen war. Nichts wies einen Rechtsmediziner darauf hin, dass es ein ungewöhnlicher Fall war, oder dass der Name des Toten sehr bekannt werden würde beziehungsweise dass ich viele Male über seinen Tod würde aussagen müssen.

Stephen Lawrence war ein kluger, ehrgeiziger Achtzehnjähriger, der so gar nicht in die allgemeine öffentliche Wahrnehmung der schwarzen Jugend 1993 passte. Ob richtig oder falsch, seine Anerkennung als kluger Student, der eine berufliche Zukunft hatte, trug entscheidend zur Veränderung der Haltungen und Vorurteile bei. Während er mit einem Freund auf den Bus gewartet hatte, wurde von einer Gruppe weißer Jugendlicher, die, wie wir später erfuhren, rassistische Kommentare von sich gaben, zweimal auf ihn eingestochen. Er wies eine oberflächliche Verletzung am Kinn auf, eine tiefe Stichwunde, die seine Lunge verletzt hatte, und eine weitere tiefe Wunde an der Schulter. Stark blutend hatte er es irgendwie geschafft aufzustehen und hundert Meter mit seinem Freund wegzurennen, bevor er endgültig zusammengebrochen war.

In den Monaten, die darauf folgten, wurden mir von der Polizei insgesamt 16 Messer gezeigt, von denen sieben als Mordwaffe infrage kamen. Eines davon war mit großer Wahrscheinlichkeit die Tatwaffe. Im Juli wurde ich um eine weitere Aussage gebeten und erklärte, dass Stephen meiner Meinung nach gestanden hatte, als er nahe am rechten Schlüsselbein durch einen Stich verletzt wurde, aber bereits fiel, als ihm die zweite Stichwunde an der linken Schulter zugefügt wurde. Trotz sorgfältiger Überlegungen war ich nicht imstande, mit Gewissheit zu sagen, ob sein Angreifer Rechts- oder Linkshänder war. Die Beweise waren zu schwach, um zu riskieren, den Täter zu entlasten.

Dergestalt sah also meine Beteiligung an den polizeilichen Ermittlungen zum Tod von Stephen aus. Ich war mir nicht bewusst, wie sehr Teilnahmslosigkeit und Rassismus diese behinderten. Die Familie Lawrence jedoch schon. Sie bekam mit, dass es Zeugen, Beweise und Verdächtige gab. Aber es wurde keine Anklage erhoben.

Vier Monate später wurde ich gebeten, im Auftrag der Polizei einer amtlichen Autopsie im nördlichen London beizuwohnen. Die Autopsie wurde von einem anderen Rechtsmediziner durchgeführt: Es war meine Aufgabe zu beobachten, relevante Proben zu nehmen und eventuell zu unterstützen, wenn ich dazu aufgefordert wurde, aber da der andere Rechtsmediziner darauf bestand, sah ich nur zu. Es war mir ziemlich klar, dass die Frau, die wir untersuchten, an den schädlichen Folgen von Sauerstoffmangel für das Gehirn gestorben war, aber möglicherweise würden die Experten ja andere Todesursachen finden und waren darum aufgefordert worden, ihre fachliche Meinung zu einigen der Organe abzugeben – insbesondere Gehirn und Herz.

Die Verstorbene war offensichtlich an einer heftigen Auseinandersetzung beteiligt gewesen und dann mit einem Bauchgürtel samt damit verbundenen Handschellen gesichert worden. Sie war mit Schnitten und Prellungen übersät und an den Oberschenkeln und Knöcheln sowie an der Taille fixiert worden. Hatte sie tatsächlich auch eine Kopfverletzung davongetragen? Der Gehirnpathologe würde diese Frage für mich beantworten.

Auch dieser Fall war also einer der wichtigen. Joy Gardner war eine vierzigjährige Jamaikanerin, die mit ihrem fünfjährigen Sohn lebte. Dass ihr Visum abgelaufen war und sie sich illegal in Großbritannien aufhielt, ist unstrittig. Ihre Mutter und zahlreiche Verwandten lebten hier, die sie unterstützten, während sie studierte, und sie beabsichtigte nicht, nach Jamaika zurückzukehren.

Eines frühen Morgens erschienen ohne Warnung Beamte der Einwanderungsbehörde an ihrer Haustür, um sie auszuweisen. Sie wurden von Polizisten unterstützt, weil vermutlich Widerstand erwartet wurde. Und Joy Gardner leistete tatsächlich Widerstand. Sie muss gedacht haben, dass es sich zu kämpfen lohnte für eine bestimmte Art zu leben. Vielleicht hat sie nicht geahnt, dass sie um ihr Leben kämpfte.

Unerfahren, ungeschult und entschlossen, Anweisungen auszuführen, bemühten sich die Beamten, ihr den Fixiergürtel umzulegen, während sie mit ihnen kämpfte und sie, beobachtet von ihrem kleinen Sohn, sich mit Bissen wehrte. Als Reaktion auf ihre Bisse wickelten sie ihr fast vier Meter eines 2,5 cm breiten medizinischen Klebebandes – Elastoplast – um den Mund und das Gesicht. Die Beamten nahmen irrtümlicherweise an, dass sie noch durch die Nase atmen könnte. Das ist ein Irrglaube, denn den Mund zu bedecken kann tödlich sein. Es geht nicht nur darum, überhaupt zu atmen – sondern darum, genug Luft zu bekommen, insbesondere wenn Stress und die Anstrengung eines Kampfes das Sauerstoffbedürfnis des Körpers drastisch vergrößern. Unter diesen Umständen kann ein Mensch nicht den erforderlichen Sauerstoff aufnehmen, der ein Vielfaches des üblichen Bedarfs betragen kann.

Knebeln kann Erbrechen verursachen, und bei geknebeltem Mund gelangt das Erbrochene in die Atemwege. Ein Knebel kann zudem gegen die Zunge drücken, sie in den Mund zurückschieben und damit die Nase blockieren. Sekret sammelt sich in Mund und Hals, und auch das beeinträchtigt die Fähigkeit, Luft in die Lunge zu bekommen. Das Knebeln einer aufgebrachten Frau, die viele Minuten lang stark gekämpft hatte, reichte aus, um einen Herzstillstand zu verursachen.

Joy Gardner wurde nicht erwürgt. Es gab keine traumatische Kopfverletzung. Sie hatte nicht ihr Erbrochenes eingeatmet. Sie wurde durch den Knebel erstickt. Zwar gelang es einem Rettungssanitäter, sie wiederzubeleben, das heißt, er brachte ihr Herz wieder zum Schlagen, und man fuhr sie ins Krankenhaus, wo lebenserhaltende Maßnahmen durchgeführt wurden. Leider war aber ihr Gehirn durch den anhaltenden Sauerstoffmangel so schwer geschädigt worden, dass sie vier Tage später starb.

Es gab eine Vielzahl von Beteiligten in diesem Fall – Krankenhaus, Polizei, Familie –, und folglich waren an ihrem Körper so viele Autopsien und so viele Gewebeuntersuchungen vorgenommen worden, dass Besprechungen zum Fall Joy Gardner manchmal einem Rechtsmediziner-Kongress ähnelten. Zu den wichtigsten gehörten die Gehirnexperten, seit der erste Rechtsmediziner, dessen Obduktion ich beiwohnte, behauptet hatte, dass sie an einer Kopfverletzung gestorben sei. Am Ende herrschte Einigkeit darüber, dass sie an der durch den Knebel verursachten Asphyxie gestorben war.

Ich schrieb einen ausführlichen Bericht, in dem alle möglichen Todesursachen in Augenschein genommen wurden und der wie gewöhnlich verschiedene Entwürfe und Überarbeitungen durchlief. Inzwischen gab es eine wachsende Protestwelle von Menschenrechts- und anderen Organisationen. Viele, insbesondere Mitglieder der schwarzen Gemeinschaft, hatten den Eindruck, dass Polizisten Abschiebungen um jeden Preis durchführen wollten und Joy Gardner getötet hatten, indem sie sie gedankenlos völlig übertrieben gefesselt hatten.

Sie erinnern sich vielleicht an meinen ersten Fall, bei dem jemand durch Fixierung zu Tode kam, und das Urteil des Coroners bei mir Unbehagen hinterließ. Jenes Opfer hatte jedoch eine Lungenentzündung und wies Merkmale einer Sichelzellenveranlagung auf. Deshalb wurde von natürlichen Todesursachen, beschleunigt durch mangelnde Sorgfalt gesprochen. Seit damals war ich über die von Gesetzesvollstreckern manchmal eingesetzten Methoden beunruhigt gewesen: Es war offensichtlich, dass einige einfach nicht wussten, wie man Menschen gefahrlos fixiert.

Und durch Fixierung eingetretene Todesfälle nahmen zweifellos zu. Joy Gardner wurde gefesselt, um sie mitnehmen zu können. In anderen Fällen starben Personen bei Verhaftungen, vor allem wenn die Betroffenen

Merkmale einer Sichelzellenveranlagung oder -krankheit aufwiesen. Aber die meisten Todesfälle aufgrund von Fesselung waren durch einen anderen Faktor bedingt: den stark zunehmenden Konsum von insbesondere einem bestimmten Rauschgift: Kokain.

Kokain blockiert das Aufnahmevermögen der Rezeptoren im Gehirn, was zu einer anhaltenden Stimulation führt, die für Selbstvertrauen, Wohlbefinden und Energie sorgt. Kokainkonsumenten können stundenlang reden, reagieren verstärkt auf physische Stimuli, darum empfinden sie Sex als lustvoller, und sie haben weniger Hunger und Durst. Der Kokainkonsum kann jedoch zu Herzrasen, Unruhe und psychotischen Störungen führen. Wenn also ein Kokainkonsument gefesselt werden muss, liegt es üblicherweise daran, dass er zum Beispiel unter Halluzinationen leidet.

Meinen ersten Kokaintoten hatte ich etwa zu dieser Zeit, und er war ein erster Hinweis auf Großbritanniens steigenden Kokainkonsum. Ein großer, muskulöser Rauschgiftdealer (der selbst kokste) wurde verhaftet, als er gerade eine große Menge Kokain gekauft hatte, und begann sofort, auf die beiden Polizisten einzuschlagen. Einer der Officers legte beim Kampf den Arm um seinen Hals, was zum Tod des Dealers führte. Aber woran war er eigentlich gestorben?

Ein hoch angesehener Neuropathologe bestätigte, dass der Dealer keine Kopfverletzung bei dem Kampf erlitten hatte. Er könnte durch den Arm um seinen Hals erstickt worden sein, wies jedoch nur eines der drei klassischen Anzeichen dafür auf: Das genügte nicht, um Ersticken als Todesursache anzugeben. Er hatte viel Kokain konsumiert, aber seine Blutprobe ergab einen Wert unterhalb der tödlichen Dosis, sodass er wahrscheinlich auch nicht an einer Überdosis starb.

Schließlich nahm ich eine Kombination von Todesursachen an: die Belastung für sein Herz durch den Kampf mit den Polizisten in Verbindung mit der Belastung für seinen Körper durch das Kokain. Obwohl er jung war, litt er an einer Herzmuskelentzündung. Inzwischen ist dieses Leiden bei Kokainkonsumenten bekannt und wird als »Kokain Myokarditis« bezeichnet.

Die Anklage gegen die beiden Polizisten wurde später fallen gelassen. Dennoch war dies ein weiterer Fall, der mir ein Unbehagen verursachte, das ich nicht ignorieren konnte. Es gab einfach zu viele Todesfälle, wenn Polizisten Menschen fesselten. Die Beamten haben sicher geglaubt, dass sie nur ihre Pflicht taten, und es war nicht ihre Absicht, jemanden zu töten. Aber Menschen sind gestorben. Ich wusste, dass ich etwas unternehmen musste, aber mir war noch nicht klar, was.

***

Während wir warteten, ob jemand wegen des Todes von Joy Gardner verhaftet wurde, verkündeten sämtliche Schlagzeilen die Festnahme des Mörders von Rachel Nickell.

Für mich kam das nicht überraschend. Ich wusste, dass die Polizei einen Mann namens Colin Stagg verdächtigte. Und da es keine forensischen Beweise gab, stellten sie ihm auf Anraten eines psychologischen Profilers eine Falle. Sie zeichneten intime sexuelle Gespräche zwischen Stagg und einer Undercover-Polizistin auf und hofften, dass Stagg sich selbst als Nickells Mörder verraten würde. Er tat es nicht, aber die Staatsanwaltschaft hielt das, was er sagte, für belastend genug. Ich beantwortete dem gegen Colin Stagg ermittelnden Team eine Reihe von Fragen zu dem Mord, und meine Rekonstruktion der Ereignisse an jenem Tag auf Wimbledon Common wurde als Beweis verwendet. Ich sollte bei der Verhandlung im darauffolgenden Jahr als Zeuge aussagen.

In dem Glauben, dass Großbritanniens berüchtigtster Mörder jetzt in Untersuchungshaft saß und auf seinen Prozess wartete, war ich überrascht, im Herbst zur Leiche einer anderen jungen Frau herbeigerufen zu werden. Sie war das Opfer einer noch abscheulicheren Tat geworden als im Fall Rachel Nickell.

Jack the Ripper, der 1888 mindestens fünf Frauen im Osten Londons getötet hatte, ist weiterhin Stoff für Filme, Legenden und tägliche Führungen durch Whitechapel. Ich vermute, dass die Öffentlichkeit von seinen grauenhaften Verbrechen derart fasziniert ist, weil sie vor langer Zeit geschehen sind. Samantha Bissets Name und der ihres Mörders sind kaum bekannt, ich glaube, weil sie das Opfer eines wirklich schockierenden Ripper-ähnlichen Mörders war, dass die Presse den Lesern die schrecklichen Informationen nicht zumuten wollte, die in diesem Fall nicht durch die Linse der Zeit gefiltert waren.

Nicht nur Samantha wurde Opfer eines Sexualmordes, sondern auch ihre vierjährige Tochter. Ihre Leiche wurde dann ins Kinderbett zu ihren Spielsachen gesteckt, sodass die ersten am Tatort eintreffenden Polizisten hofften, das Kind würde schlafen.

Ich wurde vom Coroner dazu geholt – mein Interesse an Messerverbrechen war mittlerweile allgemein bekannt –, um die zweite Obduktion von Samantha Bisset und ihrer Tochter durchzuführen. Diese diente nicht der Verteidigung, da bislang niemand des Mordes wegen angeklagt worden war, sondern für den Coroner, damit die Leichen freigegeben werden konnten.

Ein Kollege war beauftragt worden, sich Samantha Bissets Wohnung anzusehen, wo das Verbrechen stattgefunden hatte. Deshalb konnte ich den Tatort nur durch die Linse des Fotografen sehen. Ich konnte mir das schreckliche Schweigen vorstellen, wenn selbst der übliche kameradschaftliche Austausch von Fragen über die Familie oder den Urlaub, all den alltäglichen Kram, der uns an das normale Leben erinnern, sobald wir mit Mord konfrontiert sind, für die Ermittler an diesem Tatort unmöglich gewesen sein muss.

Als ich die Obduktion durchführte, wurde mir klar, dass der Mörder, wie Jack the Ripper, eine Art Trophäenjäger gewesen sein musste.

Ich sagte zu den anwesenden Polizisten: »Wenn ich nicht wüsste, dass ihr Colin Stagg bereits habt, würde ich annehmen, dass diese Morde von demselben Kerl ausgeführt wurden wie der Mord an Nickell.«

Der ranghöchste Polizist zuckte mit den Schultern.

»Unmöglich; wir haben Stagg, und er hat so gut wie gestanden.«

»Dieser Fall ist doch anders«, merkte sein Kollege an. »Rachel Nickell wurde nicht verstümmelt.«

»Vielleicht hätte er das getan, wenn er mehr Zeit gehabt hätte. Vielleicht wollte er es genießen, sie zu töten, aber es passierte an einem öffentlichen Platz, und er riskierte, geschnappt zu werden. Eine Frau langsam in ihrem eigenen Zuhause zu töten, wäre wahrscheinlich auch bei ihm der nächste Schritt gewesen.«

»Na ja, aber er sitzt hinter Gittern, und da bleibt er für den Rest seines Lebens«, sagte der Beamte. Und bald konnte dasselbe von dem Mann gesagt werden, der Samantha Bisset getötet hatte. Robert Napper war ein 28-jähriger gewalttätiger, psychisch gestörter Lagerarbeiter mit einer polizeilichen

Vorgeschichte. Er war schon öfter aufgefallen, aber irgendwie, vielleicht wegen der schlechten Aktenverwaltung, als es noch keine Computer gab, war er immer unter den Radar geschlüpft. Jetzt hatten ihn seine Fingerabdrücke in der Wohnung von Samantha Bisset mit dem Verbrechen in Verbindung gebracht.

Bei seiner Verhaftung waren die Polizisten überzeugt, dass sie zwei unbarmherzige Mörder, Stagg und Napper, aus dem Verkehr gezogen hatten. Deshalb war es ein großer Schock, als Colin Stagg im September 1994 freigesprochen wurde.

Der Fall wurde von einem Richter abgewiesen, der sagte, dass die Polizeioperation nichts anderes als eine Falle war, und dass alles, was Stagg gesagt hatte, unzulässige Beweise waren, weil er in die Unterhaltung mit der Undercover-Polizistin gelockt worden war. Ich war genauso überrascht wie alle anderen: Die Polizei hatte mit so vielen Fachleuten an diesem Fall gearbeitet, und es war mir nicht in den Sinn gekommen, ihre absolute Sicherheit infrage zu stellen, dass Colin Stagg Rachel Nickell getötet hatte.

Colin Stagg wurde freigelassen – aber nur in eine andere Art Gefängnis. Sobald er vor die Haustür trat, wurde er aufs Heftigste angefeindet. Die Polizei, die Presse und vor allem die Öffentlichkeit waren weiterhin überzeugt, dass Stagg Rachel Nickell ermordet hatte und er nur wegen eines Verfahrensfehlers davongekommen war. Diese Überzeugung war so weit verbreitet, dass es selbst mir nicht einfiel, die Aufmerksamkeit noch einmal auf die Ähnlichkeit zwischen den Morden an Nickell und Bisset zu lenken. Ich hatte nur zu gut erlebt, dass ein Gutachten des Sachverständigen vom System ignoriert wurde, und ungeachtet meines kurzen Abstechers in die Rekonstruktion eines Verbrechens war ich jetzt wieder zurück in meiner Welt.

25

Die Angehörigen jener, die beim Untergang der *Marchioness* den Tod fanden, kämpften seit Jahren für Gerechtigkeit. Nun hatten sie einen Sieg errungen. Als ihre Versuche, den Coroner dazu zu bringen, die Ermittlungen wieder aufzunehmen, nicht fruchteten, wandten sie sich an den Court of Appeal, ein Berufungsgericht mit Sitz in London. Das Einleiten einer Untersuchung wurde zwar abgelehnt, aber man stimmte zu, dass der Coroner »in der Tat Gefahr laufe«, voreingenommen zu handeln, wenn auch unbewusst. Infolgedessen wurde schließlich eine Untersuchung durch einen anderen Coroner verfügt. Sechs Jahre nach der Katastrophe, im Jahr 1995 kam die Untersuchungsjury mit neun zu eins zu dem Ergebnis, dass die Opfer »rechtswidrig getötet« worden seien.

Es konnte niemand mehr gerichtlich belangt werden, da zwei Klagen gegen den Kapitän der *Bowbelle* gescheitert waren, aber das Urteil nährte die Überzeugung der Hinterbliebenen, dass es eine öffentliche Untersuchung geben müsse. Es gab eine Initiative, die sich dafür einsetzte. Ihre Bemühungen wurden jedoch von den Behörden abgewiesen, da es seit dem Unfall eine vollständige Überarbeitung der Sicherheitsvorkehrungen für die Schifffahrt auf dem Fluss gegeben hatte und man der Meinung war, mit einer öffentlichen Ermittlung nichts gewinnen zu können. Die Initiative sah das anders. Obwohl es ihnen persönlich viel abverlangt haben muss, weiter zu kämpfen, bestanden die Angehörigen darauf, dass aus ihrem Unglück noch mehr gelernt werden könne und eine öffentliche Ermittlung das beste Forum dafür sei.

Niemand vergaß je die fehlenden Hände der Opfer, und noch immer wurde ich dafür verantwortlich gemacht. Obwohl ich es also richtig fand, dass die Angehörigen eine Ermittlung verlangten, fürchtete ich diese auch. Dadurch würde das ganze Thema, einschließlich der Hände, wieder hochkochen.

Druck von unten auf uneinsichtige Behörden war damals auch in anderen wichtigen Fällen spürbar.

Die Untersuchungen zum Fall von Joy Gardner und Stephen Lawrence, die jetzt zwei Jahre andauerten, schienen im Sande zu verlaufen. Abgesehen davon, dass eine Menge Leute das nicht zulassen würden. Erst die Verwandten, dann ganze Gemeinden mobilisierten die öffentliche Meinung, indem sie darauf hinwiesen, dass im Fall von Stephen Lawrence Rassismus bei der Metropolitan Police die Ermittlungen behinderte. Im Fall von Joy Gardner mussten sie zeigen, dass nicht ein Gericht entschieden hatte, die involvierten Polizisten freizusprechen.

Anfangs änderte sich bei den Ermittlungen im Fall Lawrence nicht viel. Aber zur großen Überraschung der MET, die darauf beharrte, dass ihre Mitarbeiter nur ihren Job gemacht hätten, klagte die Staatsanwaltschaft nun drei Männer des Totschlages an Joy Gardner an.

Bei der Verhandlung unterzog mich der Staatsanwalt der Krone einem Kreuzverhör, das ich nie vergessen werde. Irgendjemand hatte eine frühe Fassung meines Berichts über den Fall durchsickern lassen, und er wies darauf hin, dass mein endgültiger Obduktionsbericht über 70 Seiten lang sei. Er ging Seite für Seite mit mir durch, ließ mich jede einzelne Wortänderung begründen, jedes weggelassene Komma oder hinzugefügte Semikolon. Ich fand, dass meine geringfügigen Veränderungen (die Änderung von »wahrscheinlich« in »vermutlich« oder »schnell« in »zügig«) keinen großen Unterschied für den Fall insgesamt bedeuteten, aber es war obsolet zu sagen, dass ich in jeder Überarbeitung mich klarer und präziser ausgedrückt hatte. Die eindeutige Schlussfolgerung des Staatsanwalts war, dass ich eng mit der Polizei zusammengearbeitet und dem Druck nachgegeben hatte, sie weniger schuldig an Gardners Tod aussehen zu lassen.

STAATSANWALT: Sehen wir uns doch Seite 36 an … wieso haben Sie das Wort »schwere« in »mäßige« geändert, Dr. Shepherd? Das war eine einschneidende Veränderung.

ICH: Bei genauer Betrachtung schien es mir die angemessenere Beschreibung.

STAATSANWALT: Aber warum war es angemessener?

ICH: Nun, ich habe mir alle Fakten noch einmal sehr sorgfältig angesehen und meine Meinung geändert.

STAATSANWALT: Sind Sie sicher, dass die Änderung nicht auf dem Erhalt weiterer Informationen beruhte?

ICH: Sie basierte ausschließlich auf meiner Analyse des Falls.

STAATSANWALT: Aber wieso sollten Sie eine derart gravierende Veränderung vornehmen, wenn es keine neuen Informationen gab?

ICH: Es schien mir korrekter zu sein.

STAATSANWALT: Wollen Sie damit sagen, dass Sie ... *Ihre Meinung änderten?*

ICH: Richtig, ich änderte meine Meinung.

STAATSANWALT: Sie änderten einfach Ihre Meinung! Änderten Sie einfach aus einer *Laune* heraus?

Ich konnte verstehen, warum er misstrauisch war. Natürlich arbeitete ich regelmäßig mit Police Officers zusammen, und man hätte leicht annehmen können, dass ich es mir nicht mit ihnen verderben wollte. Aber tatsächlich hatte mich niemand zu etwas gedrängt. Und ich versuchte es auch niemandem recht zu machen. Ja, es mochte sich komisch anfühlen, mit der MET zusammenzuarbeiten, wenn ich dabei geholfen hätte, drei ihrer Officers zu verurteilen. Mit dieser Art von Dilemma musste ich als Rechtsmediziner gelegentlich rechnen. Ich hatte gehofft, mich stets tapfer gegen Druck zu wehren und die Wahrheit als meinen größten Verbündeten zu betrachten.

Alle drei Officers wurden freigesprochen, was viele für einen Skandal hielten.

Ich persönlich fand, dass sie, wenn ich auch ihr Handeln nicht billigte, auf gewisse Weise selber Opfer waren: Opfer eines absolut fehlerhaften Systems. Sie waren nicht darin ausgebildet oder informiert worden, wie man jemanden gefahrlos sichert, sie waren vor den gefährlichen Auswirkungen ihres Handelns nicht gewarnt worden. Sie wussten nicht, was für oder gegen die Abschiebung von Joy Gardner sprach. Es war ihre Pflicht, die Befehle von Bürokraten umzusetzen, die ihre Entscheidungen im Namen der Bevölkerung Großbritanniens getroffen hatten. Sie nahmen an, dass sie nur den unangenehmen Job erledigten, für den sie bezahlt wurden, als sie Joy Gardner bändigten. Dass sie das auf so schlechte Weise taten, spiegelte meiner Meinung nach die schlechte Vorgehensweise ihres Arbeitgebers.

Joy Gardners bedauerlicher Tod löste Veränderungen aus. Für mich war es der Tropfen, der das Fass zum Überlaufen brachte. Ich wusste nun, was ich zu tun hatte. Aus Engagement beteiligte ich mich aktiv an dieser Art von Aufklärung und manchmal auch als »Anstifter«, um an geeigneten Leichen Fesselungsprozeduren nicht durchzugehen, sondern jeden darin zu unterrichten, der das in seinem Job brauchte: vor allem Polizisten, Gefängniswärter und Beamte der Einwanderungsbehörde.

Man kann unmöglich wissen, was später als das angesehen wird, was man in seinem Leben bewirkt hat – falls überhaupt etwas. In meinem Fall glaube ich, behaupten zu können, dass ich zu dieser Veränderung beigetragen habe. Es war größtenteils eine Frage des Agierens als Nervensäge. Schulungen durchzuführen, Konferenzen zu organisieren, Berichte zu schreiben, in Komitees zu sitzen und vor allem zu unterrichten.

Kritiker der Polizei mögen vielleicht überrascht sein, dass die meisten Officers sehr daran interessiert waren, korrekte und menschliche Sicherungstechniken zu erlernen. Mehr als jeder andere waren sie sich über die Defizite ihrer Arbeit im Klaren. Mehr als jeder andere wussten sie, dass nicht nur die Familien und Freunde der Opfer litten, sondern sich auch das Leben und der Berufsweg eines Officers innerhalb weniger Minuten komplett ändern konnten. Dennoch dauerte es mehrere Jahre, bis jede einzelne Institution, die laut Gesetz jemanden fixieren darf, vom Grenzschutz bis zum Youth Justice Board (zuständig für kriminelle Jugendliche), schließlich die Prinzipien für gefahrloses Fixieren übernahm, die wir nach dem Fall von Joy Gardner in die Ausbildung der Beamten für die Metropolitan Police eingeführt hatten.

Ich wurde Mitglied eines unabhängigen Beratergremiums für das Ministerial Board on Death in Custody, einen Ministerrat für den Tod in Gewahrsam sowie des Innenministeriums. Klingt das wie festgefahren in der Bürokratie? Ist es nicht. Genau diese Ellenbogenkraft brauchten wir, damit die von mir erstellten Richtlinien anerkannt und umgesetzt wurden.

Diese Richtlinien berücksichtigten, dass die Sicherung einer Person auf alle Beteiligten psychologische Auswirkungen haben kann, sogar auf Beobachter. Sie besagten, dass jemand nur dann gefesselt werden darf, wenn es notwendig ist, gerechtfertigt und angemessen in Relation zu der Bedrohung, die diese Person darstellt. Und sie berücksichtigten die Möglichkeit, dass schlecht angebrachte Fesseln zum Tod führen können. Deshalb dürften nur genehmigte Techniken eingesetzt werden, ausschließlich von geschultem, autorisiertem Personal.

Kommt es zu einem Zwischenfall, ist der Umgang damit entscheidend. Ich denke hier, dass meine Richtlinien durch meine Flugerfahrung beeinflusst sind. Gibt es zwei Piloten im Flugzeug, dann hat nur einer das Kommando, und wenn die Kontrolle über die Maschine von einem zum anderen gegeben wird, müssen beide Piloten das verbal bestätigen.

PILOT 1: Habe übernommen.

PILOT 2: Du hast übernommen.

Diese Routine bringt Klarheit in eine schwierige Situation. Deshalb kam mir die Idee, die Flugpraxis auf die schwierige Situation der Sicherung zu übertragen. In dieser Situation gibt derjenige, der die Kontrolle über Kopf, Hals und Atmung des Häftlings hat, auch die Befehle. Es spielt keine Rolle, wenn er den niedrigsten Rang von den anwesenden Officers hat, er muss sagen: »Ich habe nun die Kontrolle über die Situation.« Die anderen müssen dem zustimmen: »Du hast jetzt die Kontrolle über die Situation.« Im Wesentlichen verleiht die Kontrolle die Autorität, das sofortige Losbinden des Häftlings anordnen zu können, und diesem muss Folge geleistet werden.

Es gibt natürlich noch mehr Details, einschließlich medizinischer Überwachung, filmen, aufnehmen und Nachbesprechung. Das Gesamtziel bestand jedoch darin, das gewaltsame Bändigen einer Person nur dann einzusetzen, wenn es notwendig, organisiert und auf sichere Weise erfolgt. Das Resultat, so denke ich, ist ein drastischer Rückgang der Zahl gefesselter Tote im Gewahrsam von Behörden. Tatsächlich ist es jetzt gefährlicher, von irgendeinem Bürger oder dem Türsteher eines Nachtclubs festgehalten zu werden.

Nach dem Freispruch der Officers im Fall Joy Gardner wurden Forderungen nach einer öffentlichen Untersuchung erhoben. Diese wurden energisch zurückgewiesen. Was den Fall Stephen Lawrence betraf, so hatte die Polizei zweifellos ein paar Namen und Verdächtige. Aber es wurde gegen niemanden Anklage erhoben, und Stephens Familie und Freunde begannen einen heldenhaften und Achtung gebietenden Kampf für Gerechtigkeit. Sie trieben eine zivilrechtliche Strafverfolgung für drei der fünf vermeintlichen Täter voran.

Bei dieser Verhandlung war ich als Zeuge geladen. Staatsanwalt Michael Mansfield vertrat in der ungewohnten Position des Privatklägers die Familie. Aber es war alles vergebens. Die Welt sah zu, wie der Prozess scheiterte, bevor er noch richtig angefangen hatte, wegen Mangel an Beweisen, die der Richter für zulässig hielt. Schlimmer noch. Aufgrund der damaligen Gesetzgebung konnte niemand für ein Verbrechen ein zweites Mal angeklagt werden, deshalb waren die drei Angeklagten frei, und die Chance auf Gerechtigkeit schien für die Familie Lawrence für immer vergeben.

Das akzeptierten sie jedoch nicht. Sie verlangten nun eine Untersuchung. Sie schienen den Rückhalt der öffentlichen Meinung zu haben. Viele waren über den Freispruch der Officers im Fall Joy Gardner entsetzt gewesen. Nun begannen die Menschen zu glauben, dass die Ermittlungen im Fall Stephen Lawrence durch die gleiche Art Rassismus behindert wurden, die zu seinem Tod geführt hatte. Selbst eine öffentliche Untersuchung – die nur auf Anweisung eines Regierungsministers erfolgen konnte und sehr viel umfangreicher und rechtlich bedeutsamer war als eine Untersuchung durch den Coroner – schien eine realistische Möglichkeit zu sein.

Die Geduld und Hartnäckigkeit der Familie Lawrence führte schließlich dazu, dass es tatsächlich eine Untersuchung gab. Die fünf Verdächtigen mussten erscheinen. Sie kamen auch, weigerten sich aber, Fragen zu beantworten, da sie das Recht hatten, die Aussage zu verweigern. Der Coroner war angesichts dieses Schweigens hilflos. Die Geschworenen fanden jedoch einen Weg, das zu umgehen und kamen im Februar 1997 zu dem Schluss, dass Stephen Lawrence »von fünf weißen Jugendlichen bei einem nicht provozierten, rassistisch begründeten Angriff rechtswidrig getötet wurde«. Sie hätten genauso gut sagen können: »von den fünf hier sitzenden Jugendlichen«. Und die *Daily Mail* verfuhr im Grunde auch so, veröffentlichte Fotos der fünf, nannte ihre Namen und forderte sie auf, doch zu klagen, falls die *Daily Mail* falsche Behauptungen aufstellte.

Die öffentliche Verachtung über das Scheitern der Verhaftung von Stephens Angreifern schlug derartig hohe Wellen, dass es schließlich tatsächlich so aussah, als würden die Forderungen nach einer öffentlichen Untersuchung bezüglich des Fehlverhaltens der MET Erfolg haben. Ich persönlich war froh über dieses starke Drängen auf Veränderung, das nun ein Überdenken der bei Behörden und Polizei geltenden Kultur erzwang. Mir war nicht entgangen, dass viele Todesfälle in Polizeigewahrsam oder durch Fesselung Schwarze betrafen. Ich hatte mit den Todesfällen von Schwarzen zu tun gehabt und, einfach ausgedrückt, ließ sich deren Ableben nicht einfach durch das Risiko einer Sichelzellenveranlagung erklären. Mir war bewusst, dass eine Veränderung nötig war, konnte mir jedoch nicht vorstellen, wie das zu bewerkstelligen sei. Als ich die Leiche von Stephen Lawrence untersuchte, wäre mir nie in den Sinn gekommen, dass genau diese Stichverletzungen im Laufe der folgenden zwanzig Jahre der Auslöser für diese Veränderungen sein würden.

26

Nach etwa acht Jahren im Guy's hatte ich das Bedürfnis, mich zu verändern. Die Abteilung von Iain West empfand ich zunehmend weniger als meine Heimat denn als erdrückend. Trotz unserer Freundschaft und seiner vielen Versprechen, mich zu fördern, hatte er das nicht getan. Hinter seinem Rücken wandte ich mich direkt an den Dekan der medizinischen Fakultät wegen einer Stelle als leitender Dozent und wurde sofort befördert. Aber Iain wollte nicht, dass ich, oder vielleicht auch sonst jemand, sein Stellvertreter wurde. Was seinen vorgezogenen Ruhestand betraf, um sich ganz der Jagd, dem Schießen und Angeln zu widmen, so stellte er klar, dass er davon noch weit entfernt sei.

Ich arbeitete weiter und sah mich in aller Ruhe nach anderen Möglichkeiten um. Mittlerweile, wir näherten uns der Mitte der 1990er-Jahre, waren meine beiden Kinder auf der weiterführenden Schule, und ab und zu kamen sie mir schon vor wie junge Erwachsene. Es war immer schwer gewesen, Kinder zu obduzieren, die im Alter meiner eigenen Kinder waren – vermutlich waren das die einzigen Male, bei denen meine Hand für einen kurzen Augenblich über einer Leiche zitterte. Und nun, wo meine Kinder älter wurden, schien es mehr Fälle von toten Kindern zu geben. Hatte ich sie bis dahin gemieden? Oder stieg ihre Zahl tatsächlich?

Eines Tages wurde ich zu der Obduktion eines Babys gerufen, das im Alter von zehn Monaten in den Armen der Mutter gestorben war. Ich stellte fest, dass der Junge gut genährt und altersgemäß entwickelt war. Es gab Anzeichen der Versuche, ihn wiederzubeleben, aber ansonsten wies er keine Spuren von Gewalt oder eines Traumas auf. Auch die innere Leichenschau brachte nichts zutage: Es gab keine Auffälligkeiten.

Ich wartete den toxikologischen Befund ab, die Tests auf Viren und Bakterien, die alle in Ordnung waren. Also wollte ich plötzlichen Kindstod als Ursache angeben. Die Polizei war darüber nicht sonderlich glücklich und überreichte mir ein Bündel Hintergrundinformationen. Nun hatte der Fall einen Kontext, und was ich las, schien alles zu verändern.

Polizeibeamte waren zur Wohnung der Mutter gefahren, nachdem sie den Notruf gewählt hatte. Sie war 22 Jahre alt und lebte allein, nachdem der Vater des Kindes gedroht hatte, sie umzubringen. Seine Drohungen – aber auch die Trinkerei der Mutter – hatten den zehn Monate alten Jungen auf die Liste der vom Jugendamt als gefährdet eingestuften Kinder gebracht. Um die beiden vor Angriffen des Vaters zu schützen, war ein Alarmknopf in der Wohnung installiert worden.

Als die Mutter gegen 9 Uhr morgens den Notruf betätigte, klang sie betrunken und sprach von einem »Tod in der Familie«. Der installierte Alarm war ebenfalls eingeschaltet, aber nur die Polizei war unterwegs zur Wohnung.

Die Beamten waren besorgt, denn nur einen Monat zuvor war die junge Mutter bestraft worden, weil sie betrunken war, während sich das Kind in ihrer Obhut befand. Dabei handelt es sich um ein Vergehen, das mit einem Bußgeld geahndet wird und nur selten mit Gefängnis: Der Hauptzweck besteht darin, die Mutter dazu zu bringen, nüchtern zu bleiben, oder das Jugendamt darauf aufmerksam zu machen, dass hier die Möglichkeit von Vernachlässigung oder gar Missbrauch besteht.

Nur sieben Minuten nach dem Anruf klingelten die Beamten an der Tür. Niemand öffnete. Sie spähten durch den Briefschlitz und sahen, dass die Mutter mit dem Kind in den Armen im Flur auf und ab ging. Sie wirkte weder panisch noch gab es Anzeichen von Bedrohung, also drangen sie nicht gewaltsam ein. Sie überredeten sie behutsam, die Tür zu öffnen, was der Frau jedoch schwerfiel, weil sie betrunken war. Als die Polizisten schließlich in die Wohnung gehen konnten, stellten sie fest, dass das Baby in ihren Armen tot war.

Alle Wiederbelebungsversuche blieben erfolglos. Die Mutter war wütend, aggressiv und natürlich aufgelöst. Ein paar Stunden später wurde eine Blutprobe von ihr genommen, anhand derer ihr Blutalkoholgehalt zum Zeitpunkt des Notrufs errechnet werden konnte. Er betrug 255 mg/100 ml Blut. Ab einem Wert von 80 mg darf man in England und Wales (in Schottland mittlerweile 50 mg) nicht mehr Auto fahren, und für einen weniger starken Trinker könnten 255 mg eine tödliche Dosis sein. Wir schlossen also daraus, dass sie stark betrunken war.

Spuren von Drogen wurden nicht gefunden. Allerdings war sie zu betrunken, um sagen zu können, ob das Kind in ihren Armen, in der Wiege, auf dem

Sofa oder in ihrem Bett gestorben war. Und sie konnte nicht sagen, wo sie sich zu dem Zeitpunkt aufgehalten hatte.

Möglicherweise ist Ihre Sympathie für die trauernde Mutter mittlerweile ausgeschöpft. Meine war es vielleicht auch. Ich ließ das Blut des Kindes auf Alkohol und Drogen testen. Wir hatten nämlich die Erfahrung gemacht, dass Eltern, die trinken oder Drogen nehmen, ihren Kindern diese Substanzen ebenfalls verabreichen, damit sie ruhig sind. Und manchmal verabreichen sie eine tödliche Dosis. In diesem Fall besagte der toxikologische Bericht jedoch, dass nichts dergleichen den Tod des Babys verursacht hatte.

Wie bei allen anderen Dingen auch, gibt es Trends bei Krankheiten. Ihre Popularität kommt und geht, abhängig von unserer Wahrnehmung. Der plötzliche Kindstod, bei dem ein offenbar gesundes Kind ohne ersichtlichen Grund unerwartet stirbt, geriet während der 1970er- und 1980er-Jahre ins öffentliche Bewusstsein und hatte Anfang der 1990er-Jahre eine statistisch signifikante Größe erreicht, er ereignete sich bei 2 von 1000 Lebendgeburten.

Für viele Rechtsmediziner war das eine willkommene Diagnose. Sie schien das Unerklärliche zu erklären und entlastete Eltern oder Aufsichtspersonen von jeder Schuld. Der plötzliche Kindstod bedeutete, dass das Kind nicht an einer unnatürlichen Todesursache verstarb, darum musste angenommen werden, dass es eine natürliche Todesursache war. Aber der plötzliche Kindstod wurde nicht von allen gleichermaßen akzeptiert – es gab Polizisten und nicht medizinisch ausgebildete Coroner, die Skepsis an den Tag legten.

In diesem Fall vermutete die Polizei, dass die Mutter mit dem Tod des Kindes zu tun hatte. Das war in Anbetracht der Umstände nachvollziehbar, wenn es auch keinen Beweis gab, der diese Vermutung unterstützte. Und da ich alles andere ausgeschlossen hatte, blieb für mich nur der plötzliche Kindstod als Befund übrig. Kurz nach diesem Fall gab es in meinem Leben eine Menge Veränderungen. Nur ein Jahr später sollte ich auf diesen Fall zurückblicken und war überrascht.

***

Tatsächlich war dies mein letzter Fall im Guy's gewesen. Ich hatte von der bevorstehenden Pensionierung von Dr. Rufus Crompton in meiner Alma

Mater, dem St George's Hospital in Tooting, erfahren. Er war mein ehemaliger Lehrer und Mentor, der eine Abteilung geleitet hatte, der er allein angehörte. Die Möglichkeit, seine Nachfolge anzutreten, war sehr aufregend. Das St George's war bereit, die Abteilung zu vergrößern, und falls ich die Stelle bekam, hätte ich sie in der Form vergrößern können, die ich Iain stets vorgeschlagen hatte, was er jedoch komplett ignoriert hatte.

An einem trüben Tag fragte ich Lorraine, ob Iain einen Moment Zeit hätte, und ging nervös in sein Büro. Es war ein großes Zimmer, in dem absolutes Chaos herrschte. Stapel von Ordnern und andere Unterlagen lagen auf dem Schreibtisch, in den Regalen, auf dem Boden und dem riesigen Tisch in der Mitte des Raumes, der für Besprechungen gedacht war. Wenn eine Besprechung anberaumt wurde, räumte Lorraine den Tisch frei, packte alles in irgendeine Ecke und räumte auch die überquellenden Aschenbecher und leeren Zigarettenpäckchen weg. Sobald die Besprechung vorbei war, ging es wieder von vorn los. In Anbetracht des Berges an Unterlagen auf dem Tisch schätzte ich, dass die letzte Besprechung mindestens eine Woche zurücklag.

Iain saß an seinem Schreibtisch und wandte mir seine riesigen Hängebacken nicht sofort zu, als ich eintrat. Es war vermutlich nicht der beste Zeitpunkt für dieses Gespräch, denn ich wusste, dass er müde war. Am Vortag hatte er herumgebrüllt, was immer bedeutete, dass er wütend auf sich selbst war – unabhängig davon, wen er anschrie – weil er irgendetwas verpasst hatte. Natürlich gab er Lorraine die Schuld: Sie hatte ihn nicht erinnert, einen Bericht pünktlich abzuliefern. Vermutlich war der Bericht in den Strudel anderer Berichte auf den Boden geraten, aber das Gericht hatte dafür kein Verständnis und verlangte, dass er ihn bis spätestens am nächsten Morgen nachreichte. Also waren er und Lorraine am Vorabend noch spät hier gewesen, er hatte diktiert und sie sich den Stenoblock gespart und den Text direkt in den Computer eingegeben.

Nun saß er mit einer Mentholzigarette zwischen den Fingern da. Eine andere glühte vergessen im Aschenbecher neben dem Mikroskop vor sich hin. Und eine dritte, von der Rauch aufstieg, lag neben dem flackernden großen Bildschirm des Computers an einer Seitenwand des Zimmers.

»Iain, du hast vermutlich gehört, dass sich Rufus Crompton zur Ruhe setzt …«, begann ich.

Er zog die Augenbrauen hoch. Zwischen Rufus, Iain und mir war lange klar gewesen, dass ich vielleicht eines Tages zurück ans St George's gehen würde.

»Ich habe vor, mich auf die frei werdende Stelle zu bewerben«, fuhr ich fort.

Er zündete mit dem Rest der einen Zigarette eine neue an, schaute sich nach einem Aschenbecher um beziehungsweise nach einem, der noch nicht überquoll, und drückte die Kippe dann auf der Zigarettenschachtel aus.

»Ich vermute, du brauchst von mir ein Empfehlungsschreiben«, sagte er.

Er rauchte noch verbissener als sonst, zeigte aber keine Gefühlsregung. Er war freundlich, wünschte mir Glück bei der Bewerbung, und wir kamen überein, dass wir, falls wir beide Institutsleiter sein würden, keine Rivalen sein, sondern kooperieren würden. Ich bin nicht sicher, ob einer von uns das auch so meinte. Wir waren bereits jetzt Rivalen, und wenn wir in verschiedenen Krankenhäusern ebenbürtig sein würden, wäre das kaum noch zu vermeiden.

Das Guy's mit seinem berühmten Leiter und der Fülle faszinierender Fälle zu verlassen war beängstigend. Ich legte in jenem Sommer eine Pause bei den Obduktionen ein, als ich zum St George's wechselte, und richtete erst einmal die neue Abteilung ein. Es war wichtig, dass die Polizei uns anerkannte und zu Fällen anforderte, deshalb musste ich, so langweilig das auch sein mochte, eine vernünftige Management- und Finanzstruktur etablieren.

Nach ein paar Monaten stellte ich überrascht fest, dass ich das Leichenschauhaus vermisste, wo ich jene Fähigkeiten einsetzen konnte, die ich über Jahre perfektioniert hatte. Als ein befreundeter Rechtsmediziner an der Südküste in die Ferien fuhr, stimmte ich zu, für ihn die vom Coroner angeordneten Obduktionen zu übernehmen. Die Sommerferien standen vor der Tür. Anna und Chris waren nun Teenager. Anna war noch in der Schule, aber Chris hatte alle Klausuren geschrieben und hing zu Hause herum, deshalb schlug ich vor, ihn mitzunehmen. Wenn er wartete, während ich ein paar Obduktionen durchführte – keine Mordfälle, nur natürliche Todesfälle, die einer Erklärung bedurften –, könnten wir danach einen Spaziergang an den Klippen entlang machen. Chris war ein entspannter Junge, der für alles zu haben war. Also saß er zufrieden lesend im Auto, während ich ins Leichenschauhaus ging, um zu arbeiten.

Ich zog mich um. Die Mitarbeiter hatten die Leichen auf die Tische gelegt und alles für mich vorbereitet: zu jener Zeit bedeutete das, dass die Leichen noch geöffnet waren, der Brustkorb entfernt und die Schädel ebenfalls geöffnet.

Ich führte die übliche Unterhaltung mit dem Coroners Officer, bei der ich erwähnte, dass mein Sohn lesend im Auto saß und auf mich wartete.

Der Coroners Officer wertete das eindeutig als Grenzfall von Vernachlässigung.

»Ich bringe ihn ins Büro, da hat er es bequemer«, bot er an. »Und er kann eine Tasse Tee trinken.«

Ich war mit dem PM40 in der Hand geschäftig über einen offenen Körper gebeugt, als ich aus den Augenwinkeln Chris entdeckte. Er spazierte mit dem Coroners Officer durch den Obduktionssaal. Er wirkte völlig gelassen, im Gegensatz zu mir. Am liebsten hätte ich geschrien: »Schaffen Sie ihn hier raus!«

Aber ich wusste, dass der Obduktionssaal dann erst recht erschreckend auf einen unvorbereiteten Teenager wirken musste, also zwinkerte ich ihm unter Aufbringung aller Willenskraft hinter meiner Schutzbrille zu und winkte fröhlich mit dem PM40. Um die Wahrheit zu sagen, fühlte ich mich bloßgestellt. All die Jahre hatte ich meine Kinder vor der Realität meiner Arbeit abgeschirmt, ohne sie anzulügen oder zu täuschen, und nun war Chris alldem unvermittelt ausgesetzt worden.

Als wir später an den Klippen spazieren gingen, gab es ein etwas beklommenes Gespräch zwischen Vater und Sohn.

»Äh … kommst du klar mit dem, was du im Obduktionssaal gesehen hast?«

»Hat mir nichts ausgemacht«, sagte er. »Aber der Coroners Officer ist ein Idiot.«

Worüber auch immer die beiden uneins gewesen waren (vermutlich Fußball), es hatte sich Chris stärker eingeprägt als der Anblick und die Geräusche im Obduktionssaal. Er und Anna waren tatsächlich manchmal mit mir gekommen, wenn ich zur Arbeit musste. Darum waren sie vertraut mit den

Gerüchen, Geräuschen und der Atmosphäre dieses Ortes. Wenn der Trauerraum leer war, hatten sie es sich in den Sesseln bequem gemacht und vor dem Aquarium ihre Hausaufgaben erledigt, während die Mitarbeiter sie freudig mit Tee und Keksen versorgten. Sie hatten nie gefragt, was ich eigentlich genau dort machte.

Ich hoffte, ohne es anzusprechen, dass Chris diesen Vorfall zu Hause nicht erwähnen würde. Aber natürlich erzählte er es Anna.

»Kann ich auch mit zu einer Obduktion?«, fragte sie. »Es ist unfair, wenn Chris darf und ich nicht.«

»Ich würde das nicht als Obduktion bezeichnen ...«, erwiderte ich.

Und nun hatte auch Jen es mitbekommen.

»Du hast *was* gesehen?«, fragte sie Chris und sah mich vorwurfsvoll an.

»Wenn ich Tierarzt werden will, muss ich mich an so etwas gewöhnen«, erwiderte Chris tapfer. »Dann muss ich ständig tote Tiere aufschneiden.«

»Ich werde auch Tierärztin«, verkündete Anna. »Oder Ärztin.«

Wir hatten einen Medizinerhaushalt und redeten über die Arbeit, meistens ziemlich offen, auch wenn ich die Fotos versteckte. Wenn die Kinder nach dem Beruf ihrer Eltern gefragt wurden, antworteten sie immer: »Sie sind Ärzte.« Auf Nachfragen fügten sie hinzu: »Dad schneidet tote Menschen auf« – woraufhin gewöhnlich keine Nachfragen folgten. Aber insgesamt war es sehr viel einfacher zu erklären, dass ihre Mutter als Hautärztin praktizierte, als dass ihr Vater Rechtsmediziner war.

In ein paar Jahren würden Chris und Anna die Universität besuchen. Es war kaum vorstellbar, dass die beiden dann ihr eigenes Leben führten. Dass sie mich nicht mehr brauchten. Ich entschloss mich, obwohl mein neuer Job mir einiges abverlangte, noch so viel Zeit wie möglich mit meinen Kindern zu verbringen, bevor sie irgendwann auszogen.

27

Sobald ich die Abteilung eingerichtet hatte, war ich zurück im Obduktionssaal und eine lebhafte, produktive Phase begann. Andere Mitarbeiter kamen dazu. Rob Chapman, ein Freund und ausgezeichneter Rechtsmediziner aus dem Guy's, schloss sich mir an sowie zwei Sekretärinnen, Rhiannon Layne und Kathy Paylor. Ebenso zwei Ärztinnen für Forensische Medizin, Debbie Rogers und Margaret Stark. Sie untersuchten überlebende Opfer von Verbrechen und versorgten Inhaftierte medizinisch. Das waren die ersten Stellen in Forensischer Medizin in Großbritannien, ein großes Kapital für unsere Abteilung in den Kinderschuhen. Außerdem hatten wir einen Rechtsmediziner, der seine Assistenzzeit bei uns absolvierte. Bald wurden wir national und international anerkannt und bekamen sehr schnell die ersten Aufträge.

Chef zu sein eröffnete mir die Chance, in gewissem Rahmen meine Fälle auszuwählen. Ein sehr schwieriger Bereich, den ich gern auf meine Kollegen abgewälzt hätte, war der, mit dem ich bei meinem letzten Fall im Guy's konfrontiert war – Babys. Aber das wäre nicht fair gewesen. Damals war der Umgang mit dem Tod von Säuglingen in der Rechtsmedizin gerade im Wandel. Das spiegelte die sich verändernde Einstellung der Gesellschaft gegenüber Kindern wider. Vermutlich hätte ich jetzt eine andere Todesursache bei dem Baby der betrunkenen Mutter angegeben.

Seit Anfang der 1990er-Jahre hat sich die Anzahl der Fälle von plötzlichem Kindstod – oder der als solchen diagnostizierten Todesfälle – merklich verringert, und dieser Rückgang setzte sich fort (die aktuellsten Statistiken besagen, dass plötzlicher Kindstod nur für 0,27 Todesfälle bei 1000 Lebendgeburten zutrifft).

Die Verbesserung war größtenteils auf eine weltweite Kampagne zurückzuführen (in Großbritannien mit dem Slogan »Back to Sleep«), die Eltern überzeugte, ihre Babys nicht mehr auf dem Bauch schlafen zu lassen, weil das sich als Hauptrisikofaktor für den plötzlichen Kindstod herausgestellt hatte.

Andere uns bekannte Faktoren waren Erwachsene, die im Haus rauchten, auf der Couch oder im Bett neben dem Baby schliefen (was dazu führen konnte, das Kind zu erdrücken oder zu ersticken), Alkoholmissbrauch der Eltern oder Konsum anderer Drogen, eine zu schwere oder zu dicke Bettdecke und eine zu hohe Raumtemperatur. Dank dieses Wissens und Schulungen der Eltern sanken die Zahlen.

Sie gingen auch deshalb zurück, weil sich die Wahrnehmung des plötzlichen Kindstodes und somit die Grundlagen der Diagnose änderten. Man sprach jetzt auch von einem »diagnostischen Mülleimer«, und die Vorschriften für Rechtsmediziner wurden verschärft. Vor dem Diagnostizieren von plötzlichem Kindstod musste nun zunächst die Vorgeschichte sorgfältig geprüft werden – sowohl die Krankengeschichte des Kindes als auch die Schilderung der Ereignisse durch die Betreuungsperson –, dann der Ort selbst und schließlich die Untersuchung des verstorbenen Kindes. Plötzlicher Kindstod ist medizinisch schwer festzumachen. Es ging eher darum, andere Todesursachen auszuschließen.

Und warum wurden diese Vorgaben verschärft und der plötzliche Kindstod als »diagnostischer Mülleimer« bezeichnet? Weil sich viele Rechtsmediziner nicht an die Kriterien hielten, die für alle unerklärlichen Todesfälle gelten. Häufig wurden diese Todesfälle sowohl von der Polizei als auch von den Rechtsmedizinern unzureichend untersucht. Gingen möglicherweise einige der als plötzlicher Kindstod ausgewiesenen Fälle in Wahrheit auf das Konto von Erwachsenen?

Dieser unbequeme Verdacht wurzelte in der wegweisenden Arbeit zum Kinderschutz von Professor David Southall und seinen Kollegen. Im Licht der Beweise, die er anführte, waren die Tatsachen nur schwer zu ignorieren. Er war an Studien beteiligt, die nicht nur das Münchhausen-Stellvertretersyndrom identifiziert haben – Eltern mit dieser psychischen Störung machen ihre Kinder bewusst krank, um Aufmerksamkeit und Unterstützung zu erhalten –, sondern auch unwiderlegbare Beweise mittels versteckter Videoüberwachung erbrachten, dass Eltern aus unbekannten Gründen versuchten, ihre Kinder zu verletzen oder sogar zu töten.

In Southalls bekanntester Untersuchung wurden 39 Kinder, bei denen es immer wieder zu lebensbedrohlichen Vorkommnissen kam, gewöhnlich außerhalb des Krankenhauses, aber manchmal auch auf eine Spezialstation verlegt, wo sie heimlich gefilmt wurden. In 33 Fällen stellte sich heraus, dass die »Vorkommnisse« von einem Elternteil herbeigeführt wurden. Das Filmmaterial zeigte nicht nur emotionale Misshandlung, sondern auch Todesfälle durch Vergiftung, Strangulation und vor allem Ersticken. Tatsächlich gab es allein in dieser kleinen Gruppe nicht weniger als 30 Versuche, ein Kind zu ersticken.

Dank der Überwachung konnten die Kinder durch professionelles Eingreifen gerettet werden. Aber zu diesen Kindern gehörten 41 Geschwister, von denen zwölf plötzlich und unerwartet gestorben waren. Nachdem die Eltern ertappt worden waren, gaben vier tatsächlich zu, acht dieser Geschwister getötet zu haben. Beim Überprüfen dieser »Geschwister-Fälle« stellte sich heraus, dass in elf der zwölf Fälle die Rechtsmediziner nach der Obduktion plötzlichen Kindstod als Todesursache angegeben hatten. Im zwölften Fall war die angegebene Todesursache Gastroenteritis gewesen, aber eine weitergehende Untersuchung zeigte, dass das Kind vergiftet worden war. Bei 15 weiteren der 41 Geschwister wurde später entdeckt, dass sie misshandelt worden waren.

Natürlich war das Entsetzen groß, und viele wollten es nicht glauben. Ich hatte das Gefühl, dass durch David Southalls Untersuchungen das Zeitalter der Unschuld vorbei war. Viele Menschen zogen jedoch die Unschuld vor. Es war schwer zu akzeptieren, dass es Kinder gab, die Schutz vor genau den Erwachsenen brauchten, die sie beschützen sollten.

Verdacht wurde allmählich zu einer Routinereaktion auf den ungeklärten Tod eines Babys, und das müssen die tatsächlich Unschuldigen als unfair empfunden haben. So unfair, dass sich gegen Southall hasserfüllter, lautstarker Widerstand regte. Die moralische Vertretbarkeit seiner versteckten Videoüberwachung der Eltern stand besonders in der Kritik. Aber ich fürchte, dass ihm damals ohne sie niemand geglaubt hätte.

Eltern (ebenso wie viele Polizisten und sogar Sozialarbeiter), die bisher die außerfamiliäre Sorge um das Wohlergehen von Kindern als Verletzung ihrer Privatsphäre betrachtet hatten, waren jetzt gezwungen, eine Änderung zu akzeptieren. Mittlerweile erwachsene Opfer elterlicher Misshandlung sprachen öffentlich über ihre Kindheit, und Familiengeheimnisse rückten auf eine Weise ins Blickfeld der Öffentlichkeit, die unmöglich gewesen war, solange die Privatsphäre Vorrang hatte. Fachleute, die mit Kindern arbeiteten, richteten jetzt ihre Aufmerksamkeit darauf – insbesondere qualifizierte Krankenschwestern, Ärzte, Kinderbetreuer –, die jetzt dazu aufgerufen waren, jeden Verdacht auf Misshandlung zu melden.

***

Da Kinderschutz ein Thema in der nationalen Debatte geworden war, konzentrierte sich die Diskussion über ungeklärte Todesfälle von Säuglingen auf die Besonderheiten eines bestimmten Falls. Gemeint ist das Gerichtsverfahren gegen Sally Clark.

Der plötzliche Kindstod hatte früher seine grausame Ernte im gesamten sozialen Spektrum eingefahren, aber seit die Mittelschicht über die Risikofaktoren informiert war, trat er vor allem bei der weniger begüterten Bevölkerung auf. Bis im Jahr 1996 Sally Clark, eine gut verdienende Rechtsanwältin der Mittelschicht und Tochter eines Polizisten, deren sozialer Hintergrund und Lebensstil denjenigen so vieler angesehener, geachteter, berufstätiger Mütter widerspiegelte, ein Baby durch den plötzlichen Kindstod verlor. Und dann, 1997, ein weiteres.

Das erste Baby, ein Junge, war elf Wochen alt. Sally Clarks Mann, Stephen, ebenfalls Anwalt, war auf einer Bürofeier, als seine Frau das Baby bewusstlos vorfand. Sie rief einen Krankenwagen, war aber aus irgendeinem Grund nicht in der Lage, die Tür zu öffnen, als dieser eintraf. Das Baby, das die Rettungssanitäter vorfanden, hatte keinen Puls und bläulich verfärbte Lippen und Finger. Offiziell für tot erklärt wurde es jedoch erst eine Stunde später, nachdem die Wiederbelebungsversuche erfolglos geblieben waren.

Der Rechtsmediziner, der die Obduktion durchführte, zeigte sich über bestimmte Verletzungen irritiert: ein Riss und ein Bluterguss über dem Mund des Babys, an der Innenseite der Lippen sowie das Fehlen einer offensichtlichen Todesursache. Er ließ die Verletzungen fotografieren. Bedauerlicherweise funktionierte die Kamera des Fotografen nicht richtig, und die Fotos waren von solch schlechter Qualität, dass sie sich als absolut unnütz erwiesen. Das war extremes Pech: Ich habe ein solches Problem in meiner ganzen Karriere nur zweimal erlebt.

Als der Rechtsmediziner seine Bedenken mit der Polizei und dem Coroners Officer besprach, musste er einräumen, dass der Riss in der Lippe durch die Wiederbelebungsversuche verursacht sein könnte. In einem Fall wie diesem ist eine solche Ursache eher selten – die Verletzungen an diesem Teil des Mundes weisen oft auf Misshandlung hin –, aber es ist dennoch möglich, dass sie bei den Wiederbelebungsversuchen entstehen.

Die Polizei und der Coroners Officer befanden, dass die Ursache die Wiederbelebungsversuche sein müssten, und es gab keine weitere Untersuchung. Sie hatten es mit einer wohlhabenden, gebildeten Familie zu tun und nicht wie sonst oft mit Verbrechern oder Kinderschändern.

Das Baby wurde geröntgt, und es wurden keine Knochenbrüche gefunden. Die in der Pathologie untersuchten Gewebeproben zeigten keine Auffälligkeiten. Abgesehen von der sehr geringen Möglichkeit einer Zunahme von Entzündungszellen in einer Probe der Lunge.

Der Rechtsmediziner hätte die Eltern entlasten können, indem er als Todesursache »plötzlicher Kindstod« angab. Oder mit Blick auf die Verletzungen des Babys die Möglichkeit eines unnatürlichen Todes in den Raum stellen können, indem er »Todesursache unbekannt« anführte. Die Zeiten änderten sich schnell, aber möglicherweise arbeitete er 1996 für einen konservativen, man könnte sogar sagen fortschrittsfeindlichen Coroner: Damals konnte jeder Rechtsanwalt oder praktizierende Arzt mit ein paar Jahren Erfahrung Coroner werden. Ich kenne nicht den mit diesem Fall betrauten Coroner, aber viele von ihnen, insbesondere diejenigen, die keine medizinische Qualifikation hatten, kämpften noch mit dem Konzept des plötzlichen Kindstodes, weil er sich nicht auf klar definierbare Beweise stützte. Und einige Coroner mochten auch das Wort »unbekannt« nicht, besonders wenn es in Bezug auf Säuglinge verwendet wurde. Sie wollten den gramgebeugten Eltern etwas Tröstliches sagen und nicht: »Wir wissen nicht, warum Ihr Baby tot ist.« Beschränkungen wie diese ließen den Rechtsmediziner in der Luft hängen.

Warum auch immer, jedenfalls entschied der Rechtsmediziner aufgrund der Lungenprobe, dass das Baby an einer natürlichen Todesursache gestorben war: Infekt der unteren Atemwege. Der Tod des Kindes wurde als natürlich eingestuft.

Aber im nächsten Jahr starb auch das zweite Baby der Clarks. Es war ein paar Wochen zu früh auf die Welt gekommen, aber im Alter von zwei Monaten ging es ihm gut. Sally Clark stillte den Jungen und gab ihm zusätzlich das Fläschchen. Eines Abends war ihr Mann dabei, ein Fläschchen für die Nacht vorzubereiten, und die Mutter schaute Fernsehen, während der Kleine in seiner Babywippe lag. Als sie sah, dass ihr Sohn sich nicht mehr regte, holte sie ihren Mann und rief einen Krankenwagen. Die Rettungssanitäter fanden das Baby tot vor.

Derselbe Rechtsmediziner wurde eingeschaltet und entdeckte dieses Mal Verletzungen, die nahelegten, dass dieses Baby geschüttelt worden war, vielleicht öfter im Laufe mehrerer Tage. Er war überzeugt, Blutungen in den Augen und am Rückenmark gefunden zu haben sowie Auffälligkeiten der Rippen, die darauf hinwiesen, dass es bereits früher Knochenbrüche oder Traumata gegeben hatte.

Sally Clark und ihr Mann wurden wegen Mordverdacht an ihrem zweiten Kind festgenommen und, während sie zu dessen Tod verhört wurden, holte der Rechtsmediziner natürlich seinen Bericht zum Tod des ersten Kindes wieder hervor. Er hielt sich an die Richtlinien des Innenministeriums, die festlegten, dass, »wenn zuvor getroffene Schlussfolgerungen nicht länger begründet werden können, jede Meinungsänderung sofort und eindeutig festgestellt werden muss, ungeachtet jeder möglichen Peinlichkeit«.

Der Rechtsmediziner änderte tatsächlich seine Meinung, und es erhob sich ein lange anhaltender Sturm der Entrüstung.

Bei einer neuerlichen Überprüfung der Proben, die die Möglichkeit einer Lungenentzündung beim ersten Kind anzeigten, kam er zu dem Schluss, dass die zuvor angegebene Todesursache falsch war. Er befand, dass es sich nicht um eine Entzündung gehandelt hatte. Er hatte Blut in den Lungenbläschen des Babys entdeckt, dies aber vorher nicht einmal erwähnt. Er sagte später, dass er angenommen hatte, diese würden mit den Veränderungen nach dem Tod zusammenhängen, und erst später festgestellt, dass dies ein Hinweis auf Ersticken sein könnte.

An diesem Punkt, darauf wiesen viele Experten später hin, hätte er sich nicht festlegen müssen und die Todesursache von »Infekt der unteren Atemwege« in »unbekannt« ändern können.

Ein Sachverständiger erklärte im späteren Gerichtsverfahren, warum er persönlich das getan hätte:

> Unbekannt … bedeutet, dass der Tod des Kindes natürlich gewesen sein kann, aber ohne Erklärung – vielleicht das, was die Geschworenen als plötzlichen Kindstod einstufen. Oder es könnte sein, dass das Kind einen unnatürlichen Tod gestorben ist, ich jedoch die Ursache nicht feststellen kann, oder das Kind könnte an einer Krankheit gestorben sein, die ich nicht zu diagnostizieren und zu erkennen vermocht habe …

Aber der Rechtsmediziner wählte nicht »unbekannt«. Stattdessen legte er eine weitere Stellungnahme vor, die besagte, dass er nicht länger glaubte, dass das erste Kind an einer natürlichen Ursache gestorben sei. Die Kehrtwendung schloss mit: »Es gibt Beweise, dass das Kind erstickt ist.«

Sechs Wochen nach ihrer Verhaftung wegen Mord an ihrem zweiten Sohn wurde Sally Clark auch des Mordes an ihrem ersten Kind beschuldigt. In der Gerichtsverhandlung hörte die Jury bekanntlich die Beweise des Kinderarztes, Professor Sir Roy Meadow, der den Grundsatz populär machte, wenn er ihn nicht sogar prägte: »Ein plötzlicher Säuglingstod in einer Familie ist eine Tragödie, zwei sind verdächtig, und drei bedeuten Mord, wenn nichts anderes bewiesen wird.«

Eine erinnerungswürdige Statistik wurde leider bei Sally Clarks Prozess hinzugefügt, die für immer mit Professor Meadow verknüpft sein sollte: »Die Chance, dass zwei Kinder unter diesen Umständen eines natürlichen Todes sterben, ist tatsächlich sehr, sehr gering. Eins zu 73 Millionen …«

Eins zu 73 Millionen war die Schlagzeile des Tages und besiegelte möglicherweise das Schicksal der Angeklagten. Er fuhr fort, »… es ist wie das Wetten auf den chancenlosen Außenseiter beim Pferdehindernisrennen Grand National … nehmen wir an, dass Sie im letzten Jahr mit 80 zu 1 auf den Sieger gewettet haben, im nächsten Jahr gibt es ein anderes Pferd mit 80 zu 1 und Sie wetten wieder darauf, und es gewinnt … wissen Sie, um auf 73 Millionen zu kommen, müssen Sie vier Jahre lang 80 zu 1 gewinnen.«

Sally Clark wurde mit einer Mehrheit von zehn zu zwei Geschworenen für beide Morde für schuldig erklärt und zu einer lebenslangen Freiheitsstrafe verurteilt.

Ich war an diesem Fall nicht direkt beteiligt. Aber es hat uns alle betroffen. Ihre Verurteilung und die Arbeit von David Southall zeigten, dass Mord an Babys viel häufiger vorkam, als wir alle angenommen hatten, und es mehr Eltern gab, die ihre Kinder ermordeten, als wir für möglich gehalten hätten. Sogar »nette«, aufgeklärte Eltern aus der Mittelschicht. Wir Rechtsmediziner waren aufgerufen, eine medizinische und wissenschaftliche Analyse im Rahmen der aktuellen sozialen Einstellung der Gesellschaft vorzulegen, und leider muss ich sagen, dass die wissenschaftliche Wahrheit selten zeitgenössische soziale Einstellungen durchdringt.

Persönlich konnte ich nie vergessen, wie ich ein in einem fort weinendes Baby, das unter Laktoseintoleranz litt, Nacht für Nacht durchs Haus herumgetragen habe mit dem Gedanken, sofern man bei der Geräuschkulisse durchringenden Schreiens überhaupt denken kann, dass ich fast alles für etwas Schlaf tun würde. Ich wusste, dass die Mittelschicht, selbst ohne den Druck von Armut oder Isolation, genauso anfällig für Verzweiflung war wie andere Eltern.

***

Kurz nach Sally Clarks Gerichtsverfahren spiegelte einer meiner Fälle wider, was jetzt zur großen Kontroverse des Kinderschutzes geworden war. Als ich das sechs Monate alte Baby in der Leichenhalle sah, wirkte es, als wäre es gesund und gut versorgt gewesen, aber ich erkannte bald eine charakteristische Symptomtrias. Es hatte ein Subduralhämatom, eine Blutung zwischen Hirnhaut und Gehirn. Das Gehirn war angeschwollen. Und die Augen wiesen Blutungen in der Netzhaut auf. Diese drei Symptome, insbesondere ohne äußere Anzeichen einer Verletzung, galten jetzt als die klassische Symptomtrias für das, was als »Schütteltrauma« bezeichnet wurde.

In den 1940er-Jahren berichtete ein Radiologe, John Caffey, über zahlreiche, unterschiedlich alte Brüche bei Kindern und meinte anfangs, dass es sich um eine neue Krankheit handle. Spätere Untersuchungen zeigten, dass die Brüche durch wiederholte Traumata bedingt waren, und in den

1960er-Jahren wurde erstmals der Begriff »Battered Child Syndrom (BCS)« benutzt. Damit wird eine gewaltsame körperliche oder seelische Schädigung eines Kindes durch aktives Verhalten oder unterlassenen Schutz durch ein Familienmitglied oder eine Betreuungsperson bezeichnet. Dann wurde in den 1970er-Jahren das »Schütteltrauma« als Variante des Schleudertraumas durch den Neurochirurgen Norman Guthkelch erkannt. So wurden diese Syndrome und ihre Ursache des absichtlich zugefügten Traumas medizinisch bekannt. Der breiten Öffentlichkeit bekannt wurden sie jedoch 1997 durch den berühmten Fall des Medizinerpaares in Massachusetts, das sein Baby in der Obhut eines 19-jährigen englischen Au-pair-Mädchens gelassen hatte.

Als das Baby plötzlich erkrankte und ins Krankenhaus eingeliefert wurde, wies es die charakteristische Symptomtrias auf. In einem im Fernsehen übertragenen Gerichtsverfahren, das Amerika in Atem hielt, wurde die junge Louise Woodward des Mordes für schuldig erklärt. Viele Amerikaner waren empört, als diese Anklage später vom Richter in Totschlag abgeändert wurde, weil er der Meinung war, dass es keine ausreichenden Beweise für eine zweifelsfreie Mordverurteilung gab. Und das lag daran, dass die medizinischen Experten bezüglich Kindesmisshandlung uneins waren.

Das war nicht das Ende der Geschichte, weil inzwischen Schütteltrauma selbst zur Story geworden war. Die meisten Menschen hatten davon vor Louise Woodwards Prozess nie gehört, und plötzlich war es in den Schlagzeilen, und jeder Rechtsmediziner war sensibilisiert für die jetzt bekannte Symptomtrias.

Tatsächlich war dies als Todesursache damals – und heute auch – noch sehr umstritten und Thema zahlreicher wissenschaftlicher und medizinischer Debatten. Schütteltrauma, jetzt auch misshandlungsbedingte Kopfverletzung oder nicht akzidentelles Schädel-Hirn-Trauma genannt, hat auch viele Leugner hervorgebracht. Es wird weiter nach natürlichen Ursachen gesucht.

Lange nach Sally Clarks Inhaftierung, versuchte 2009 das Royal College of Pathologists, die verschiedenen Standpunkte der Debatte zusammenzuführen. Man veröffentlichte eine Stellungnahme zu traumatischen Kopfverletzungen (ein anderer Name für dieselbe Sache) und erinnerte Rechtsmediziner daran, dass, selbst bei Vorhandensein der Symptomtrias, dies auf andere Ursachen zurückgeführt werden kann. Die Stellungnahme besagte eindeutig, dass die drei Symptome allein nicht ausreichten, um zu beweisen, dass ein Elternteil ein Baby »ohne begründeten Zweifel« verletzt habe: Weitere Beweise seien erforderlich. Mit besonderer Sorgfalt sollte man bei der Interpretation der Verletzungen vorgehen, wenn das Baby jünger als drei Monate sei, weil die Verletzungen möglicherweise während der Geburt entstanden sein könnten.

Es sah nach einem Konsens aus. Es heizte jedoch die Debatte nur noch weiter an. 40 Jahre nach der ersten Beschreibung dieser besonderen Art von Kopfverletzung überprüfte Norman Guthkelch 2012 die Äußerungen noch einmal und äußerte Bedenken:

> Während die Gesellschaft über einen tätlichen Angriff auf seine schwächsten Mitglieder zu Recht erschüttert ist und Bestrafung fordert, scheint es Beispiele zu geben, bei denen medizinische Wissenschaft und das Gesetz zu weit gegangen sind, indem sie Hypothesen aufstellen und angebliche Gewalttaten kriminalisieren, obwohl die einzigen Beweise die Anwesenheit der klassischen Symptomentrias oder sogar nur eines oder zwei seiner Elemente gewesen sind.

Gegen Ende der 1990er-Jahre hatte jeder Rechtsmediziner das Schütteltrauma nachdrücklich auf dem Schirm, und das sechs Monate alte Baby, das ich obduzieren musste, schien jedes relevante Symptom zu zeigen. Seiner Mutter zufolge jedoch hatte sich der Junge selbst aus seinem Kindersitz befreit, den sie auf die Arbeitsplatte in der Küche gestellt hatte, ohne dass es vorher Anzeichen dafür gegeben hätte, dass er physisch dazu schon in der Lage sei. Infolgedessen war er aus dem Sitz etwa einen Meter tief auf den harten Küchenboden gefallen. Vor einigen Jahren hätte ich mich dagegen gesträubt, ihr zu glauben. Aber nach Woodward hegte ich tatsächlich Bedenken.

Die Mutter stammte aus einem verarmten, kriegsgebeutelten Land und war ihrem Mann nach London gefolgt, um mit seiner Mutter und mehreren anderen Familienmitgliedern zusammenzuleben. Sie sprach kein Englisch. Die Frau hatte zwar noch eine Beziehung zu ihrem Mann, aber wegen der beengten Wohnverhältnisse lebte sie seit Kurzem in einer anderen Unterkunft, die anscheinend von den Behörden zur Verfügung gestellt worden war. Diese war sauber und luftig, aber abgesehen von einem Bett und einem Fernseher gab es keine Möbel, sodass sie auf dem Boden sitzen musste.

Anscheinend war sie tagsüber dort allein. Abgesehen von der Familie, die sie selten sah, kannte sie nur eine Person in London, und diese Freundin lebte weit weg. Ich dachte an meine Verzweiflung mit dem weinenden Chris vor vielen Jahren und bedauerte diese Frau, die völlig isoliert und in einem fremden Land mit ihrem Baby lebte.

Sie hatte selbstverständlich kein Auto, trug ihren Sohn aber in einem Autositz in der Wohnung herum. Wenn sie Mahlzeiten zubereitete, brachte sie ihn in die Küche und stellte den Sitz auf die Arbeitsplatte, ohne ihn jedoch festzuschnallen. Eines Abends bereitete sie gerade das Essen zu, als sie einen lauten Knall hörte (»ein scheußlicher Knall« ist ein Ausdruck, den man häufig bei Gericht hört), drehte sich um und sah das Baby bäuchlings auf dem Boden liegen. Der Junge fing sofort an zu weinen, aber sein Blick wurde starr und sein Atmen unregelmäßig: Irgendetwas stimmte nicht mit ihm.

Sie wählte die Notrufnummer, konnte sich jedoch nicht verständigen. Sie versuchte, ihren Mann anzurufen, der Englisch sprach, aber der Notruf blockierte noch die Leitung. Sie lief auf die Straße, um jemanden zu bitten, einen Krankenwagen zu rufen, aber bis dahin hatte die Polizei bereits auf ihren verzweifelten, aber unverständlichen Anruf reagiert.

Als die Polizei eintraf, lief dem Baby Blut aus Nase und Mund, es zitterte leicht und verlor bald das Bewusstsein. Die Mutter durfte im Krankenwagen mitfahren. Unterwegs verschlechterte sich der Zustand des Kindes rasch. CT-Aufnahmen zeigten schwere innere Verletzungen, aber am Anfang schien es, als würde der Junge wahrscheinlich überleben. Allerdings war sein Herz-Kreislauf-System nicht stabil und trotz aller Versuche starb er zwölf Stunden, nachdem seine Mutter die Notrufnummer gewählt hatte.

Soweit wir wissen sind natürliche Gründe für die drei Symptome, die zusammen auf das Schütteltrauma hinweisen (wie Blutgerinnungsprobleme) sehr selten. Während man immer auf der Hut für diese seltenen natürlichen Ursachen sein sollte, hatte ich den Eindruck, dass eine Blutung, ein geschwollenes Gehirn und blutende Netzhaut dafür sprachen, dass das Baby ein schweres Trauma erlitten hatte. Manchmal kann dieses Trauma ein Unfall sein, beispielsweise ein Autounfall. Und manchmal, vor allem wenn es keine äußeren Anzeichen gibt, ist es kein Unfall.

In diesem Fall war ich überzeugt, dass das Baby geschüttelt worden war, weil es trotz der inneren Blutergüsse keine Fraktur des Schädels gab, keine Quetschung am Kopf, überhaupt kein Trauma auf der Außenseite, was anzeigen würde, dass der Junge von einer Arbeitsplatte auf den harten Boden gestürzt war. Er hatte die Symptomtrias, obwohl es kein Trauma des Rückenmarks am Hals gab, ein weiteres damit in Verbindung stehendes Symptom.

Die Mutter wurde wegen Totschlag vor Gericht gestellt. Der Rechtsmediziner der Verteidigung war der Ansicht, dass die Verletzungen des Babys bedeuteten, dass es entweder ein Schütteltrauma erlitten hatte oder mit dem Kopf auf den Boden aufgeprallt war. Er stimmte zu, dass bei einem sechs Monate alten Baby das Schütteln der häufigste Grund solcher inneren Verletzungen ist und, fügte hinzu, dass es manchmal unklar ist, ob das Schütteln oder der Aufprall der entscheidende Faktor ist, da Babys, die geschüttelt werden, anschließend manchmal auf den Boden geworfen werden. Seiner Meinung zufolge war jedoch allein die Gehirnschwellung die Ursache für den Tod des Babys, die Verletzungen würden darum die Schilderung der Mutter bestätigen.

Ich war für die Staatsanwaltschaft tätig und hatte den Strafverteidiger auf den Mangel an Quetschungen oder äußeren Anzeichen hingewiesen, die aus dem angeblichen Sturz resultieren müssten. Als dies dem Rechtsmediziner der Verteidigung übermittelt wurde, zitierte er den berühmten Fall einer Zweijährigen, die aus etwa einem halben Meter Höhe bei McDonald's von einem Stuhl gefallen und gestorben war, weil ihr Gehirn so stark angeschwollen war – ohne offensichtliche äußere Verletzungen.

Die Geschworenen entschieden, dass die Mutter in diesem Fall nicht des Totschlags schuldig befunden werden sollte. Sie wurde freigesprochen.

Ein Jahr später brachte sie einen weiteren Sohn zur Welt. Die örtliche Behörde wusste, dass sie freigesprochen worden war, aber sie glaubte, dass es noch genug Beweise gab, die nahelegten, dass das nächste Kind in ihren Händen nicht sicher sein könnte. Sie leiteten ein Verfahren ein, um ihr das Sorgerecht für das Kind zu entziehen.

Am Crown Court würde eine wegen Totschlag angeklagte Mutter nur verurteilt werden, wenn ihre Schuld *über jeden Zweifel erhaben* ist. Das Familiengericht, das die Anfrage der örtlichen Behörde prüft, ihr das nächste Kind wegzunehmen, muss ihren Fall noch einmal vollständig überprüfen – auf Basis stichhaltiger Beweise. Das Familiengericht arbeitet mit dem *Abwägen von Wahrscheinlichkeiten*, um eine Entscheidung zu treffen. Das kann als 50,1-prozentige Wahrscheinlichkeit der Schuld definiert werden – und damit weniger eindeutig als stichhaltige, über jeden Zweifel erhabene Beweise. Folglich können verschiedene Gerichte zu unterschiedlichen Entscheidungen gelangen, die auf unterschiedlichen Beweisniveaus beruhen, und es kommt häufig vor, dass das Strafgericht nicht genug Beweise für eine Verurteilung wegen des Todes eines Kindes hat, das Familiengericht jedoch findet, dass es genügend Beweise gibt, um die lebenden Geschwister dieses Kindes dort wegzuholen. Und so wird Wahrheit, das dehnbare Gut, das ich einmal für so unabänderlich hielt, nicht zu einer Frage der Tatsachen, sondern der Definition.

Niemand kann strafrechtlich verurteilt werden, weil er oder sie auf Grundlage der »Abwägung von Wahrscheinlichkeiten« schuldig ist. Selbst wenn das Familiengericht bei Anwendung dieser Definition von Schuld entscheidet, dass ein Elternteil »sehr wahrscheinlich« sein Kind getötet hat, ist der Elternteil frei. Und weil bei diesem Gericht Presse und Öffentlichkeit ausgeschlossen werden, wird das niemand jemals erfahren. Obwohl beide mitbekommen können, dass das Gericht überlebende oder spätere Kinder nicht in der Obhut dieses betreffenden Elternteils lässt, oder dass eine andere Schutzentscheidung für sie getroffen worden ist. Das Bestreben des Familiengerichts besteht nicht darin, die Eltern ins Gefängnis zu bringen, sondern die Kinder zu schützen, und das ist im Fall der Frau geschehen, die sagte, ihr Kind sei aus dem Kindersitz gefallen.

Für Rechtsmediziner kann die Kluft zwischen zwei Gerichten und zwei Schulddefinitionen ein Albtraum sein. Unsere Beweise für den Tod eines Kindes können dafür sorgen, dass unschuldigen Eltern nie wieder erlaubt wird, spätere Kinder bei sich zu behalten. Oder umgekehrt: Ein zweites Kind kann einem Mörder-Elternteil ausgesetzt sein.

Die allgemeine Tendenz zur Nachsicht, wenn Mütter betroffen sind, derer sich jeder, einschließlich mir, am Anfang seiner beruflichen Laufbahn, schuldig gemacht hat, ist ein Ausdruck von tiefem menschlichem Mitgefühl, das die meisten Menschen für Eltern, die unter Druck stehen, empfinden. Ich muss nur an Baby Chris denken, um dasselbe Mitgefühl in diesem Augenblick zu spüren. Wenn Armut an meine Tür geklopft hätte, die Schulden zum Fenster hineingewachsen wären, Chaos jedes Luftmolekül im Haus durchdrungen hätte, wäre ich dann imstande gewesen, meine Verzweiflung zu bändigen? Ohne den Luxus eines ruhigen Platzes, an den ich im Haus flüchten konnte, hätte ich dann verhindern können, dass Erschöpfung und Anspannung in Wut umschlagen?

Mitgefühl hat sicher seinen Platz, aber im Fall von Kindesmisshandlung müssen wir unser Mitgefühl auf jene ausweiten, die vielleicht noch nicht einmal geboren sind. Als die Gesellschaft, als Rechtsmediziner schließlich erkannten, wie weit verbreitet Kindsmord und Missbrauch waren, wurde jeder Tod eines Babys anders bewertet. Gerechtigkeit für die Verstorbenen, ja. Aber die Sicherheit weiterer Kinder in der Familie steht an erster Stelle. Unsere Tendenz zur Nachsicht hat da keinen Platz mehr.

Manchmal nehmen wir ein Jahr oder später, nachdem ein Baby beerdigt wurde, einen Fall wieder auf, weil ein anderes Kind geboren wurde und sich jetzt die Frage stellt, das Leben zu schützen. Bis dahin kann sich ein umfassenderes Bild von Leben und Tod des Babys herausgestellt haben. Die missbräuchliche, nachlässige oder einfach fehlende Fürsorge der Eltern kann offengelegt oder die Entwicklung aufgedeckt worden sein. Der ganze Fall erscheint unter einem neuen Blickwinkel. So schlagen wir die Akten wieder auf und überprüfen sie. All die Fälle toter Säuglinge, die ich wieder überprüfe, dieses Minenfeld der moralischen und emotionalen Geschütze, sind die, die ich am häufigsten durchgehe und nochmals prüfe. Als ich ins St George's wechselte, hätte ich sie gern einfach vermieden, aber als die 1990er-Jahre fortschritten, wurde offensichtlich, dass die Frage nach der Todesursache von Säuglingen im Mittelpunkt der Forensischen Medizin stand und von jedem, einschließlich mir, angegangen werden musste.

28

Es gab noch eine weitere Veränderung in unserem Beruf, eine die sich in alarmierendem Tempo zu beschleunigen schien, nachdem ich im St George's anfing: der mit dem Erscheinen vor Gericht verbundene Stress.

Früher waren Rechtsmediziner bekannte Namen, und jeder Zeitungsleser zwischen den beiden Weltkriegen wusste, wer Sir Bernard Spilsbury war – eine Art Sherlock Holmes, dessen brillante Analyse jedes Falls dafür sorgte, dass, wenn er bei Gericht für den Staatsanwalt aussagte, der Angeklagte gehängt werden würde. Lange nach seinem Tod sollten die Fälle dieser Ikone noch einmal neu betrachtet und seine Logik manchmal als noch niedriger als die von Holmes eingestuft werden. Aber damals war es undenkbar, ihn anzufechten.

Sein Nachfolger war mein eigenes Idol, Professor Keith Simpson. Simpson – dem ich am Ende seiner und zu Beginn meiner Karriere tatsächlich einmal atemlos dabei zugeschaut hatte, wie er eine Autopsie durchführte – war ein Mann mit wesentlich mehr Menschlichkeit und Humor als Spilsbury. Aber auch er arbeitete in einer Zeit, in der die Gutachter so hoch angesehen waren, dass seine Meinung so gut wie nie angezweifelt wurde.

In den ersten Jahren meiner Tätigkeit waren die Gerichtstermine noch nicht so übel gewesen. In den ersten Monaten mied ich strittige Fälle, wenn möglich, obwohl es schwierig war, im Voraus zu wissen, welcher Fall den Gerichtssaal in einen Zirkus verwandeln würde. Im Allgemeinen wollte der Anwalt vom Rechtsmediziner nur Fakten: damals gab es noch, wenn auch nicht den Respekt der früheren Jahre, so doch zumindest seine Überbleibsel.

Aber zu der Zeit, als ich ans St George's kam, hatten die Strafverteidiger angefangen, Obduktionsberichte als möglichen Spalt in der Rüstung des Gegners zu betrachten und die Aussage des Gutachters zunehmend als Gelegenheit, mit dem Messer zuzustoßen. Manche Rechtsmediziner hatten ihren Spaß dabei. Für jemanden mit Machogehabe ist das Gerichtssaalgejohle das berufliche Äquivalent zu einer Samstagabendschlägerei, und es gibt eine Menge, die bereit sind, die Ärmel hochzukrempeln. Ihre Auftritte vor Gericht verschlugen mir die Sprache.

STAATSANWALT: Wollen Sie mir etwa sagen, dass Sie absolut sicher sind, dass die Stichwunden mit dem Messer zugefügt wurden, während der Verstorbene am Boden lag?

SELBSTBEWUSSTER KOLLEGE: Das tue ich.

STAATSANWALT: Sind Sie sicher?

SELBSTBEWUSSTER KOLLEGE: Bin ich.

STAATSANWALT: Aber sind Sie sich darüber im Klaren, dass wir von zwei Augenzeugen gehört haben, dass er zuletzt dabei gesehen wurde, wie er die Old Kent Road hinunterging?

SELBSTBEWUSSTER KOLLEGE: Ich bin mir sämtlicher Zeugenaussagen bewusst.

STAATSANWALT: Dann werden Sie vielleicht die Möglichkeit erwägen, dass …?

SELBSTBEWUSSTER KOLLEGE: Werde ich nicht.

STAATSANWALT: Sie würden nicht einmal sagen, dass die Möglichkeit besteht, dass …?

SELBSTBEWUSSTER KOLLEGE: Tut mir leid, dass ich Sie daran erinnern muss, dass ich heute einen Eid geschworen habe. Einen Eid, die Wahrheit zu sagen und nichts als die Wahrheit. Darum können Sie einen Augenzeugen beibringen, der sagt, dass der Verstorbene in der Premier League Football gespielt hat oder die Old Kent Road hinunterläuft oder was auch immer, aber es bleibt meine Pflicht, die Wahrheit zu sagen, mein Eid, meine Rolle als Sachverständiger, die Wahrheit zu sagen und nur die Wahrheit, so wie ich sie sehe. *(mit lauter Stimme)* Und deshalb sage ich Ihnen, dass dieser Mann erstochen wurde, während er auf dem Rücken lag.

Wie sehr ich diesen Kollegen beneidete! Ich wusste, dass ich nie so sein könnte wie er. Unter solchen Umständen kann ich nicht anders, als einzuräumen, dass ich mich irren könnte, wie gering die Chance auch sein mag, dass es noch andere Erklärungen gibt, andere Versionen der Wahrheit. Während mein Job gleichzeitig von mir verlangt, darauf zu beharren, dass meine Schlussfolgerungen korrekt sind.

Meine Lieblingsgerichtsverhandlung war eine, die, zumindest in der Theorie, gütlich und informell ablief: ein Gericht zur Untersuchung von Todesursachen. Hier leitet der Coroner eine Untersuchung, um die Wahrheit herauszufinden. Hier sitzt die Frau des Verstorbenen, eine Armlänge entfernt, mit rotgeweinten Augen, begierig, die Wahrheit zu erfahren, sich aber auch davor fürchtend, Monate nach dem Tod immer noch erschüttert. Hier sind die Kinder des Verstorbenen, den Tränen nah, wütend, erzählen dem Coroner, dass sie nicht glauben, dass es ein Unfall war und wer ihrer Meinung nach etwas damit zu tun hatte. Hier sind die Freunde, verlegen, unterstützend, eingeschüchtert vom Gerichtssaal.

Ich wende mich an die Verwandten, um ihnen so einfach, behutsam und klar wie möglich zu erklären, wie der Verstorbene ums Leben kam. Ich beantworte ihre Fragen. Ich nicke mitfühlend. Oft stellen sie immer wieder dieselben Fragen, als könnten sie die Antworten nicht hören, selbst wenn sie noch so angestrengt lauschen. Der Coroner dankt mir, und ich kehre zurück an meinen Platz.

Während ich gehe, fangen mich ein paar Verwandte ab und stellen dieselben Fragen. Noch einmal. Ich versichere ihnen erneut, dass der Tote nicht gelitten hat, es schnell vorbei war, ihm vermutlich nicht einmal genügend Zeit blieb, um zu verstehen, was gerade passierte. Dass er ansonsten gesund gewesen sei, nein, keine Hinweise auf Krebs und die Brustschmerzen, über die er sich öfter beklagte, wurden nicht durch ein Herzleiden verursacht.

In der Regel kommt der Coroner dann zu einem Urteil. Unfalltod, Selbstmord, natürliche Ursachen, Unglücksfall, Mord oder Totschlag … die Verwandten sind emotional erschöpft, wenn sie gehen, aber mit dem Gefühl, dass nun alle Formalitäten erledigt sind. Sie haben zugehört und man hat – hoffentlich – auch ihnen zugehört. Der Fall des Verstorbenen wurde in aller Öffentlichkeit gründlich untersucht und der Grund für sein Ableben offiziell bestätigt.

Wenn doch nur die Strafgerichte so viel Menschlichkeit aufweisen würden! Es gibt nur wenige Berufe, bei denen es Routine ist, in der Öffentlichkeit seine professionelle Meinung hinsichtlich eines sehr persönlichen Angriffs verteidigen zu müssen. Natürlich gibt es Gutachter, die in dem Ruf stehen, bestechlich zu sein. Ich gehöre nicht dazu, und ich mag es auch nicht, von den Anwälten so behandelt und gefragt zu werden, ob ich nicht in meinem Bericht meine Sichtweise ein wenig verändern oder einen ungelegenen Absatz einfach weglassen könnte. Als ich mich für diesen Beruf entschied, ging ich davon aus, dass ich den Lebenden die Wahrheit über die Toten vermitteln würde – die sie dankbar anhören würden. Aber je mehr wir uns dem nächsten Jahrtausend näherten, desto mehr fühlte ich mich wie ein treuer Hund, der seinem Herrchen stolz einen Stock vor die Füße legt, um dann für seine Mühe einen ordentlichen Tritt zu erhalten.

Trotz alldem gehe ich für gewöhnlich selbstsicher in den Gerichtssaal. Ich kenne mein Fachgebiet, meine Untersuchungsergebnisse, meine Schlussfolgerungen. Aber sobald ich unter Eid im Zeugenstand sitze, habe ich keinen Einfluss mehr auf die Ereignisse. Die Anwälte haben die Macht, und wenn sie sagen, dass ich noch bleiben und Fragen beantworten muss, dann bleibt mir nichts anderes übrig, es sei denn, der Richter mischt sich ein.

Ich war noch nicht lange im St George's, da hatte ich ein derart unangenehmes Erlebnis im Zeugenstand, dass es mir schlaflose Nächte verursachte und auf das hinzuweisen schien, was noch kommen sollte. Als ich die Obduktion an einem Strichjungen im Teenageralter durchführte, ahnte ich nicht, dass dieser Fall nicht unkompliziert sein würde. Der Junge war in der Nacht zuvor tot aufgefunden worden und im Krankenhaus verstorben. Sein Körper sah erschreckend aus. Er war mit blauen Flecken übersät. Er war das, was man zu meiner Zeit ungezogenen Kindern androhte: »Ich schlage dich grün und blau!«

Ich zählte 105 blaue Flecken und sehr viele Schürfwunden. Als Waffe war eine zylindrische Metallstange aus einem Satz von Gewichten benutzt worden. Die Stange wies an den Enden eine Kreuzschraffur auf, die sich in einigen der Wunden wiederfinden ließ. Es gab auch Abschürfungen, die so aussahen, als hätte man mit der Stange quasi zugestochen.

Es ist ungewöhnlich, dass jemand an Prellungen stirbt, aber das 19-jährige Opfer wies eine bemerkenswerte Anzahl von Schlägen auf. Als Todesursache nannte ich vielfaches Trauma durch stumpfe Gewalteinwirkung. Tatsächlich hatte der Junge, nachdem er in die Notaufnahme eingeliefert worden war, eine Disseminierte intravasale Koagulopathie entwickelt, die aus einer Überreaktion des körperlichen Abwehrsystems auf Trauma entsteht: Das führt zu einer plötzlichen Aktivierung des Gerinnungssystems, bei der durch eine übermäßig stark ablaufende Blutgerinnung im Blutgefäßsystem Gerinnungsfaktoren verbraucht werden und daraus schließlich eine Blutungsneigung in den lebenswichtigen Organen resultiert. Es folgen Schock und möglicherweise Tod.

Ich ging zum Wohnungsblock, in dem die Tat sich ereignet hatte. Der junge Mann war im dritten Stock gefunden worden, aber geschlagen worden war er in der neunten Etage. Er war also 74 Stufen hinuntergetaumelt, bevor er zusammengebrochen war. Ich vermaß die Stufen und die Steigung, aber für mich stand fest, dass die Verletzungen, abgesehen von vielleicht einer oder zwei, wo er auf der Treppe gestolpert war, von den Schlägen mit der Eisenstange stammten und nicht von einem Sturz auf der Treppe.

Der Beschuldigte, ebenfalls ein männlicher Prostituierter von etwa 19 Jahren, war der beste Freund des Verstorbenen, und sie teilten sich denselben Zuhälter, der sie verkuppelte oder finanzierte oder beides tat. Es erstaunte mich, wie oft ich im Laufe der Jahre erlebte, dass Männer (Frauen anscheinend nicht) ihren besten Freund töteten. Unter Brüdern kam es sogar noch öfter vor. In diesem Fall war der Verstorbene zur Wohnung des Beschuldigten gegangen. Sie hatten den ganzen Nachmittag und Abend getrunken: Der Blutalkoholspiegel des Verstorbenen war doppelt so hoch wie der erlaubte Grenzwert, um noch Auto fahren zu dürfen.

Kurz vor Mitternacht rief dann eine Bewohnerin des dritten Stockwerks einen Krankenwagen: Sie hatte das Opfer verletzt vor ihrer Wohnungstür liegend gefunden. Der junge Mann wurde ins Krankenhaus gebracht, verstarb jedoch weniger als zwölf Stunden später.

Was war passiert?

Meiner Meinung nach hatte der Freund angefangen, den Verstorbenen zu schlagen und konnte einfach nicht mehr aufhören. Schließlich gelang es dem Opfer, aus der Wohnung zu fliehen und sich die Treppe hinunterzuschleppen. Falls sein Angreifer überhaupt nachgedacht hatte, dann vermutlich dergestalt, dass er annahm, niemand würde an blauen Flecken sterben – ein Trugschluss.

Ich wurde benachrichtigt, dass der Staatsanwalt mich als Sachverständigen hinzuziehen wollte. Das war Routine. Und es fühlte sich an wie ein Routinefall. Ich erfuhr, dass der Verteidiger jemand war, den ich kannte, ein besonders harter Knochen. Ein alter Tiger, genau genommen. Aber kein zahnloser. Er war dafür bekannt, Sachverständige im Zeugenstand zu belauern, aber ich war nicht ernsthaft besorgt. Der Fall war ziemlich eindeutig, und ich würde nach ein paar Stunden vermutlich schon wieder das Gerichtsgebäude verlassen können.

Bei einer vorgerichtlichen Besprechung mit der Staatsanwaltschaft hatte dieser mich vorgewarnt, dass der Verteidiger vermutlich alle 105 Verletzungen mit mir durchgehen würde. Ich hoffte, dass es nach diesem Marathon für die Geschworenen derart offensichtlich war, warum der junge Mann starb, dass die Verteidigung keine weiteren Fragen mehr hätte und ich gehen durfte.

Ich trat in den Zeugenstand und legte den Eid ab. Das Gericht hatte Kopien einiger Obduktionsfotos erhalten: nicht so zensiert wie die cartoonartigen Bilder, die wir heutzutage verwenden, aber auch nicht zu abschreckend. Jede Prellung war nummeriert und dokumentiert. Ich hatte diese Beweisfotos vorbereitet und dem *Crown Prosecution Service* frühzeitig vor der Verhandlung zukommen lassen, aber so wie immer, wenn Fotos einbezogen sind, gab es jede Menge Stümperei. Behörden stocherten mit den falschen Fotos im Nebel, Richter und Geschworene stellten fest, dass sie unterschiedliche Bilder hatten, Fotos wurden weitergereicht, und ich musste angesichts der Desorganisation bei diesem Fall ein hysterisches Lachen unterdrücken.

Der Staatsanwalt begann, alle einzuschläfern, indem er detailliert, wie zuvor angekündigt, alle 105 Verletzungen mit mir durchging. Dabei unterliefen mir zwei kleine Fehler, beide griff der Staatsanwalt auf harmlose Weise auf. Der Erste passierte bei Verletzung 11, die sich rechts auf dem Rücken befand.

ICH: … was darauf hindeutet, dass auch diese Verletzung durch ein gerades, stumpfes Objekt von gleicher Größe wie das benutzt wurde, mit dem die Verletzungen auf der linken Brustseite erzeugt wurden.

STAATSANWALT: Wenn Sie Brust sagen, meinen Sie dann Rücken?

ICH: Oh, ich entschuldige mich, ja. Die Verletzungen, über die ich gerade gesprochen habe, sind die hervorgehobenen Verletzungen auf dem Rücken.

Ein dummer Fehler. Und idiotisch, dass er mir erneut unterlief, sehr viel später:

ICH: … und wie Sie sehen können ist Verletzung 71 eine 10 × 3 Zentimeter große Prellung.

STAATSANWALT: Und fanden Sie nicht, in Ihrem Bericht, zusätzlich zu diesen nummerierten Verletzungen noch etwas anderes?

ICH: Genau, wie auf der Brust entdeckte ich parallele Prellungen auf den Beinen.

STAATSANWALT: So wie auf dem Rücken?

ICH: So wie auf dem Rücken. Tut mir leid. Sie haben völlig recht, ich habe Brust und Rücken verwechselt. Auf dem Rücken waren mindestens drei Bereiche mit parallel verlaufenden blauen Flecken …

Wenn man das ungeheure Ausmaß des Verbrechens berücksichtigte, über das wir sprachen, schienen diese Fehler gering. Ich hatte Brust und Rücken verwechselt und wurde korrigiert. Ich denke nicht, dass ich dadurch den Richter, die Geschworenen, den Staatsanwalt oder den Verteidiger verwirrte. Aber der Verteidiger muss sich die Hände gerieben haben.

Als der Richter den Verteidiger fragte, wie lange seine Befragung noch dauern würde, da er entscheiden müsse, wann er die Geschworenen in die Pause schickte, sagte der alte Knochen ziemlich unheilvoll, dass neues Material aufgetaucht sei und es sich anböte, jetzt eine Pause zu machen.

Es folgte eine 20-minütige Pause, die Schachspieler als strategisch bezeichnen würden. Ich verbrachte sie damit, mich zu fragen, was für neues Material aufgetaucht sei. War es etwas, das ich gesagt hatte? Ich erinnerte mich an den Ruf des Strafverteidigers und, tatsächlich, innerhalb weniger Minuten nach unserer Rückkehr …

STRAFVERTEIDIGER: Sie haben, wie ich meine, zweimal von der Brust gesprochen, obwohl Sie eigentlich den Rücken meinten?

Oh-oh. Wenn ein Anwalt versucht, den Geschworenen schon zu Beginn des Kreuzverhörs meine Inkompetenz durch kleine, unbedeutende Fehler vor Augen zu führen, bei denen er mich erwischt hat, dann weiß ich, dass Ärger in der Luft ist.

ICH: Das habe ich, ja.

VERTEIDIGER: So ein Fehler kann schnell passieren, nicht wahr?

ICH: Nun, so eine Verwechslung passiert schnell. Ich spreche oft von der Rückseite der Brust und der Vorderseite der Brust.

VERTEIDIGER: Aber, Dr. Shepherd, das entspricht nicht dem, was Sie gesagt haben.

ICH: Nein, ich sagte aus Versehen Brust, als ich Rücken meinte.

VERTEIDIGER: Ein ziemlicher Fehler, nicht wahr?

ICH: Nun, es ist ein Fehler. Ich bin nicht sicher wie »ziemlich« ein Fehler ist.

VERTEIDIGER: Na schön. Wenn man jedoch präziser sein will, dann erwartet man doch vielleicht ein höheres Maß an Genauigkeit. So beträgt zum Beispiel das Gewicht der Metallstange *(bezieht sich hier auf die Mordwaffe)* 450 Gramm. Ist das richtig?

ICH: So steht es in meinen Unterlagen.

VERTEIDIGER: Nun, wir werden anhand des zugelassenen Beweismaterials erfahren, dass es 421 Gramm sind. Keine große Sache im Hinblick auf das Gewicht, aber im Hinblick auf die Exaktheit Ihrer Angaben.

In diesem Moment spürte ich, dass mir Röte ins Gesicht stieg. Brust und Rücken zu verwechseln war nicht schlimm, aber beschuldigt zu werden, das Gewicht der Mordwaffe falsch angegeben zu haben, könnte von den Geschworenen als nachlässig ausgelegt werden. Mir blieb keine Zeit, darüber nachzudenken, denn ohne Vorwarnung wechselte der Anwalt das Thema.

VERTEIDIGER: Wenn ein Mann etwas getrunken hat – es hängt ganz davon ab, wie viel, und wie viel er gewohnt ist – kann das Auswirkungen darauf haben, wie sicher er geht?

ICH: Es kann.

VERTEIDIGER: Und wenn er ein physisches Trauma erlitten hat – Schläge –, wird das die Sache nicht verbessern, oder?

ICH: Nun, ich denke, das hängt von den erhaltenen Schlägen ab.

VERTEIDIGER: Sie sagten doch, Dr. Shepherd, dass der Verstorbene mehr als 100 Schläge erhalten habe, ist das richtig?

ICH: (*nun sehr vorsichtig*) Das ist … ein Annäherungswert.

VERTEIDIGER: Folgen Sie mir doch jetzt bitte bei einem logischen Gedankengang. Sie sind Arzt, werden zu einer Wohnung im 9. Stock gerufen. Man hat ihnen gesagt – und Sie können sehen –, dass ein Mann … lassen Sie uns exakt an Ihren Befund halten … 105 Schläge erhalten hat.
Er sagt: »Ich möchte runtergehen, in den 3. Stock. Ich weiß, dass ich getrunken habe.« Es sind 74 Stufen und achteinhalb Treppenabsätze. Würden Sie zu ihm sagen: »Klar, alter Junge, nur zu. Wir sehen uns dann unten?«

Wenn ich nicht unter Eid gestanden und als Zeuge hätte aussagen müssen, hätte ich vielleicht gelacht. Würde der Verteidiger, wenn er im 9. Stock eines Wohnblocks einen betrunkenen Strichjungen findet, ihn tatsächlich mit »alter Junge« ansprechen? Meine eigentliche Sorge war jedoch: Worauf wollte er hinaus?

Nach einer endlosen Reihe weiterer Fragen, wie und warum ich einem betrunkenen Stricher mitten in der Nacht die Treppe hinunterhelfen würde, explodierte der Anwalt auf eine Weise, die mich an meinen Vater erinnerte.

VERTEIDIGER: Kann ich zum Kern der Sache kommen statt dieses Frage- und Antwortspiels? Sie hätten sicherstellen wollen, dass er nicht die Treppe hinunterstürzt – 74 Stufen – nicht wahr?

ICH: Das wäre eine meiner Sorgen, ja.

VERTEIDIGER: Ja. Denn wenn ein Mann so viele Schläge bekommen hat, wie Sie angegeben haben, könnte er stürzen?

ICH: Natürlich. Jeder könnte unter diesen Umständen stürzen.

VERTEIDIGER: Danke. Wenn er auf die unverkleideten Treppenstufen gestürzt ist, könnte er sich dabei verletzt haben?

ICH: Bestimmt. Ein Sturz ins untere Treppenhaus, das ich in Augenschein genommen habe, könnte zu Verletzungen führen. Ja.

VERTEIDIGER: Ja!

Du lieber Himmel! Der Verteidiger wollte doch nicht etwa behaupten, dass die 105 Verletzungen praktisch alle dadurch verursacht wurden, dass das Opfer die Treppe hinunterstürzte? Er würde doch nicht versuchen, die Geschworenen davon zu überzeugen, dass dies kein durch eine Eisenstange verursachter Mord war, sondern lediglich eine Reihe unglücklicher Stürze? Diese Vorstellung war absurd.

Der Anwalt bat mich, die Treppe minutiös zu beschreiben, obwohl die Geschworenen Fotos davon bekommen hatten. Ich konnte gar nicht mehr zählen, wie oft er die Anzahl der Stufen nannte. Ich glaube, jeder im Gerichtssaal muss in jener Nacht von der Zahl 74 geträumt haben. Ein Sturz diese 74 Betonstufen hinunter, so beharrte er immerfort, konnte sehr folgenreich sein. Ich war unfähig, ihm zu widersprechen. Aber ich glaubte nicht, dass die Verletzungen des Verstorbenen, jedenfalls nicht die tödlichen, vom Sturz auf der Treppe stammten.

Dann kehrten wir zurück zu den Verletzungen. Zu jeder einzelnen. Wieder. Alle 105. Bei einer nach der anderen bat er mich zu bestätigen, dass sie nicht durch den vermeintlichen Sturz verursacht wurden, und jedes Mal zweifelte er meine Antwort an.

Dieses Kreuzverhör erstaunte mich. Der Verstorbene war ein Herumtreiber gewesen, der den größten Teil seiner Kindheit in Pflegefamilien und Heimen verbracht, vermutlich dann eine ganze Weile auf der Straße gelebt hatte und erst kürzlich aus dem Gefängnis entlassen worden war. Die Lebensgeschichte des Angeklagten sah ähnlich aus. Wenn einer von beiden je auch nur einen Bruchteil der öffentlichen Gelder, der Sorgfalt und des Interesses erhalten hätte, das dieser Gerichtsverhandlung zuteilwurde, hätte es vermutlich nie einen Mord gegeben.

Was den Verteidiger anbelangte, so war es gut, dass er jemanden so energisch verteidigte, der am Rande der Gesellschaft lebte. Wäre er jemals dem sich in einen Hauseingang kauernden Burschen begegnet, hätte der Anwalt ihn vermutlich keines Blickes gewürdigt, geschweige denn, ihm eine Münze gegeben. Aber nun stand der junge Mann wegen Mord vor Gericht, und der Anwalt trug einen Rechtsstreit aus. Ich wünschte nur, er könnte seine Arbeit ausführen, ohne meinen Ruf als Sachverständigen aufs Spiel zu setzen. Aber ich wusste, dass er in einem anderen Fall wiederum auf meiner Seite stehen könnte, und dann würde er meine Erfahrung und Fähigkeiten in den Himmel loben.

Das Kreuzverhör ging den Rest des Tages weiter und wurde am darauffolgenden Morgen fortgesetzt. Und am Nachmittag. Und am darauffolgenden Morgen. Mittlerweile argumentierte der Verteidiger nicht nur, dass die Verletzungen durch einen Sturz auf der Treppe entstanden seien, sondern dass die von der Oberfläche der Eisenstange hinterlassene Kreuzschraffur auf der Haut in Wahrheit von den Kett- und Schussfäden seines Baumwoll-T-Shirts stammte.

Und dann, viele Teepausen später, als ich wieder in den Zeugenstand gerufen und weitere Runden mit dem Rücken zur Wand stand, sah ich an seinem federnden Schritt und den unter der Perücke gefährlich blitzenden Augen, dass der Tiger zum entscheidenden Sprung ansetzte.

VERTEIDIGER: Alkohol, wenn man dadurch in Mitleidenschaft gezogen ist, erhöht doch sicherlich die Blutungsneigung, oder?

ICH: Chronische Alkoholiker mit geschädigter Leber können Probleme mit der Blutgerinnung haben, ja. Aber in diesem Fall konnte ich nichts finden, das darauf hinweist. Ich gehe deshalb davon aus, dass Alkohol nur eine minimale Auswirkung hatte.

VERTEIDIGER:Wissen Sie irgendetwas darüber als in einer Klinik praktizierender Arzt?

ICH: Nein.

VERTEIDIGER: Sie kennen sich nicht damit aus?

ICH: Nicht genau.

VERTEIDIGER: Was meinen Sie mit »nicht genau«?

ICH: Mir ist kein Fall bekannt, bei dem jemand unter Alkoholeinfluss wesentlich stärker zur Bildung von Hämatomen neigte als ohne.

Das war nicht die Antwort, die der Verteidiger hören wollte. Er diskutierte weiter mit mir, dass Alkohol die winzigen Blutgefäße unter der Haut weitete – womit ich übereinstimmte – und dass Trinker deshalb sehr viel anfälliger seien für blaue Flecken – was ich nicht so sah. Ich zählte nicht mehr, wie oft er mich, Schritt für Schritt durch seine logische, aber irrige Folgerung führte, dass das Opfer nur deshalb mit Hämatomen übersät war, weil es Alkohol konsumierte. Ich begann mich allmählich zu fragen, wer von einer Eisenstange geschlagen worden war, das Opfer oder ich, aber ich hielt unerschütterlich an den wissenschaftlichen Fakten fest. Schließlich explodierte der Verteidiger.

VERTEIDIGER: Wo haben Sie das her? Könnten Sie das über Nacht recherchieren?

ICH: Ich kann in medizinischen Fachbüchern über die Auswirkungen von Traumata auf die Haut nachschlagen.

VERTEIDIGER: Welches Buch würden Sie mir empfehlen, das ich mir bis morgen anschauen kann?

ICH: Ich würde vorschlagen, dass Sie ein Buch über Molekularbiologie zurate ziehen, einen konkreten Titel kann ich Ihnen leider nicht nennen.

VERTEIDIGER: Sind Sie mit keinem vertraut?

ICH: Ein Fachbuch von Guyton könnte von Nutzen sein. Ich kann Ihnen nicht sagen, welche Ausgabe die aktuelle ist, ich glaube, die dritte oder vierte. Oder ein Fachbuch über Hämatologie.

VERTEIDIGER: Können Sie mir einen Autor eines Hämatologie-Fachbuches nennen?

ICH: Keinen spezifischen, nein.

RICHTER: Wie viele Seiten müsste der Strafverteidiger wohl lesen, Dr. Shepherd?

ICH: Ich fürchte, da kann ich Ihnen nicht helfen.

VERTEIDIGER: Das liegt zwar außerhalb meines Bereichs, aber ich werde es mir dennoch ansehen.

RICHTER: Ja. Und danach geben Sie es bitte weiter an mich, Herr Verteidiger.

VERTEIDIGER: Das werde ich, Euer Ehren.

Mittlerweile hasste ich sowohl den Verteidiger als auch den Richter und vermutete, dass sie derselben Kammer angehörten oder zumindest demselben Londoner Club. Einmal, als der Richter Ungeduld gegenüber dem Strafverteidiger zeigte, bat dieser ihn um eine Unterredung ohne Beisein der Geschworenen.

Die Geschworenen, Presse, Zuschauer und ich verließen pflichtbewusst den Gerichtssaal. Wenn Richter und Anwalt auf diese Weise miteinander reden, bedeutet es für gewöhnlich, dass über eine Rechtsfrage diskutiert wird und, nach der Rückkehr aller, liegt eine eisige Atmosphäre über dem Saal, und der Vertreter einer Partei lächelt, während der andere schmollt. Aber dieses Mal lächelten alle drei: Strafverteidiger, Staatsanwalt und Richter, wie drei Freunde am Lagerfeuer.

Der Verteidiger versuchte, die schrecklichen Schlagverletzungen, die der Verstobene aufwies, wegzuerklären, indem er den Geschworenen einredete, dass er die Treppe hinuntergestürzt war (erwähnte ich schon, dass es 74 Stufen waren?) und als Folge davon so viele blaue Flecke hatte, weil er alkoholisiert war. Ich verbrachte den Abend am Telefon, sprach mit allen möglichen Freunden über das Thema Prellungen und suchte in der Krankenhausbibliothek nach einem Fachbuch.

Am darauffolgenden Tag würde es wieder darum gehen. Mehr konnte ich nicht tun, um meine eigenen Mordgelüste in Schach zu halten.

STRAFVERTEIDIGER: Sie haben dem Richter und mir ein Fachbuch empfohlen. Guyton.

ICH: Stimmt.

VERTEIDIGER: Haben Sie es dabei?

ICH: Ich habe jetzt ein Exemplar.

VERTEIDIGER: Können Sie mir die Stelle nennen, auf die Sie sich stützen?

ICH: Ich habe die Seite markiert, auf der es darum geht, was im Körper passiert als Folge der Beschädigung eines Blutgefäßes.

VERTEIDIGER: Haben Sie die Stelle?

ICH: Ja, in dieser Ausgabe ist es Kapitel 36.

VERTEIDIGER: Welche Ausgabe?

ICH: Ich glaube, es ist die achte.

VERTEIDIGER: Sie haben uns auf die Dritte oder Vierte verwiesen.

ICH: Ich glaube, ich sagte, dass ich nicht wisse, welches die Neueste ist.

VERTEIDIGER: Darf ich mal sehen?

Ich denke jedoch, er hatte bereits ein Exemplar gesehen. Bei dem Versuch, seinen Standpunkt zu beweisen, stellte er mir endlos Fragen über Blutplättchen und Gerinnung, bis die Geschworenen einnickten und der Richter unterbrach.

RICHTER: Bitte verziehen Sie mir, aber ich möchte Dr. Shepherd gern Folgendes fragen: Dieses Kapitel, auf das Sie sich beziehen – steht darin irgendwo konkret, dass Alkohol die Bildung blauer Flecken begünstigt?

ICH: Es steht eben nicht darin, Eurer Ehren, auch nicht in den anderen Büchern, die ich konsultiert habe, ist nicht zu lesen, dass Alkohol die Bildung blauer Flecken forciert. Diese Aussage findet sich nirgends.

RICHTER: Aber wenn es ein tragfähiges Argument wäre, würden Sie doch davon ausgehen, es in diesem Buch zu finden? In diesem Kapitel?

ICH: Allerdings, Euer Ehren.

Das stoppte den Strafverteidiger jedoch nicht. Er brachte seine falsche These auf unterschiedliche Weise vor, bestimmt noch dreimal, dass Alkohol den Austritt von Blut aus den Kapillargefäßen fördert und darum blaue Flecken sehr viel wahrscheinlich sind.

Nachdem ich fast eine ganze Woche lang im Zeugenstand gelöchert worden war, durfte ich gehen. Was für eine Erleichterung!

Dieser Fall zeigt, dass es Fakten gibt – und dass es Schlüsse gibt, die man daraus ziehen kann. In dem gegnerischen Kessel dieses Gerichtssaals hatte sich die Wahrheit in ein individuelles, differenziertes, formbares Gut verwandelt. Und deshalb wurde ich als Sachverständiger gedrängt, Fakten auf eine Weise zu interpretieren, die mir nicht behagte. Verteidigungsstrategie – die Vorgehensweise eines Anwalts – braucht kein Gewissen, und jede juristische Fakultät wird zustimmen, dass schon manche Prozesse wegen schlechter Verteidigungsstrategie verloren und andere aufgrund geschickter Vorgehensweise gewonnen wurden. Insgesamt basiert das Gleichgewicht der Gerechtigkeit auf einem Konzept, das unserer Gesellschaft seit Jahrhunderten gute Dienste erwiesen hat: Zwölf Geschworene, unbeteiligte, nach dem Zufallsprinzip ausgewählte, juristisch nicht ausgebildete Bürger, bewerten aufgrund aller gehörten Beweise die Sachlage des Falles, der Richter dagegen die Rechtslage.

In diesem Fall befanden die Geschworenen den Angeklagten des Mordes für schuldig, und er kam ins Gefängnis. Ich frage mich, ob er wohl auch so viele schlaflose Nächte hatte wie ich. Aber wenigstens war es vorbei.

Dachte ich jedenfalls. Nachdem sein Mandant ein paar Jahre hinter Gittern verbracht hatte, beantragte der Strafverteidiger, aufgrund eines neuen Beweises das Verfahren noch einmal aufzurollen. Dieser neue Beweis bestand dar, dass ich es nicht geschafft hatte, dem Gericht irgendein Fachbuch vorzulegen, das der Theorie des Verteidigers widersprach. Alkoholkonsum sei der Grund für die blauen Flecken des Verstorbenen nach dessen Treppensturz gewesen. Er listete noch eine Reihe weiterer Punkte auf, inwiefern ich mich als vermeintlich inkompetent erwiesen hätte.

Nun fragte ich mich wirklich, wer hier eigentlich vor Gericht gestellt werden sollte: ich oder der überführte Mörder. Aber ich hatte Zeit, um mir Unterstützung zu holen. Ein sehr erfahrener Hämatologe las das Protokoll der Gerichtsverhandlung und schrieb einen Bericht, in dem er das Fazit zog: Blutungen aus durch Alkoholkonsum erweiterten Kapillaren hätten bei der Hautblutung (blaue Flecken) höchstens eine unbedeutende Rolle gespielt. Dieses spektakuläre Ablenkungsmanöver wurde vom Verteidiger im Namen des gesunden Menschenverstandes energisch vertreten. Aber das dadurch heraufbeschworene Bild von mit Blut aufgeblähten Gefäßen ist irreführend.

Wir warteten ziemlich lange beim Berufungsgericht, bis der Verteidiger seinen Antrag darlegen konnte. Und dann war alles im Nu vorbei. Der fadenscheinige neue Beweis wurde von den Richtern als das erkannt, was er war, und der Antrag auf Berufung wurde abgelehnt.

Ich bewundere die Hartnäckigkeit dieses Verteidigers, für seinen Mandanten, einen benachteiligten jungen Mann, zu kämpfen. Sollte ich jemals des Mordes angeklagt werden, würde ich mir diesen Verteidiger wünschen. Aber als Sachverständiger in seiner Schusslinie hatte er meiner Meinung nach eine bemerkenswerte Fähigkeit, ziemlich rücksichtlos über medizinische Fakten, die für ihn nicht von Vorteil waren, hinwegzugehen.

Wenn ich seit jenem Fall im Gericht bin und die Gangart härter wird, besinne ich mich auf Alexander Pope. Die Verse, die mir mein Vater vor langer Zeit so sorgfältig ins Lexikon schrieb, weisen mich an, auch dann zurückhaltend zu sprechen, wenn ich sicher bin, recht zu haben, und bereitwillig die Möglichkeit einzuräumen, dass ich mich auch irren könnte, meine Fehler zu überprüfen und sie einzugestehen, andere mit der größten Rücksicht auf ihre Gefühle zu korrigieren, nie aus Höflichkeit einer Meinung zuzustimmen, wenn ich weiß, dass sie falsch ist und eine Korrektur zu akzeptieren, wenn sie angemessen ist. Trotz der Aggressivität und Unbeirrbarkeit, die unser auf dem Verhandlungsgrundsatz beruhendes System fördert, und seiner häufigen Vernachlässigung der Wahrheit, habe ich seither versucht, an Popes Prinzipien festzuhalten.

29

Allein beim Gedanken an die Gegend um Hyde nahe Manchester verspüre ich ein warmes Glühen. Hier ist meine Mutter aufgewachsen, und hier wohnten ihre Familie und ihre Freunde. Es war für mich ein Ort glücklicher Besuche, als ich noch klein war, und seither ist es mein Leben lang eine Pilgerstätte geblieben, weil meine Mutter dort auch beerdigt liegt.

Es gefällt mir, an die alten Damen zu denken, die aus Hyde stammen – meine Großmutter, meine Tante –, die so anders waren als die vereinsamten, unterernährten älteren Menschen, deren Leichen ich manchmal zu Gesicht bekomme. Sie empfingen mich stets liebevoll und fürsorglich, nahmen mich in ihr geschäftiges Leben und ihre frisch gebohnerten Häuser auf. Sie waren unübersehbar Teil einer größeren Gemeinschaft.

1998 erhielt ich einen Anruf von einem Strafverteidiger, der mich bat, eine zweite Obduktion bei einer Dame aus dieser Gegend vorzunehmen. Mrs Kathleen Grundy war eine Freundin der Familie meiner Mutter und eine Schulkameradin meiner Tante gewesen. Sie starb am 24. Juni und wurde am 1. Juli auf demselben Friedhof beigesetzt wie meine Mutter.

Im August wurde sie jedoch exhumiert, und nun stand ich über ihre Leiche gebeugt im Obduktionssaal des Tameside General Hospital.

Sie war 81, schien jedoch von außergewöhnlich guter Gesundheit gewesen zu sein. Es gab keine Anzeichen für einen Abwehrkampf. Und, ungewöhnlich für jemanden ihres Alters und auch die folgende Generation, ihre Arterien wiesen nur geringfügig Ablagerungen auf.

Die toxikologische Untersuchung erzählte jedoch eine andere Geschichte. Obwohl ich an ihrem Körper keine Einstichstelle finden konnte, hatte sie in den Stunden vor ihrem Tod eine beträchtliche Dosis Morphium oder Diamorphium (Heroin) erhalten. Als Todesursache nannte ich: Überdosis Morphium.

Tatsächlich war sie durch die Hand ihres Hausarztes gestorben, dem sie vertraut hatte, und es war ihr plötzlicher Tod, durch den Harold Shipman schließlich als Serienmörder entlarvt wurde. Er war bei seinen Patienten hoch angesehen, in der Gemeinde sprachen alle nett und bewundernd über ihn. Viele beschrieben ihn als den nettesten Arzt der Gegend. Bei den Älteren war er besonders beliebt, weil er gern Hausbesuche machte, und als er, nachdem er eine Zeit lang in Hyde gearbeitet hatte, 1992 seine eigene Praxis eröffnete, wurde diese durch Mund-zu-Mund-Empfehlung geradezu überlaufen.

Der Verdacht gegen ihn entstand durch Kathleen Grundys plötzlichen Tod nur wenige Tage, nachdem sie offenbar ihr Testament zu seinen Gunsten geändert hatte. Auf ihrem Totenschein hatte er »Hohes Alter« als Ursache angegeben.

Weitere Fälle wurden kurz darauf bekannt, und weitere Exhumierungen folgten. Ich war bei fünf dieser Obduktionen dabei. Die nächste Verstorbene, die ich obduzierte, war eine 73 Jahre alte Frau. Sie hatte unter einer sehr leichten Herzerkrankung und einem schwach ausgeprägten Emphysem gelitten. Sie konnte keine Lungenentzündung gehabt haben, wie Shipman auf dem Totenschein behauptet hatte. Sie hatte jedoch eine Morphiumvergiftung. Die nächste Leiche erzählte die gleiche Geschichte. Wie viele andere auch.

Es schien offen gesagt kaum vorstellbar, dass ein Hausarzt sechs seiner Patienten tötete. In einem Brief, den ich später schrieb, notierte ich:

> Es ist zwingend erforderlich, die Quelle des Morphiums zu identifizieren, und die Möglichkeit einer Kontamination muss ebenfalls in Betracht gezogen werden … in Anbetracht der Verzögerung zwischen dem Tod und den Obduktionen und der zahlreichen Vorkehrungen, die an den Leichen getroffen wurden, muss die Möglichkeit einer Verunreinigung ausgeschlossen werden … ich schlage vor, dass der Rat eines Chemikers eingeholt wird, um zu erfahren, ob es möglich ist, dass Chemikalien, die bei der Herstellung der Einbalsamierungsflüssigkeit, des Sargholzes oder der Sarginnenausstattung verwendet wurden, mit Substanzen verunreinigt wurden, die Morphium enthalten … und schließlich muss noch die Möglichkeit anderer Verbindungen zwischen den Körpern erforscht werden (Einbalsamierer, Bestatter, Mitarbeiter).

Natürlich vertrat ich nicht nur deshalb die Auffassung, dass auch jeder anderen Möglichkeit nachgegangen werden sollte, weil ich der Rechtsmediziner der Verteidigung war (ja, auch Serienmörder haben das Recht auf Verteidigung), sondern auch, weil es mir und uns allen widerstrebte, dass ein Arzt systematisch seine Patienten getötet hatte. Ein paar Jahre danach, als Shipman wegen Mord an nicht weniger als 15 Patienten im Gefängnis saß, war es schwer, die Schlussfolgerungen von Janet Smiths öffentlicher Untersuchung zu verdauen, der zufolge er im Laufe von mehr als 20 Jahren sicher 215 Menschen getötet hatte und es Hunderte weiterer Fälle gab, die zu klären nicht mehr möglich war.

Shipmans Gründe sind unklar. Im Allgemeinen waren seine Opfer alleinstehend. Im Allgemeinen, aber nicht immer, waren sie alt. Im Allgemeinen, aber nicht immer, waren es Frauen. Die Hoffnungen all derjenigen, die gehofft hatten, dass Shipman eines Tages den Grund für sein Handeln nennen würde – und möglicherweise auch, wie viele der 494 Todesfälle, die sich unter seiner Obhut ereigneten, auf sein Konto gingen –, zerschlugen sich, als der Arzt sich 2004 in seiner Zelle erhängte.

Nach den Exhumierungen hatte sich Hyde für mich verändert: Ich brachte Hyde nicht mehr in Verbindung mit der herzlichen Familie meiner Mutter und rührigen alten Damen, sondern mit einem Ort, an dem alte Damen durch die Hand eines Serienkillers gestorben waren, dem sie vertraut hatten.

***

Als ich im Anschluss an die Exhumierungen nach London zurückkehrte und mir Shipmans Taten immer noch nicht erklären konnte, obwohl wir damals nur von einem kleinen Teil wussten, erwartete mich eine weitere unangenehme Erfahrung: Ich kreuzte mit Iain West die Klingen. Zu meinem Erstaunen hatte er sich aus dem Guy's in den Ruhestand verabschiedet. Nachdem er jahrelang geschworen hatte, dass er nie aufhören würde, hatte er es einfach so getan. Man munkelte, dass er gesundheitliche Probleme habe, aber es war für ihn natürlich unmöglich, einfach der Londoner Mordszene den Rücken zu kehren und sich in Sussex um seinen Garten zu kümmern. Er tauchte häufig im Leichenschauhaus und bei Gericht auf, und als ich aus Manchester zurückkehrte und noch mit den Enthüllungen über Shipman rang, stellte sich heraus, dass Iain mein Kontrahent in einem Fall von Messerstecherei war.

Wir vertraten völlig gegensätzliche Positionen durch das Verfassen scharf formulierter, konträrer Berichte. Obwohl ich damals schon den Eindruck hatte, und nicht nur rückblickend, dass sein Stil nicht mehr so kernig war wie früher.

Der Fall drehte sich um den Bericht des Täters, wie das Messer ins Herz des Opfers eingedrungen war. Solche Schilderungen sind oft sehr kreativ, und ich glaubte, mittlerweile fast jede mögliche Entschuldigung schon einmal gehört zu haben, die das Vorhandensein eines Messers im Körper eines anderen Menschen erklären sollte. Am häufigsten war die Behauptung: »Er lief ins Messer.« Das zu beweisen oder zu widerlegen ist nicht immer einfach, und ich brauchte so viele Zeugenaussagen wie möglich, um den Vorgang zu rekonstruieren. In diesem Fall gab es aber keine. Eine Frau und ihr Mann hatten gestritten, am Ende war er tot, und wir hatten nur ihre Aussage, was den Hergang betraf. Der leitende Ermittlungsbeamte rief mich an und bat um Rat, bevor er die Frau verhörte. Das kam selten vor, aber er wusste, dass sich der ganze Fall auf ihre exakte Schilderung der Ereignisse stützte.

Ich sagte: »Bringen Sie mir keine schwammigen Aussagen. Nageln Sie sie fest. Sie darf nicht so etwas sagen wie: ›Er griff mich einfach an!‹. Das sagt nichts aus, sie muss es Ihnen vormachen, beschreiben, sagen, wer sich wo befunden und wie sie das Messer gehalten hat, in welcher Hand, und in welche Richtung sich beide bewegt haben. Dann kann ich ihre Geschichte möglicherweise bestätigen oder widerlegen.«

Er tat genau das, worum ich ihn gebeten hatte. Der Fall blieb dennoch ein Rätsel.

Das in Scheidung lebende Paar stritt erbittert darüber, bei welchem Elternteil die beiden kleinen Söhne leben sollten. Der Familie ging es finanziell gut, und sie lebte in einem großen, gepflegten Haus. Der Vater reklamierte die beiden Jungen für sich, und eine Anhörung vor dem Familiengericht stand bevor. Sie lebten immer noch alle in dem Haus, obwohl die Mutter eine Wohnung für sich und die Kinder angemietet hatte, in die sie in Kürze ziehen wollte.

Am Tag seines Todes hatte sich der Vater freigenommen, um mit seinen Kindern etwas zu unternehmen. Die Mutter winkte ihnen, als der Vater plötzlich den Wagen in der Einfahrt noch einmal anhielt, ins Haus ging und der Mutter signalisierte, ihm zu folgen. Sie dachte, er hätte etwas vergessen, und ging ihm nach. Der Vater schloss die Tür hinter ihnen und teilte seiner Frau mit, er wolle, dass die Kinder bei ihm lebten.

Laut Aussage seiner Frau verlief der Streit dann folgendermaßen:

> Ich sagte: »Aber du gehst doch arbeiten, wic soll das funktionieren?«
>
> Und er sagte: »Ich werde das anders organisieren. Und ich werde mich um meine Kinder kümmern.«
>
> Ich sagte: »Nein, das wirst du nicht.«

Dann schilderte die Frau, dass ihr Mann wütend wurde. Wie er den Kiefer anspannte, war ein verräterisches Zeichen: Sie kannte das von einer früheren Gelegenheit, bei der er sie geschlagen hatte. Aber, wie sie klarstellte, stammte sie aus einer rauen Gegend und ließ sich nicht so leicht unterbuttern. Sie hatte schon früh im Leben gelernt, dass es Tyrannen nur ermutigt, wenn man den Kopf einzieht. Also hatte sie dieses eine Mal zurückgeschlagen und war bereit, das jetzt wieder zu tun.

Wie sie beide vom Flur in die Küche gekommen waren, konnte sie nicht erklären.

> Aber das Nächste, woran ich mich erinnere, war, dass ich in der Küche mit dem Rücken an der Wand stand und dachte, er würde mich in den Magen boxen. Das tat er auch, dachte ich, aber als ich hinunterschaute, sah ich einen grünen Griff und erkannte, dass er mich nicht schlagen, sondern mit einem Messer zustechen wollte.
>
> Ich sagte: »Was tust du da, du bringst mich ja um!«
>
> Und dann kapierte er es plötzlich, zog das Messer aus meinem Bauch und stach es mir in den Hals. Er versuchte, mir die Kehle durchzuschneiden, wollte die Halsschlagader durchtrennen, damit ich sterbe …

Und ich sagte zu ihm: »Um Gottes willen, du willst mich töten, denk an die Jungs ... du kannst sie haben ... nimm die Jungs, aber bitte töte mich nicht.«

Mir kam gar nicht in den Sinn, dass er sich ein anderes Messer oder sonst etwas nehmen könnte, aber dann fing er an, mich zu treten. Er packte meinen Kopf und schlug ihn auf den Boden. Ich habe hier eine Prellung und einen abgebrochenen Zahn. Er schlug mich immer weiter, dann nahm er einen Küchenstuhl und schlug mich damit, und ich dachte, o mein Gott, er wird nicht aufhören, bis ich tot bin. Ich bin ja schon halb tot mit all den Wunden. Ich war blutüberströmt. Alles war so nass, als hätte ich geduscht, so voller Blut.

Er sagte nichts, hielt mich fest und stieß mir das Messer in den Hals, und ich bekam mit der rechten Hand den Griff oder die Schneide oder was auch immer zu fassen und hielt es fest ... überall war Blut, auf dem Boden und an der Wand.

Und ich hatte das Messer schon in meiner Hand, meiner rechten Hand, also holte ich aus. Entweder beugte ich mich vor, oder ich holte mit dem Messer aus ... Ich muss entweder ausgerutscht oder auf den Boden gefallen sein, und ich kauerte mich über das Messer ...

Der Vernehmer unterbrach an dieser Stelle und bat sie, genau nachzuspielen, was passiert war. Mehr als einmal. Er konnte herleiten, dass sie auf dem Boden gesessen und mit dem Messer in der Luft gewedelt hatte, aber sie war nicht in der Lage, den Kontakt zwischen Opfer und Messer zu beschreiben. Tatsächlich hatte sie keinen Grund zu glauben, dass sie ihren Mann getötet hatte, denn sie war aus dem Zimmer gelaufen. Sie eilte in die Garage, schloss die Tür ab und rief die Polizei. Und die ganze Zeit saßen die beiden kleinen Jungen angeschnallt in ihren Kindersitzen im Wagen vor dem Haus.

Sagte sie die Wahrheit? Oder hatte sie ihn getötet und sich dann selbst verletzt, um ihre Geschichte zu untermauern, dass er sie angegriffen hatte?

Fotos vom Tatort bestätigten ihre Behauptung, dass Blut an den Wänden und auf dem Boden war. Stühle waren umgekippt. Es sah wirklich so aus, als hätte ein Kampf stattgefunden.

Der Ehemann wies verschiedene Verletzungen auf:

- Eine oberflächliche Schnittwunde im oberen Brustbereich.
- Eine drei Zentimeter tiefe Wunde im linken Bein unten.
- Zwei etwas ticfere, schmale Verletzungen auf der rechten Handfläche.
- Eine Stichwunde ins Herz, die in die vordere Wand der rechten Herzkammer eingedrungen war und eine kleinere Verletzung an der Herzspitze hinterlassen hatte.

Er war sofort ins Krankenhaus gebracht und am Herzen operiert worden, es gab also jede Menge Nähte. Am Ende blieb die Operation erfolglos, und es war genau jener Stich ins Herz, der sich als tödlich erwies.

Auf den ersten Blick wirkten seine Verletzungen jedoch weniger schlimm als die seiner Frau. Ich bin ihr nicht begegnet und habe sie schon gar nicht untersucht; stattdessen habe ich mir die vielen Fotos angesehen, die von ihren Verletzungen gemacht wurden. Ich suchte nach selbst zugefügten Verletzungen, dem Hinweis auf einen Mörder, der vorhat, auf Notwehr zu plädieren.

Rechtsmediziner müssen häufig zwischen Mord und Selbstmord, Unfall oder absichtlichen Verletzungen entscheiden. Und mit dem Messer zugefügte Verletzungen sind das Reich der Schwindler: Sie sehen so schrecklich aus, dass der Unerfahrene auf den ersten Blick glauben muss, dass sich niemand so etwas selbst antun würde. Im Laufe der Jahre habe ich jedoch gelernt, dass es so gut wie nichts gibt, wozu die Menschen nicht bereit sind, wenn sie dafür einer Verurteilung wegen Mord entgehen können. Selbst beigebrachte Verletzungen erkennt man in der Regel. Sie sind mit minimaler Kraft so ausgeführt, dass sie ein Maximum an Wirkung erzeugen, und sie sind natürlich immer an Stellen des Körpers, die der Verursacher mit der Hand erreichen kann. Verletzungen, die nicht selbst beigebracht sind, kann man in der Regel identifizieren, und darum bin ich manchmal froh, helfen zu können, einen Unschuldigen bei einer Anklage wegen Körperverletzung zu entlasten.

In diesem Fall hatte die Ehefrau:

- Eine punktförmige Einstichstelle nahe der Halswunde.

- Prellungen am linken Unterarm, der linken Schulter, an der linken Halsseite, der rechten Hüfte, der linken Hüfte, dem rechten Oberschenkel und an der rechten Hand.
- Eine klaffende Schnittwunde, wenn auch nicht tief, vorne links am Hals.
- Oberflächliche Kratzer im selben Bereich.
- Einen Schnitt über dem Schlüsselbein.
- Schnitte an der Rückseite des linken Ellenbogens.
- Eine horizontale Schnittwunde unter der rechten Brust.
- Kurze Stichwunden an beiden Seiten des Bauches.
- Eine punktförmige Einstichstelle in den rechten Oberschenkel.
- Einen klaffenden Schnitt in der rechten Hand.
- Kurze, oberflächliche Schnitte am rechten Daumen.
- Eine Messerschramme an der linken Hand.
- Einen abgebrochenen Zahn.

Der Crown Prosecution Service hatte viele Besprechungen bezüglich dieses Falles. Als die Familienangehörigen des Verstorbenen mitbekamen, dass möglicherweise keine Anklage gegen die Ehefrau erhoben werden würde, kündigten sie wütend an, einen Zivilprozess anzustreben. Sie engagierten Iain, einen Bericht zu schreiben, in dem er die Verletzungen der Ehefrau mit dem von ihr beschriebenen Hergang des Kampfes verglich.
Und hier war nun sein Bericht, erwartete mich bei meiner Rückkehr aus Manchester auf meinem Schreibtisch. Er war in einem derart geladenen Ton abgefasst, dass man förmlich das Grollen des Donners zu hören vermeinte.

> Die Verletzungen aufgrund stumpfer Gewalt am Arm können von einer Reihe Schläge auf den Arm stammen. Das Muster ist nicht typisch für die durch einen festen Griff verursachten blauen Flecken …
>
> Zwar ist es möglich, dass sich jemand mit Gegenständen oder durch Kneifen et cetera selber blaue Flecken zufügt, in diesem Fall könnten die Verletzungen am Arm aber durch einen Angriff des Ehemanns entstanden sein.
>
> Das Gesamtmuster ihrer Verletzungen ist jedoch ganz und gar nicht typisch für die Art Verletzungen, die sie erlitten haben

> müsste, wenn ein heftiger Angriff durch den Verstorbenen in dem Versuch, sie zu erstechen, erfolgt wäre. Haut ist eines der festesten Gewebe des Körpers, und sobald die Messerspitze sie durchdrungen hat, selbst wenn man von moderater Kraft beim Stoß ausgeht, würde nichts dieses Instrument davon abhalten, tiefer in den Körper einzudringen: In vielen Fällen dringt die komplette Schneide ein. Die Verletzungen auf dem Körper der Frau scheinen jedoch alle sehr oberflächlicher Natur zu sein, ohne wesentlichen Grad des Eindringens.
>
> Selbst zugefügte Schnittwunden am Hals sind nicht selten. Es gibt keinen Beweis dafür, dass das Messer in einer Stechbewegung in den Hals gestoßen wurde. In Anbetracht der Art, wie die Verletzungen an ihrem Bauch vermutlich entstanden sind, bin ich der festen Überzeugung, dass sie nicht mit vorsätzlichen kraftvollen Messerstößen, sondern mit selbst beigefügten Verletzungen oder Stichen übereinstimmen, die sehr kontrolliert beigebracht wurden.
>
> Diese Frau mag zwar das Opfer eines Übergriffs gewesen sein, im Verlauf dessen sie Schläge mit einer Faust oder gar einem Stuhl erhielt, obwohl ich kaum Beweise finde, um die Behauptung von heftigen Tritten gegen die Hüfte aufrechtzuerhalten oder dass der Kopf auf den Boden geschlagen wurde. Das Gesamtmuster entspricht jedoch selbst zugefügten Verletzungen.

Ich stimmte zu, dass die Frau Verletzungen durch stumpfe Gewalteinwirkung erlitten hatte. Ich stimmte jedoch darin nicht zu, dass sie sich die Verletzungen selbst zugefügt hatte.

Dafür nannte ich verschiedene Gründe.

Erstens sagte sie aus, die Stiche in den Bauch hätten sich angefühlt wie Schläge und ganz und gar nicht wie Messerstiche. Das ist eine häufige Fehlwahrnehmung bei Stichverletzungen. Immer wieder habe ich Opfer sagen hören, dass sie eine Art Schlag spürten, aber nicht, wie das Messer eindrang. Das ist eine Tatsache, aber keine, die der Ehefrau vermutlich bekannt war.

Zweitens: Obwohl sie sich an Hals und Bauch selbst verletzt haben könnte, wäre es sehr schwierig und ungewöhnlich für jemanden, die Rückseite des Ellenbogens und die Rückseite der Hand auf der anderen Seite zu verletzen.

Drittens waren es die Verletzungen des Ehemanns, die am wichtigsten waren, und von seinen vier Stich- oder Schnittverletzungen befanden sich drei in Körperteilen, in denen eine solche Verletzung nicht lebensgefährlich ist. Die ungewöhnliche Stichwunde ins Bein legte nahe, dass sich die Frau auf dem Boden befand, als ihm diese beigebracht wurde, oder zumindest tief unten. Die tödliche Stichwunde in sein Herz könnte bewusst ausgeführt worden sein, aber im Kontext eines Kampfes um die Kontrolle über das Messer hielt ich es für unmöglich, zweifelsfrei auszuschließen, dass die Verletzung unbeabsichtigt beigebracht wurde. Und in Anbetracht der durch stumpfe Gewalt erhaltenen Verletzungen der Frau könnte niemand die Behauptung aufrechterhalten, dass dort kein heftiger Kampf stattgefunden hatte.

Obwohl der Fall also voller Zweifel und Unstimmigkeiten war, konnte ich als Sachverständiger nicht zweifelsfrei schlussfolgern, dass die tödliche Stichverletzung des Ehemanns bewusst zugefügt wurde und die Verletzungen der Frau selbst beigebracht waren. Selbst bei Abwägung der Wahrscheinlichkeiten war ich der Auffassung, dass der Mann seine Frau verletzt hatte und nicht sie sich selbst.

Der Crown Prosecution Service entschied, dass es nicht im Interesse der Öffentlichkeit liege – oder der Geldbörse der Öffentlichkeit –, den Fall weiter zu verfolgen. Der Coroner, der sich darüber im Klaren war, dass wütende Familienangehörige im Zuschauerraum saßen, sorgte dafür, dass die Polizei bei der Untersuchung anwesend war. Iain machte seine Aussage nicht persönlich, aber es wurde natürlich darauf Bezug genommen. Meine Aussage wurde von wütenden Rufen und spöttischen Bemerkungen vielfach unterbrochen. Mehr als einmal musste der Coroner um Ruhe bitten.

Meine Meinung wurde bestätigt, als der Coroner sein Urteil verkündete: Totschlag aus Notwehr. Bei der Verkündung herrschte für einen Moment absolute Stille. Dann brach im Gerichtssaal Tumult aus.

Als das Geschrei anschwoll, suchte ich das Weite. Soweit ich weiß, hat der angekündigte Zivilprozess gegen die Ehefrau nie stattgefunden. Als ich nach Hause kam, war Chris ausgegangen, und Anna saß hoch konzentriert über ihren Physikbüchern.

Sie erinnerte mich an Jen. Als ich die dicken Ordner vom Fall des erstochenen Ehemanns hereinschleppte, fragte ich mich, ob ich je so konzentriert über meinen Büchern gebrütet hatte oder ob ich wie Chris fahriger war.

»Was hast du heute gemacht?«, fragte Anna.

Ich erzählte ihr von der Gerichtsverhandlung, den wütenden Angehörigen. Es war das erste Mal, dass sie sich so direkt nach meiner Arbeit erkundigte.

Zu meinem Erstaunen sagte sie: »Kann ich die Fotos sehen?«

Eine Sache wusste sie ganz sicher über meine Arbeit – dass die Fotos tabu waren.

»Die Fotos von …?«

»Der Leiche des Ehemanns.«

Sie war 15 und lernte für die Abschlussprüfung in der 10. Klasse. Ich schüttelte den Kopf. »Du bist ein bisschen zu jung, um dir Fotos aus dem Leichenschauhaus anzusehen.«

»Nein, wirklich, ich möchte sie sehen. Ich habe in Biologie jede Menge Schaubilder betrachtet.«

»Aber auf deinen Schaubildern gibt es keine Stichwunden.«

»Ich glaube wirklich, dass ich damit umgehen kann, Dad.«

Vielleicht hatte sie recht. Vielleicht war es an der Zeit aufzuhören, meine Kinder vor der ungewöhnlichen Natur meiner Arbeit zu schützen. All diese Präparate in meinem Arbeitszimmer, die für Vorlesungen oder fürs Gericht bestimmt waren (es war kaum möglich, sie alle zu verstecken), die medizinischen Gespräche beim Essen, vielleicht bedeutete all das, dass der Tod für sie mehr Routine war, als ich bislang erkannt hatte.

Ich antwortete: »Ich zeige dir die Verletzungen der Frau, und wir sehen, wie du damit klarkommst. Sie ist nämlich noch durchaus lebendig. Und du sagst mir, ob du meinst, dass sie sich ihre Verletzungen selbst zugefügt hat, damit es so aussieht, als habe ihr Mann sie angegriffen.«

Annas Augen leuchteten auf.

»Ich meine es nicht, der Coroner auch nicht, aber Iain West schrieb einen vernichtenden Bericht, in dem er sagte, sie habe genau das getan.«

Anna nickte begeistert.

»Und darüber wird mit niemandem, ich wiederhole, mit niemandem außerhalb der Familie gesprochen«, fügte ich streng hinzu. Sie warf mir einen vernichtenden Blick zu.

»Logo! Das weiß ich doch.«

Wir verbrachten eine merkwürdige, aber seltsam zusammenschmiedende halbe Stunde mit Gesprächen über Verletzungen. Ihre Hässlichkeit schien Anna kein bisschen abzustoßen. Schließlich, auf ihr Betteln hin, zeigte ich ihr die Fotos des Ehemanns und von der Stichwunde ins Herz, die ihn das Leben gekostet hatte. Schön gesäubert auf dem Obduktionstisch wirkte sie unspektakulär.

»Er sieht aus wie jemand, der schläft«, sagte sie. »Tote haben nichts Furchteinflößendes an sich.«

»Sie sind auch nicht Furcht einflößend, trotzdem zeige ich dir keine Fotos der inneren Organe.«

Sie zuckte mit den Schultern.

»Okay«, sagte sie. »Aber es würde mir nichts ausmachen.«

Zum ersten Mal kam mir in den Sinn, dass Anna vielleicht ihre Neigung zur Rechtsmedizin entdeckte.

»Ich dachte, Chris und du, ihr wollt beide Tierärzte werden?«

»Er ja. Ich auch. Aber vielleicht möchte ich auch Ärztin werden.«

»Nun, Rechtsmediziner solltest du nicht werden.«

Sie blinzelte mich überrascht an. Ich war ja selbst überrascht über meine Worte.

»Aber Mum sagt, du liebst deinen Job!«, protestierte sie.

»Tue ich auch. Aber …« Aber was? Vor meinem geistigen Auge tauchten plötzlich die Demütigungen im Gericht auf, die wütenden Angehörigen, die vielen Gesichter voller Trauer, die gesunden alten Damen, deren Tod niemand für verdächtig hielt und die nun in ihren Gräbern gestört worden waren – das alles schien mir etwas zu sein, das ich von meiner Tochter fernhalten wollte.

»Dad?« Sie klang besorgt. »Was ist los?«

»Mir ist nur gerade etwas klar geworden, Anna«, antwortete ich. »Es wird Zeit, dass ich wieder mit dem Fliegen anfange.«

30

Die Untersuchung, für die die Familie von Stephen Lawrence so hart gekämpft hatte, neigte sich – so wie das Jahrtausend – dem Ende. In seinem Abschlussbericht, zu Beginn des Jahres 1999, schrieb Sir William Macpherson: »Wir glauben, dass die unmittelbare Auswirkung dieser Untersuchung … nachdrücklich die berechtigten Beschwerden von Mr und Mrs Lawrence an die Öffentlichkeit gebracht hat, ebenso wie die bislang heruntergespielte Unzufriedenheit und den Missmut ethnischer Minderheiten, sowohl regional als auch landesweit, im Zusammenhang mit diesem und anderen Fällen, was ihre Behandlung durch die Polizei betrifft.«

Die Untersuchungen der Polizei zum Tod von Stephen Lawrence wurden als »offenkundig mangelhaft« beschrieben, und ich glaube, dass hier zum ersten Mal die Öffentlichkeit mit dem Begriff »institutioneller Rassismus« konfrontiert war. Die Untersuchung und ihre Ergebnisse markierten eine bedeutsame Veränderung in der Haltung der Öffentlichkeit gegenüber der Polizei: Sie galt nicht länger als der vertrauenswürdige Freund und Helfer. Innerhalb der MET hatte die Untersuchung möglicherweise auch zu einem Wandel der Haltung gegenüber Minderheiten geführt.

Für die Familie Lawrence war es noch nicht vorbei. Der Rest ihrer Geschichte ist bestens bekannt: Sie entwickelte sich über die folgenden 13 Jahre und dauert möglicherweise immer noch an. Zumindest teilweise durch diesen Fall bedingt, wurde 2005 das Gesetz überarbeitet, das untersagte, zweimal wegen derselben Straftat angeklagt werden zu können. Von nun an war das möglich, insofern es neue Beweise gab. 2011 konnte durch die Fortschritte der Wissenschaft Stephens DNA auf der Kleidung der Verdächtigen nachgewiesen werden. Das genügte, um die Verdächtigen erneut vor Gericht zu stellen. Es war mein jüngstes, wenn auch vermutlich nicht letztes Erscheinen in diesem Fall vor Gericht. Im Januar 2012 wurden Gary Dobson und David Norris des Mordes für schuldig befunden und erhielten jeweils lebenslange Haftstrafen von etwa 14 Jahren. Drei von Stephens Mördern blieben auf freiem Fuß, zumindest in diesem Fall. Die Hauptverdächtigen wurden jedoch mehrmals öffentlich mit Namen genannt.

Gegen Ende der 1990er-Jahre fühlte sich das Leben im St George's trügerisch stabil an, und das Leben im Allgemeinen wurde für mich durch das Fliegen aufgewertet. Ich konnte nun allein fliegen. Ja, an einem kalten, klaren Januartag begab ich mich dort hinauf. In den Himmel. Ganz allein.

Ich weiß nicht, warum es mich derartig von der harten Realität meines Berufs befreite, über, unter und um mich herum nichts als Luft zu haben. Ich weiß nicht, warum dieses Gefühl, von so viel Freiraum umgeben zu sein und diesen zu durchqueren, mir die Illusion gab, so die Kontrolle über mein Schicksal zu haben, wie nichts fest mit der Erde Verbundenes sie mir vermitteln konnte. Keine Ahnung, warum sämtliche Komplikationen, die mein Gehirn nahezu ständig rotieren ließen, wie weggewischt waren, sobald ich an den Kontrollgeräten des kleinen Flugzeugs saß. Ich wusste nur, dass ich es liebte, und die ganze Zeit, wenn ich flog, dachte ich an nichts anderes als an diesen Moment, daran, dass ich in diesem Augenblick diese Maschine flog.

Ich begann, mich schon auf die Zeit zu freuen, wenn das Fliegen nicht mehr nur auf die Freitagnachmittage beschränkt sein würde. In diesem Jahr wurde Chris mit der Schule fertig und Anna brauchte auch nur noch zwei Jahre. Unser häusliches Leben und sogar unser Berufsleben hatte sich immer um die Kinder herum gedreht. Mittlerweile musste nicht mehr ständig jemand für sie da sein, aber jetzt brauchten sie auf andere Weise Unterstützung. In wenigen Jahren würden sie aber beide ausgezogen sein. Das war eine Gewissheit, und zwar eine schreckliche. Wir würden unsere Welt neu überdenken und akzeptieren müssen, dass der Tag kommen würde, an dem unsere Arbeit erledigt war.

Aus diesem Grund kauften wir ein Cottage auf der Isle of Man. Wir hatten uns während eines Urlaubs in dieses Haus verliebt. Es lag nicht weit von Austin und Maggies Haus entfernt, und es musste eine Menge Arbeit hineingesteckt werden, aber wir kamen überein, dass wir, eines Tages, dauerhaft dort leben wollten. Obwohl das noch in sehr weiter Ferne zu liegen schien.

1999 hörte ich endlich mit dem Rauchen auf. Ein neues Jahrtausend, ein neues Jahrhundert, das wollte ich doch nicht wirklich durch einen Nebel die Lunge verschleimenden Zigarettenrauchs begrüßen? Nein, das wollte ich nicht. Wollte ich wirklich meine Chancen, mehr als ein paar Jahre des neuen Jahrhunderts zu erleben, dadurch reduzieren, dass ich täglich riesige Mengen teurer Krebserreger konsumierte? Nein, sicher nicht. Und obwohl ich zuvor schon etliche Male versucht hatte aufzuhören, war es das sich drohend nähernde Jahr 2000, wodurch ich es dieses Mal schaffte. Nach vier oder fünf Monaten schlechter Laune, Nikotinkaugummis und Wangen wie ein Hamster vom vielen Kauen derselben, war ich über den Berg. Plötzlich wusste ich, dass ich ohne Zigaretten leben kann und dass ich ohne zu rauchen das nächste Jahrhundert betreten würde.

Wir feierten Silvester auf der Isle of Man.

»Ich möchte gern hier leben«, sagte Jen. »Das wünsche ich mir für das nächste Jahrhundert.«

»Ich glaube, ich habe bald meine Pilotenlizenz. Wir können hier leben und überall hinfliegen«, sagte ich. Die Orte sind immer hübscher, wenn man zu ihnen fliegt. Aber ich hatte keine Eile. Ich war noch keine 50, und die Isle of Man war eine Art Altersruhesitz. Oder?

***

Chris plante, in ein oder zwei Jahren mit dem Tierarztstudium anzufangen. Anna bereitete sich auf den Schulabschluss vor und zerbrach sich immer noch den Kopf, ob sie nun Medizin oder Tiermedizin studieren sollte.

»Dad, ich halte es für eine sehr gute Idee, wenn ich mal zu einer Obduktion mitkomme«, sagte sie eines Tages.

Meine instinktive Antwort: Nein.

Anna, so jung, so unerfahren, mit ihren zarten Wangen und strahlenden Augen, sollte nicht mit den hässlichen Realitäten des Leichenschauhauses konfrontiert werden.

»Chris war schon! Und er war noch nicht einmal 16!«

»Chris wurde nur von einem idiotischen Coroners Officer durch den Obduktionssaal geführt. Und er war nicht besonders glücklich darüber.«

»Bei mir wäre es völlig anders, weil ich darauf vorbereitet wäre. Und du würdest mir alles erklären, stimmt's?«

Nein.

»Und wenn ich mich an der medizinischen Hochschule bewerbe, überleg doch nur, wie das in meinem Lebenslauf wirken würde. Bestimmt hat kein anderer Bewerber schon einer Obduktion beigewohnt.«

Nein.

Sie kam aber doch eines Tages mit mir ins Leichenschauhaus. Nicht um ein Seldstmord- oder Mordopfer, sondern um ein paar plötzliche, natürliche Todesfälle zu sehen. Während wir uns über die Leichen beugten, schaute ich hoch zu Anna, die Brauen vor Konzentration zusammengezogen, als ich sie auf eine Gehirnblutung, eine völlig verstopfte Koronararterie und eine Schrumpfleber hinwies, die wie eine gefleckte Makrele aussah.

»Wenn du Medizin wählst, musst du nicht unbedingt Rechtsmedizinerin werden«, erinnerte ich sie auf dem Nachhauseweg. »Sprich mal mit deiner Mutter über Dermatologie.«

»Habe ich«, sagte sie. »Ich frage mich nur, ob ich nicht mehr zur Rechtsmedizin neige.«

Es war seltsam, an die nächste Generation der Shepherds zu denken, an ihr Erwachsenwerden und ihre künftige Berufswahl. Denn das bedeutete, dass die vorherige Generation alt wurde.

Ganz sicher wurde mir das bewusst, als ich an einem Sommertag 2001 auf der Beerdigung von Iain West war. Mit nur 57 Jahren war er an Lungenkrebs gestorben, verursacht durch Rauchen, wie ich ohne jeden Zweifel sagen kann – ein Laster, dem auch ich bis vor Kurzem verfallen war.

Wir wussten seit Monaten, dass es mit ihm zu Ende ging, aber als ich die Nachricht von seinem Tod erhielt, konnte ich es trotzdem kaum glauben. Es war gar nicht lange her, da hatte ich ihn im Geschworenengericht von Westminster gesehen. Er war als Sachverständiger dort aufgetreten: Nichts hatte den alten Kämpfer fernhalten können. Vielleicht hatte er gewusst, dass es das letzte Mal sein würde, dass er den Eid ablegte und einen Gerichtssaal in seinen Bann schlug. Unten, in den Büros, hatte ich gedacht, wie sehr er gealtert war und wie schlecht er aussah. Er stieg die Stufen zu dem eichengetäfelten Gerichtssaal sehr langsam hinauf – aber niemand wagte es, ihm Hilfe anzubieten. Und als er sich dann erhob, um als Zeuge auszusagen, ging eine Verwandlung mit ihm vor. Der alte Iain West war immer noch da. Hatte immer noch das Kommando. War präsent.

Nachdem er nun von uns gegangen war, fühlte ich deutlich, dass er nicht nur mein Lehrer und Mentor, mein Gegenspieler und Konkurrent, sondern auch mein Freund gewesen war. Die langen Besprechungen in seinem Büro und im Pub, die unerwarteten Liebenswürdigkeiten, die zwar vorhandene, aber uneingestandene Nähe zwischen Kollegen, die seit vielen Jahren eng zusammenarbeiteten – es war nicht nur eine auf der gemeinsamen Arbeit beruhende Freundschaft. Und nun war mein Freund einfach nicht mehr da, und ich hatte mich während seiner Krankheit und des erzwungenen Teilzeitruhestands nicht sonderlich bemüht, ihn zu besuchen und seine Gesellschaft zu genießen.

Als wäre das nicht schon traurig genug, gab es einen doppelten Schicksalsschlag, denn am selben Tag starb Jens Vater, der schätzenswerte Austin, auf der Isle of Man und hinterließ todtraurige Familienangehörige.

Nicht nur ein Memento mori, sondern zwei. Vielleicht denken Sie, weil Rechtsmediziner ständig den Tod vor Augen haben, dass wir nicht an die eigene Sterblichkeit erinnert werden müssen. Doch. Auch wir müssen durch den Tod uns Nahestehender motiviert werden, die Dinge zu tun, die wir in diesem Leben noch erledigen wollen. Für Jen und mich gehörte dazu, dass wir auf der Isle of Man leben wollten. Nun fragten wir uns, ob wir das nicht lieber früher als später tun sollten. Wir dachten auch, dass Jens Mutter Maggie uns vielleicht brauchte. Es war Zeit, sich klarzumachen, dass, wenn wir ernsthaft irgendwann auf dieser Insel leben wollten, wir das nicht bis in alle Ewigkeit aufschieben konnten.

In besagtem Jahr 2001 wurden auch die abschließenden Berichte über den *Marchioness*-Massenunfall veröffentlicht. Lordrichter Clarke leitete sowohl eine formelle Untersuchung des Unfalls als auch eine außergesetzliche Untersuchung des Falls (die in ihrem Ansatz flexibler und im Allgemeinen weniger »reißerisch« ist) bezüglich des Umgangs mit den Toten und deren Verwandten. Nach der formellen Ermittlung gab es immer noch mehr Empfehlungen für die Verbesserung der Sicherheits- und Lebensrettungssysteme auf der Themse. Und bei der außergesetzlichen Untersuchung bestätigte Lordrichter Clarke, dass die Angehörigen Opfer sowohl menschlichen Versagens als auch von Systemausfällen wurden. Dieser Bericht erkannte die Ungereimtheiten beim Management sowie beim Identifizierungsverfahren an: Er wies auf Verwirrungen zwischen Entscheidungsträgern hin, die sich im Urlaub befanden, und ihren Stellvertretern, zwischen den verschiedenen Rängen der Police Officers, zwischen Polizei, Coroner und den Spezialisten für Fingerabdrücke, zwischen Coroners Officers, den Mitarbeitern des Leichenschauhauses und den Bestattern.

Was mich betraf, so beendete die Untersuchung ein Kapitel meines Lebens. Zumindest waren die Rechtsmediziner freigesprochen von jeglicher Schuld. Elf Jahre nach dem Massenunfall war ich endlich von der Wut wegen der Identifizierungsprobleme, insbesondere wegen der fehlenden Hände befreit. Die wütenden Telefonanrufe und die Verachtung in der Presse, die mich so lange verfolgt hatten, endeten quasi über Nacht.

Das Hauptinteresse der außergesetzlichen Untersuchung bestand in den zahlreichen Empfehlungen für den Umgang mit Verwandten und für die Identifizierung von Opfern nach einem Massenunfall. Tatsächlich hatte ich mir auch schon selbst Gedanken dazu gemacht. In den 1990er-Jahren hatte ich mich gefragt, wie gut wir – Rechtsmediziner und Krisenteams im Allgemeinen – in London mit einer Massenkatastrophe umgehen können. Denn Katastrophen nahmen eine neue Gestalt an.

2001 waren unser öffentliches Verkehrssystem und die Städte sehr viel sicherer als in der Vergangenheit. Die größte Bedrohung war nun der Terrorismus. Die IRA-Bombenanschläge in den 1970er- bis in die 1990er-Jahre hinein waren noch in unser aller Bewusstsein. Und andere Städte mussten ebenfalls leiden. 1993 explodierte eine Bombe im World Trade Center in New York, tötete sechs Menschen und verletzte mehr als 100. 1995 verübten Mitglieder einer Sekte einen Sarin-Giftgasanschlag in der U-Bahn von Tokio.

Alison Thompson, Coroner für West-London, teilte meine Sorge bezüglich der Notfallplanung – beziehungsweise des Mangels an derselben – sowohl für Umweltkatastrophen als auch für andere Katastrophen. Ihr Zuständigkeitsbereich bezog das Fulham Leichenschauhaus mit ein, wo die Rechtsmediziner aus dem St George's arbeiteten, aber auch den Flughafen Heathrow, was viel wichtiger war. Es gab die Übereinkunft, dass im Fall einer Massenkatastrophe in London Leichen zu einem bestimmten Hangar am Flughafen gebracht werden sollten. Wir beschlossen hinzufahren und ihn uns anzusehen. Was wir vorfanden, war eher eine Art große Garage. Die Halle war gefüllt mit Schneepflügen für das Räumen der Landebahnen sowie mit Zusatzausrüstung.

Man hätte kaum einen noch weniger geeigneten Ort finden können. Abgesehen vom Platzmangel war die Halle schwer zugänglich, und es gab nur ein kleines Handwaschbecken. Wir schlugen der Polizei, den Rettungsdiensten, den örtlichen Behörden und den unterstützenden Wohltätigkeitsorganisationen vor, dass wir alle Pläne der Stadt für einen groß angelegten Notfall überprüfen würden. Es stellte sich heraus, dass wir nicht die Einzigen waren, die sich sorgten, wie die Hauptstadt mit einer solchen Situation umgehen würde, und alle waren bereit mitzuwirken.

Wir wussten, wie man einen Notfall definiert. Dr. David Paul, der pensionierte Coroner für Nord-London, hatte das einst ganz einfach mit den Worten ausgedrückt: »Meine Vorstellung von einem Notfall besteht darin, mindestens eine Leiche mehr zu haben, als das Leichenschauhaus bewältigen kann.«

Unsere Gruppe traf sich regelmäßig in der Heathrow Police Station, und als Erstes überlegten wir, was für Notsituationen überhaupt auftreten konnten. Oft saßen wir an einem Tisch, tranken Kaffee und diskutierten, wie wir bei einer Grippeepidemie reagieren sollten. Oder wenn ein großes Flugzeug mitten über der Stadt abstürzte. Oder bei einem Terroranschlag. Wir wussten jedoch, dass die Realität immer anders sein würde als unsere Vorstellungen, so seltsam und abstrus sie auch waren. Wir mussten also vom Speziellen zum Allgemeinen vorgehen und dementsprechend planen.

Und wir haben recht behalten. Chris wollte gerade von zu Hause ausziehen. Er hatte seine Taschen gepackt und wollte den Zug nach Norden nehmen, um Tiermedizin zu studieren, als er mich anrief.

»Anna und ich sehen es gerade im Fernsehen …«

»Was seht ihr?«

»Dad, hast du Rufbereitschaft für internationale Notfälle?«

Es war der 11. September 2001.

Ich schaltete den Fernseher ein und starrte auf das Filmmaterial vom American-Airline-Flug 11, der in den Nordturm des World Trade Center flog. Auf den ersten Blick sah das wie einer der schrecklichen Unfälle aus, über die wir in unserer Gruppe gesprochen hatten. Aber als kurz darauf der United-Airlines-Flug 175 in den Südturm flog, wurde mir bewusst, dass wir zwar über Terroranschläge und Flugzeugabstürze gesprochen hatten, es uns jedoch nie in den Sinn gekommen war, dass beides auf derart tödliche Weise miteinander kombiniert werden könnte.

Und dann, unglaublich, unmöglich, während die Welt zusah, stürzten die beiden Türme tatsächlich ein. Zuerst der Südturm. Dann der Nordturm. Nun schien es mir, dass die Terroristen die Katastrophe auf ein Niveau gebracht hatten, die alles überstieg, was wir uns auch nur hatten vorstellen können.

Ich war über diesen unfassbaren Anschlag genauso entsetzt und erstarrt wie der Rest der Welt. Dass ich in diesen Fall einbezogen werden könnte, kam mir nicht in den Sinn. Ich nahm an, dass meine Kollegen in Amerika die unglaubliche Arbeit leisten würden, sich um die Verletzten zu kümmern und die Toten zu finden und zu identifizieren: Was könnte ein Brite schon dazu beitragen? Aber kurz darauf rief mich Alison Thompson an.

Als Coroner von West-London würde Alison alle zurückgeführten Leichen britischer Staatsbürger in Heathrow in Empfang nehmen, und es sei ihre Aufgabe, eine Todesursache anzugeben. Jedem britischen Staatsbürger, der im Ausland stirbt, steht laut Gesetz in Großbritannien eine Untersuchung der Umstände zu: Das ist so seit 1982, als der Vater einer jungen britischen Krankenschwester, die in Saudi-Arabien unter merkwürdigen Umständen gestorben war, sich weigerte, die von offizieller Seite genannte Todesursache anzuerkennen. Die Gesetzesänderung hat über die Jahrzehnte immer wieder Nachhall gefunden.

Alison war sich außerdem sehr wohl bewusst, dass mehr als zehn Jahre zuvor, als ein Zivilflugzeug aufgrund eines terroristischen Anschlags über dem schottischen Lockerbie abstürzte, beim Umgang mit der Katastrophe eine Menge Fehler gemacht wurden, nicht zuletzt bei der Identifizierung einiger Leichen. Aber in dieser kritischen Situation hätten auch schon »ein paar« Fehler die Konsequenz, einer großen Zahl von Familien Kummer zu bereiten.

Alisons Sorge bezüglich der Organisation führte zur schnellen Bildung einer Sondereinheit bei Scotland Yard, die nicht nur aus Polizisten, Mitarbeitern der Notdienste und unserem vorhandenen Massenkatastrophen-Ausschuss bestand, sondern auch aus vielen weiteren hochrangigen Beamten.

Wir stellten uns folgende Fragen: Welche Unterstützung können wir New York anbieten? Wie holen wir unsere Toten zurück? Sollen wir die Obduktionen der britischen Todesopfer hier in Großbritannien durchführen? Würden die Familien eine invasive Untersuchung der Leichen ihrer Angehörigen akzeptabel finden? Oder sollten wir sämtliche Obduktionen und Identifizierungen dem Büro des Chief Medical Examiner (OCME) in New York überlassen? Falls wir die Leichen nach Großbritannien überführten, könnten sie dann an ihren jeweiligen Heimatort gebracht werden, wo der dortige Coroner die Untersuchung einleitete und schließlich sein Urteil fällte? Die Untersuchungen könnten sich über Monate oder sogar Jahre hinziehen, und bestimmt gäbe es jede Menge widersprüchlicher Urteile, die von Unfalltod über Mord bis widerrechtliche Tötung reichen würden.

Wir einigten uns darauf, erst einmal abzuwarten, was das OCME in New York tun würde. Dann konnten wir immer noch eine offizielle Reaktion Großbritanniens formulieren und unsere Hilfe anbieten.

Wir berichteten unmittelbar an den Premierminister, Tony Blair, beim Notfallausschuss des britischen Parlaments (COBRA), benannt nach dem Tagungsort: Cabinet Office Briefing Room A. Es wurde entschieden, dass wir Meinungen aus erster Hand brauchten, und so wurde schließlich bestimmt, dass ich am 20. September – an meinem 49. Geburtstag – nach New York fliegen würde, um zu sehen, wie die Amerikaner im OCME die Situation bewältigten. Ich rief meine dortige Kollegin, Yvonne Milewski, an und vereinbarte ein Treffen direkt nach meiner Ankunft. Sie klang müde und ausgelaugt. Aber trotzdem herzlich.

Ich landete in einem sogar für mitten in der Nacht ausnehmend stillen New York. Die Stadt war wie im Schockzustand. Neun Tage nach dem Einsturz der Türme hingen immer noch der Staub und Geruch der Ereignisse in der Luft. Und obwohl Straßen gesperrt und Tunnel geschlossen waren, hupte niemand, wenn der Verkehr zum Stehen kam. Ich sagte dem Taxifahrer, wo ich wohnen würde, und er antwortete, dass es mindestens vier Hotels mit diesem Namen gäbe. Also fuhren wir durch stille Straßen und suchten nach dem richtigen. Schließlich fanden wir es, weil die Lobby voller britischer Police Officers war, von denen ich einige kannte. Sie begrüßten mich herzlich und fragten mich, ob ich einen Drink haben wollte, aber ich lehnte ab. Ich war mit Yvonne im OCME-Leichenschauhaus verabredet und fuhr sofort mit dem Taxi dorthin.

Morgens um 2:30 Uhr traf ich dort ein, und mich erwartete ein unvergesslicher Anblick. Das Gebäude selbst war ein hässlicher Betonklotz aus den 1960er-Jahren, aber das war es nicht, was meine Aufmerksamkeit auf sich zog. Die umgebenden Straßen und Parkplätze waren abgeschottet und wurden bewacht, denn hier wurden rund um die Uhr Leichen angeliefert. Nachdem ich die Security passiert hatte, befand ich mich auf einem improvisierten, mit Flutlicht erhellten Platz voller Zeltcafés mit Helfern, die bei einem Kaffee und Donuts Pause machten. Dahinter standen riesige Kühlanhänger, mindestens 30, ordentlich aufgereiht auf den angrenzenden Zeltstellplätzen. Blumen schmückten die Eingänge, amerikanische Flaggen standen traurig Wache.

Ich schniefte. Dieser Geruch. Die Anhänger waren zweifellos voller menschlicher Körperteile.

Sogar zu dieser nächtlichen Stunde kamen immer mal Leichenwagen mit einem Leichensack an Bord. Die Suchtrupps am Ground Zero arbeiteten rund um die Uhr und die Rechtsmediziner ebenfalls: Yvonne hatte sich für die Nachtschicht gemeldet. Und die Tagschicht. Sie schlief einfach, wenn sich eine Möglichkeit ergab.

Um mit dieser verstörenden Umgebung klarzukommen, muss man psychisch belastbar sein. Viele Menschen stellten fest, dass sie das nicht waren, und das psychische Trauma der Rettungstrupps und Mitarbeiter in den Leichenschauhäusern war enorm. Manche kamen klar, andere wurden nach Hause geschickt, sahen aus, als hätten sie eine Kriegsneurose.

Die Schichtstruktur bedeutete, dass es keine Verzögerung zwischen Beginn der formalen Untersuchung und dem Identifizierungsprozess gab. Man wusste, dass in einigen Leichensäcken Mitglieder der Polizei oder Feuerwehr lagen, die in dem Grauen ihr Leben riskiert und verloren hatten. Für diese Dienstmitglieder wurden Nationalflaggen in einer Reihe aufgestellt, sozusagen als militärischer Gruß und Ehrenbezeugung, wenn sie ins OCME gebracht wurden.

Drinnen waren die meisten Leichen vollständig oder nahezu vollständig erhalten. Kleinere Körperteile wurden mitunter in kleine Kisten gepackt.

Die Grundregel bei solchen Einsätzen lautet: Wenn ein Helfer zum Beispiel einen einzelnen Finger findet, muss er diesen, auch wenn klar zu sein scheint, zu welcher Person er gehört, einzeln katalogisieren und ihm eine separate Nummer zuordnen. Aufgrund der gewaltigen Kräfte durch den Aufprall und den Einsturz, waren die Leichen oft derart zerstückelt, dass man die Teile nicht einfach nach Aussehen, Fundort oder Kleidung zusammenlegen konnte. Schon zu einem frühen Zeitpunkt war klar, dass die meisten Identifikationen mittels der DNA erfolgen mussten. Später, sehr viel später, würden, darauf basierend, Gliedmaßen, Körperteile, Gewebestücke zusammenkommen, um wieder eine Art Körper zu bilden oder das, was davon übrig war. Wie bei allen Massenkatastrophen war die Identifizierung aller Opfer eine riesige administrative sowie wissenschaftliche Operation. Nur dass bei dieser Katastrophe die Aufgabe in jeder Hinsicht größer, schlimmer und härter war als alles Bisherige.

Wenn Leichen ankamen, wurden sie in den Hauptaufnahmeraum gebracht, wo vorläufige Untersuchungen durchgeführt wurden. Dann kamen sie direkt in die Untersuchungszimmer. Jedem Zimmer war ein vollständiges Team zugeteilt, bestehend aus Polizei, Rechtsmedizinern, Fotografen, Radiologen und Assistenten. Obduktionen wurden auf die übliche Weise durchgeführt, am ganzen Körper oder an Körperteilen. Ausführliche Details wurden dokumentiert und die Ergebnisse mit den Kleidungsresten, den persönlichen Gegenständen – Schmuck, Kreditkarten und so weiter – sowie mit sämtlichen anderen Merkmalen und Details damit verknüpft, wo genau die Leiche gefunden worden war. Sorgfältig nummeriert wurde der Körper oder das Körperteil dann an den für ihn bestimmten Platz in einem nummerierten Regal zu einem nummerierten Anhänger gebracht.

Die Leichen wurden mit dem größten Respekt behandelt, und die Anhänger sauber und sorgsam geordnet gehalten. Die Flagge der Vereinigten Staaten drückte die Ehrerbietung des Staates aus, und mit den Blumen in den Vasen drückten die Bürger ihre Reverenz aus. Die Kühlanhänger lösen das Kernproblem einer jeden solchen Katastrophe: das Unterbringen der Leichen, bis sie identifiziert werden können. Danach können sie ihren Familien übergeben werden. Mir war klar, dass die Amerikaner eine großartige Arbeit leisteten, sich systematisch und voller Ehrerbietung um alles kümmerten.

Ich versuchte, so zurückhaltend wie möglich zu sein, da alle vor Ort hart arbeiteten. Das Gleiche galt für den nächsten Tag, als ich wieder kam, um mich mit Charles Hirsch, dem obersten Gerichtsmediziner, persönlich zu treffen. Er war ein kleiner, schlanker, eindeutig gestresster Mann Mitte sechzig, der diesen Großeinsatz mit einer Naht quer über dem Kopf und ein paar gebrochenen Rippen leitete. Er war unter den ersten Rettungshelfern gewesen, die am World Trade Center eintrafen, kurz bevor der Erste der beiden Türme einstürzte. Wie hatte er mit vergleichsweise geringfügigen Verletzungen davonkommen können, während die Kollegen, die neben ihm gestanden hatten, von Schutt begraben wurden und jetzt auf der Intensivstation lagen?

Die Anhänger füllten sich schnell. Schließlich wurde von 2753 Opfern gesprochen, insgesamt 20 000 gefundenen Körperteilen oder Fragmenten. Viele Körper waren pulverisiert, entweder durch die Explosion beim Aufprall des Flugzeugs oder durch den Einsturz der Gebäude. Es wäre sehr viel einfacher gewesen, alle zusammen in ein Massengrab zu legen, aber natürlich hätten die Angehörigen der Opfer den Gedanken nicht ertragen, dass ihre Verstorbenen mit den Flugzeugentführern zusammen beerdigt wurden.

Schon bald waren die Trümmer des World Trade Center zu einer alten Deponie auf Staten Island in der Hudson Bay Estuary transportiert worden, die seltsamerweise den Namen Fresh Kills trug. Jedes winzige Stück war durchgesehen worden, nicht nur ein-, sondern zweimal, von einem Team von Fachleuten, zu denen auch Anthropologen und Ärzte gehörten, unter der Leitung von Polizei und FBI. Danach begann die Erforschung der DNA von fast 3000 Menschen. Jedes winzige Stück menschlichen Gewebes, jeder persönliche Gegenstand musste identifiziert werden.

Dieses Programm lief etliche Jahre: Noch 2013 wurden Identifizierungen durchgeführt. Im Jahr 2015 waren schließlich 1637 Opfer identifiziert, was etwa 60 Prozent derer entspricht, die vermutlich bei dem Anschlag ums Leben kamen: Die Übrigen waren zu Staub geworden, wie es alle Körper irgendwann tun. Nun gibt es Pläne, Fresh Kills in einen der größten städtischen Parks zu verwandeln.

Eine befreundete Anthropologin, die den Schutt durchkämmte, wurde wie viele andere, die in die Katastrophe involviert waren, traumatisiert. Nachdem sie monatelang die Trümmer nach menschlichem Gewebe und Knochen durchsucht hatte, bekam sie plötzlich Flugangst. Bevor sie nach Großbritannien zurückkehrte und ins Flugzeug stieg, schrieb sie sich auf sämtliche Körperteile, auf jedes einzelne Körperglied, ihren Namen – für den Fall, dass die Maschine abstürzte und sie zerstückelt werden würde. Es dauerte viele Jahre, bis sie wieder arbeiten konnte.

Gegen Ende meiner kurzen Reise wurde ich zu einem unscheinbaren Gebäude in Manhattan gefahren, das zu den Büros des britischen Konsulats in New York gehörte. Mich erwartete eine Gruppe vom Außenministerium Großbritanniens. Zu dem Zeitpunkt wussten wir, dass viele Briten unter den Opfern waren, kannten die genaue Zahl aber noch nicht.

»Also«, wollte einer der britischen Beamten von mir wissen, »wie schaffen wir die britischen Todesopfer nun nach Hause?«

Ich fragte mich, wie sie sich die Rückführung vorstellten. Dann sagte einer von ihnen, ein Politiker, man könne in einem langsamen Konvoi eine Reihe von Särgen, jeder mit der britischen Flagge drapiert, vom Flughafen nach London bringen lassen.

Ich schüttelte den Kopf. Ich war fast zwei Tage auf den Beinen, müde und erschüttert. Das klang wie eine politisch motivierte Aktion, um die Katastrophe in Szene zu setzen und von der Regierung ausschlachten zu lassen. Ich spürte, wie sich etwas Gefährliches in mir regte, das sich, wenn ich es nicht zurückzuhalten vermocht hätte, in glühende Wut verwandelt hätte. Dabei bin ich nie verärgert, geschweige denn wütend. Aber nun konnte ich es nicht gänzlich zurückhalten.

»Särge? Sagten Sie Särge? Die meisten dieser Menschen wurden pulverisiert, begreifen Sie das nicht? Statt in Särgen werden Sie vermutlich in Streichholzschachteln zurückgeschickt!«

Sie gifteten mich an. Damit war das Gespräch beendet. Man dankte mir, und ich wurde verabschiedet.

Mein Bericht lobte den Umgang der Amerikaner mit der Katastrophe, regte an, dass wir deren Unterlagen verwenden könnten, statt selber welche zu erstellen. Als Folge davon wickelte lediglich ein Coroners Court in Großbritannien, unter der Führung eines sehr erfahrenen und mitfühlenden Coroners, die Todesfälle ab, obwohl insgesamt 67 Briten durch den Terroranschlag ihr Leben verloren hatten. Nur ein amerikanischer Police Officer flog zu uns, um auszusagen. Es war in allen Fällen widerrechtliche Tötung.

***

Vier Jahre später wurde London selbst von Terroranschlägen durch Islamisten heimgesucht. Am 7. Juli 2005 wurden 52 Menschen getötet und mehr als 700 verletzt, als vier Bomben explodierten, drei in der Londoner U-Bahn, eine in einem Bus. Nur wenige Tage zuvor war der Großkatastrophenplan, den Coroner Alison Thompson und ich in den 1990er-Jahren angeregt hatten, unterschrieben worden.

Zu jenem Zeitpunkt war ich nicht in London, aber als es einen Aufruf mit der Bitte um Unterstützung gab, flog ich sofort zurück und machte mich in dem provisorischen Leichenschauhaus an die Arbeit, einem Zelt, das in weniger als 48 Stunden auf dem Sportplatz der Honorary Artillery Company in der City errichtet worden war. Sämtliche Leichen wurden hergebracht und dieses Provisorium, genau genommen der ganze Plan, erwiesen sich als hervorragend funktionierend. Ich führte meine Arbeit in großer Trauer aus. Irgendwie hatte ich wohl tief in meinem Inneren die irrationale Illusion gehegt, wenn wir Vorkehrungen träfen, würden wir unseren Plan nie in die Tat umsetzen müssen. Was für ein Wunschdenken!

Die verantwortlichen Coroner bedauerten möglicherweise nur eine Sache. Die Angehörigen der *Marchioness*-Opfer hatten damals heftig kritisiert, dass an den Verstorbenen vollständige Obduktionen durchgeführt wurden, da die Todesursache doch ohnehin feststand. Als Folge davon wurden wir nach den Bombenanschlägen 2005 angewiesen, keine vollständigen Obduktionen vorzunehmen. Unsere Arbeit bestand ausschließlich in der Identifizierung. Wenn wir die Leichen öffneten, dann nur, um zum Beispiel zu sehen, ob Gallenblase oder Blinddarm entfernt waren und dies Anhaltspunkte für die Identifizierung gab.

Erstaunlich war, dass nach dem Anschlag die Rettungsdienste beschuldigt wurden, die Verletzten nicht schnell genug geborgen zu haben. Rettungsmannschaften begeben sich nicht an Orte, an denen sie verletzt werden könnten. Da die Gefahr weiterer Bombenexplosionen bestand, war ihnen befohlen worden zu warten, bevor sie sich an die Explosionsstellen begaben. Es folgten Anschuldigungen, dass diese Verzögerung für den Tod vieler Menschen verantwortlich gewesen sei. Man munkelte, dass Anwälte im Auftrag der Hinterbliebenen Entschädigung von den Rettungsdiensten einklagen wollten. Da wir Rechtsmediziner keine vollständigen Obduktionen durchgeführt hatten, taten wir uns schwer, die Fragen der Familien und des Coroners zu beantworten, um diese Forderungen zu stützen.

Ich habe viel daraus gelernt. Jahre später war ich der verantwortliche Rechtsmediziner, als der Taxifahrer Derrick Bird in Cumbria Amok lief. Mich erinnerte das stark an Michael Ryans Massaker in Hungerford mehr als 20 Jahre zuvor. Einige drängten mich, keine vollständigen Obduktionen durchzuführen, da die Todesursache feststand. Mit den Ereignissen vom 7. Juli im Hinterkopf gab ich ihnen nicht nach. Bei allen Opfern wurde zuerst ein MRT durchgeführt, um die exakte Position jeder Kugel zu bestimmen, und jede Leiche wurde vollständig obduziert. Es gab nicht einmal eine Kritik an der Reaktionszeit der Rettungsdienste.

31

Meine zweite Konfrontation mit dem Werk von Osama bin Laden erfolgte ein Jahr nach 11. September 2001 auf Bali. Zwei von islamistischen Extremisten gezündete Bomben explodierten in bevölkerten Touristengebieten dieser wunderschönen indonesischen Insel und töteten mehr als 200 Menschen, von denen die meisten Urlauber aus dem Westen und unter 30 waren.

Erneut fand ich mich innerhalb weniger Stunden in einem Flugzeug wieder. Ich saß neben ein paar ziemlich kräftigen Männern und dachte, dass sie vielleicht zu einer Sondereinheit gehörten. Wir wechselten kein Wort während des gesamten Flugs, aber ich nahm an, dass wir alle aus demselben Grund Richtung Osten flogen. Mich hielten sie vermutlich für einen Touristen oder Reporter. Aber als niemand am Denpasar Airport war, um mich abzuholen, bemerkten sie das und sprachen mich am Gepäckband zum ersten Mal an.

»Wollen Sie mitfahren, Doc?«

»Woher wussten Sie, wer ich bin?«

»Als wir Sie sahen, dachten wir sofort, dass Sie der Rechtmediziner sein müssen.«

»Wieso?«

»Schon allein deshalb, weil Sie bei dem Film nie gelacht haben.«

So stellen sich alle Rechtsmediziner vor. Trübselige, vom Tod besessene, mürrisch dreinblickende Schlachter. Aber ich war dankbar, dass sie mich mitnahmen. Die erste Person, auf die ich im Hotel traf, war Alison Thompson, die sich zufällig in Hongkong aufgehalten hatte und sofort hergeflogen war, da sie wusste, dass die britischen Todesopfer in ihren Zuständigkeitsbereich fielen, sobald sie in Heathrow eintrafen. Wir begrüßten uns herzlich, und obwohl es auf Bali noch sehr früh am Morgen war, beschlossen wir, sofort zum Krankenhaus zu fahren, wohin die Leichen gebracht worden waren.

Bevor ich London verließ, war mir gesagt worden, dass ich lediglich als britischer Beobachter vor Ort sein sollte. Aber als ich das Leichenschauhaus betrat, erkannten mich die anderen Rechtsmediziner (größtenteils Australier, aber auch Holländer und Deutsche) von internationalen Kongressen, an denen wir zusammen teilgenommen hatten, und reichten mir sofort Kittel, Schürze, ein Paar Gummihandschuhe und ein Skalpell und sagten: »Auf geht's, Dick.«

Die Mitarbeiter der britischen Botschaft hatten hervorragende Arbeit geleistet, die britischen Opfer zu ermitteln. Nicht nur das, sie hatten es sogar geschafft, den Generator einer der wenigen gekühlten Container auf dem ganzen Gelände – wenn nicht der ganzen Insel – am Laufen zu halten. Wie bei allen Katastrophen arbeiteten die Rechtsmediziner in einer Art Fließbandsystem und obduzierten die Leichen unabhängig von ihrer Nationalität.

Das Problem war der Aufbewahrungsort für die Leichen in diesem heißen Klima. Ich werde nie den Anblick oder Geruch der Leichen vergessen, die man in den Schatten gelegt und mit Eiswürfelbeuteln aus dem Supermarkt bedeckt hatte. Wie sehr wünschte ich, ich könnte einen ganzen Lkw voller Eiswürfel finden und sie einfach über die Körper schütten! Die Leichen veränderten sich schnell, und nicht zum Besseren. Viele von ihnen waren bereits zerstückelt und die Identifizierung die übliche Herausforderung, allerdings erschwert durch ungeübte Rettungsteams, die einfach alles, was sie einem Bereich fanden, in einen Leichensack warfen. Es war schon eine Erleichterung, wenn an einer abgetrennten Hand ein Ehering mit Namensgravur steckte. Solche Details halfen uns beim Zusammenfügen dieser schrecklichen Puzzles.

Die meisten Opfer, die von dieser wunderschönen Insel angezogen worden waren, erwiesen sich als jung und attraktiv. Sie hatten sich in der Bar oder dem Nachtklub amüsiert, wo die Bomben nacheinander explodiert waren. Man nahm an, dass sie von einer extremistischen Gruppe gezündet wurden, die von Al Kaida finanziert wurde.

Schließlich wurde bestätigt, dass unter den 202 Todesopfern 28 Briten waren und 200 Menschen verletzt wurden. Es war eine schwere, auszehrende und traumatisierende Zeit. Ich habe später in London und Perth, West-Australien, die Gedenkstätten dieser Gräueltaten besucht, allerdings ist keine solche Stätte nötig, um mich an die faulenden Körper, das Eis, den Gestank, den tropfenden Wasseranschluss im Leichenschauhaus und das alles überlagernde Gefühl der Sinnlosigkeit von Terrorismus zu erinnern. Ich bin nicht sicher, ob es mich je wirklich losgelassen hat.

***

Wieder zu Hause fühlte sich mein Arbeitsleben unsicher an. Die Welt der Rechtsmedizin veränderte sich zusehends, und wir wurden nun von neuen Unsicherheiten bedroht, mit denen der große Simpson nie konfrontiert worden war. Die medizinischen Hochschulen hatten uns stets dafür bezahlt, Vorlesungen über unser Fachgebiet zu halten, aber sie beschlossen – fast alle, eine nach der anderen –, das Unterrichten von Forensischer Medizin nicht weiter zu finanzieren. Der Hauptgrund war der Mangel an forensischer Forschung und an Veröffentlichungen in renommierten wissenschaftlichen Fachzeitschriften. Aber wir waren zu sehr beschäftigt mit Obduktionen und Gerichtsverhandlungen, um diesen neuen Richtwert einer »guten« Universität zu erfüllen. Das Zeitalter der intellektuellen Bewertung anhand von Forschungsleistungen hatte begonnen. Und wir Rechtsmediziner wurden für unzureichend befunden.

Nacheinander schlossen medizinische Hochschulen mit langer Tradition in der Forensischen Medizin ihre Fachbereiche, und nicht lange nach Iain Wests Tod war sein »Königreich« am Guy's verschwunden. St George's hielt sich ein wenig länger, aber der Vollstreckungsbefehl für meine neue Abteilung war bereits unterschrieben.

Wir waren im Grunde privatisiert worden. Statt wie bisher forensische Dienstleistungen gratis anzubieten und unser Gehalt von den Universitäten zu erhalten, an denen wir unterrichteten, schickten wir nun Rechnungen an die Polizei, den Coroner oder Strafverteidiger.

Ich wusste, dass es ohne Gehalt schwierig werden würde, ein paar der notwendigen, aber unbezahlten Arbeiten fortzusetzen. Ich rede von Öffentlichkeitsarbeit, wie das Unterrichten von Polizei und so weiter in Bezug auf sichere Fesselungsmethoden. Und von meiner Teilnahme an der Katastrophenplanung. Alle anderen in dieser Gruppe wurden von der Polizei oder einer anderen Organisation bezahlt: Ich hatte nicht mehr die Universität hinter mir.

Nicht nur das regelmäßige Einkommen war weg, auch die Vorlesungen und die Studenten, abgesehen von ein paar wenigen Fachzentren außerhalb

Londons. Ich hatte stets vor vollen Sälen unterrichtet und wusste, wie sehr sich Studenten für die Forensische Medizin interessierten. Zudem war ich der Meinung, dass wenigstens die Grundlagen dieses Bereichs ein wichtiger Teil ihrer Ausbildung sein sollten. Jeder Arzt, egal welcher Fachrichtung, sollte in der Lage sein, die Anzeichen verdächtiger Umstände zu erkennen, um zu wissen, wann er einen Experten oder die Polizei hinzuziehen sollte. Aber es gab zu viel »echte« Medizin, die um zu wenig Platz in den Stundenplänen der Studenten wetteiferte, sodass die Forensische Medizin in Postgraduierten-Kurse an wenige Universitäten verbannt wurde.

Ich gründete eine Gruppe namens Forensic Pathology Services, weithin bekannt als FPS, über die Rechtsmediziner in London und den Südosten von Großbritannien in unserer neuen privatisierten Welt arbeiten würden. Und plötzlich, während ich bis zum Hals in der Planung und Organisation steckte, merkte ich, dass ich möglicherweise nicht dazugehören wollte.

Schweren Herzens lieferte ich Anna in jenem Herbst an ihrer Universität ab: Sie hatte sich am Ende entschieden, Medizin zu studieren. Nun waren beide Kinder fort, im Norden des Landes. Natürlich brauchten sie uns weiterhin, aber auf andere Weise. Unser Haus wirkte groß, leer und ruhig. Verbrachten wir deshalb immer mehr Zeit auf der Isle of Man? Von dort war es näher zu den Kindern als aus London. Lag es daran, dass meine Lehrtätigkeit am St George's heruntergefahren wurde und es nicht mehr viel gab, was uns dort hielt? Lag es daran, dass wir unser Cottage auf der Insel so liebten und wir Jens verwitwete Mutter unterstützen wollten – obwohl Maggie nicht zuließ, dass ihre Witwenschaft ihr gesellschaftliches Leben beeinträchtigte – und wir nun selbst Teil ihres Trubels wurden?

Oder ... begann mich meine Arbeit in London zu ermüden? So sehr zu ermüden, dass mich nicht einmal mehr das Fliegen an den Freitagnachmittagen aufbauen konnte? Jeder Gerichtsauftritt schien in einen vernichtenden Streit auszuarten, und manchmal war ich einfach psychisch nicht in der Lage, das alles wegstecken zu können. Ich eilte nicht mehr leichten Schritts zum Tatort, wenn mich die Polizei herbeirief. Ich hatte die Hoffnung aufgegeben, dass sie mich je wegen meiner Meinung zu einem Fall befragen würde. Und wenn ich in die Zukunft schaute, dann sah ich Rechtsmediziner, die sich an Ausschreibungen beteiligten, um jede Leiche kämpften, sich gegenseitig im Preis unterboten. Die Forensische Medizin war eine Dienstleistung, aber nicht länger die intellektuell exakte Welt, in die ich eingetreten war, mit ihrer Ausrichtung auf Austausch, Forschung und gesellschaftlichen Wandel.

Jen war ebenfalls von ihrer Arbeit desillusioniert. Trotz ihrer bewundernswerten Leistung, so spät im Leben noch Ärztin geworden zu sein, stellte sie fest, dass sie keinen Spaß daran hatte, als praktische Ärztin zu praktizieren. Sie war immer schon daran interessiert gewesen, dass wir auf die Isle of Man zogen, und glaubte, dass sie dort als Hautärztin praktizieren könne, an einem Ort, den sie mochte.

Was trieb uns sonst noch dorthin? Das wir uns über unseren eigenen Alterungsprozess im Klaren waren? Eine Sehnsucht nach dem Lebensstil, den Maggie und Austin genossen hatten? Die Hoffnung, dass sich plötzlich die liebevolle Kommunikation zwischen uns wieder einstellen würde, wenn wir mehr Zeit in der Abgeschiedenheit dieser Insel miteinander verbrachten?

Vielleicht litt ich – und möglicherweise auch Jen – unter dem, was die Menschen gemeinhin als Midlife-Crisis bezeichnen, das kein Rechtsmediziner je im menschlichen Körper hatte lokalisieren können, nicht einmal unter dem Mikroskop. Aber als ich gebeten wurde, die zwölfte Ausgabe von *Simpson's Forensic Medicine* zu verfassen (dessen dritte Ausgabe mich zu diesem Beruf gebracht hatte), empfand ich das als große Ehre. Und als Ausrede. Ich brachte also die neuen Forensic Pathology Services auf die Welt, blieb jedoch nicht dabei. Stattdessen verließen Jen und ich London endgültig. Wir gaben die akkurat geschnittenen Hecken und den ordentlich gemähten Rasen von Surrey auf für ein windumtostes Cottage auf einer Insel irgendwo oberhalb von Liverpool. Meine Kollegen waren alle davon überzeugt, dass ich den Verstand verloren hatte.

Glücklich stürzte ich mich in das Renovieren des Cottages. Wir machten kilometerlange Spaziergänge durch wilde, windige Moorlandschaften unter dem weiten Himmel, der manchmal so klar war, dass wird über das Wasser bis zu den Bergen von Mourne schauen konnten. Wir saßen vor dem Kamin, während draußen der Sturm toste. Oder wir schauten einfach nur über das Land bis zum Meer, wie es aus seinen Tiefen schwere Stürme hervorbrachte. Ich führte keine einzige Obduktion durch.

Und wir führten ein gesellschaftliches Leben. Für so etwas waren wir immer zu beschäftigt gewesen, aber nun hatten wir Freunde. Es spielte keine große Rolle, dass wir sehr viel jünger waren als die meisten von ihnen. Wir fügten uns einfach in diese Gesellschaft ein, die Maggie für uns vorbereitet hatte. Was machte es da schon, dass sie langsam alt wurde? Sie war immer noch auf jeder Party, eine Frau mit Haute-Couture-Kleidern, die aus jedem Kleiderschrank in nahezu jedem Schlafzimmer ihres Hauses quollen. Irgendetwas Köstliches köchelte auf dem Herd, ein Gin Tonic stets griffbereit und immer umgeben von einem Kreis bewundernder Freunde. Es fühlte sich gut an, unter ihnen zu sein, dazuzugehören. Und die Kinder besuchten uns oft.

***

Für mich mag es zwar keine Obduktionen gegeben haben, aber jede Menge interessante Arbeit. Ich schrieb an meinem Fachbuch über Forensische Medizin. Ich flog selbst aufs Festland, um an Tagungen der British Association of Forensic Medicine teilzunehmen, die immer noch an den Verträgen des Innenministeriums und vielen anderen Details bezüglich der nun privatisierten Landschaft feilte. Ich wurde bei komplexen Fällen um meine Meinung gebeten und gehörte verschiedenen Arbeitsgruppen des Ministeriums an, beriet und förderte menschlichere Fesselungsmethoden.

Natürlich behielt ich alle interessanten Entwicklungen in meinem Bereich im Auge. Ich hatte erfahren, dass die Polizei die Ermittlungen im Fall der ermordeten Rachel Nickells wieder aufgenommen hatte: Sie begannen endlich zu akzeptieren, dass jemand anderer als Colin Stagg sie getötet haben könnte. Es dauerte weitere sechs Jahre in der Entwicklung der DNA-Analyse, um Robert Napper des Mordes an ihr zu überführen, jenen Mann, der Samantha Bisset so grausam getötet hatte und bereits lebenslänglich in Broadmoor einsaß. Ich erinnerte mich daran, wie ich die zweite Obduktion an Samantha Bissets verstümmeltem Körper durchgeführt und zu dem Officer gesagt hatte, wie sehr mich das an die Ermordung Rachel Nickells erinnerte. Jetzt wünschte ich jedoch, ich hätte es nicht nur nebenbei erwähnt, sondern mit Nachdruck darauf hingewiesen.

Auch im Fall von Sally Clark gab es eine entscheidende Entwicklung, jene Mutter, die für den Mord an ihren zwei kleinen Söhnen verurteilt worden war. Anscheinend wollte sie Berufung einlegen. Sie war seit mittlerweile zwei Jahren im Gefängnis, aber die Berufung würde sich auf neue Beweise stützen. Neue Beweise aus der Pathologie.

Die Ergebnisse der Blut- und Gewebeproben ihres zweiten Kindes waren herausgegeben worden. Der Rechtsmediziner hatte die Ergebnisse bislang nicht offengelegt. Nach Ansicht einiger Experten, aber nicht aller, könnte das zweite Kind an einer natürlichen Todesursache gestorben sein – einer bakteriellen (Staphylokokken-)Infektion.

Das Berufungsgericht musste nun entscheiden, ob die Geschworenen zum Zeitpunkt der ersten Verhandlung im Besitz dieser Information gewesen waren, denn diese hätte möglicherweise ihre Entscheidung beeinflusst. Die drei Richter ordneten ein Wiederaufnahmeverfahren an.

2003 wurde Sally Clark, zu dem Zeitpunkt eine kaputte Alkoholikerin, aus dem Gefängnis entlassen. Sie starb vier Jahre später.

Sir Roy Meadow, der Mann, der die außergewöhnliche Statistik erstellt hatte, dass die Wahrscheinlichkeit bei 1 zu 73 Millionen lag, dass zwei Kinder in derselben Familie eines natürlichen Todes starben, wurde öffentlich diskreditiert. Viele andere Mütter, gegen die er ausgesagt hatte und die im Gefängnis einsaßen, schafften es nun, in Berufung zu gehen. Seine Rechnung wurde von Statistikern überprüft, und er wurde aus dem General Medical Council ausgeschlossen. Sehr viel später klagte er erfolgreich gegen den Ausschluss, aber zu dem Zeitpunkt war er schon über 70. Eine einzige schlechte Rechnung aus dem Handgelenk heraus vor Gericht unter dem Druck eines Kreuzverhörs bedeutete das traurige Ende einer bis dahin sehr angesehenen Karriere.

Der Rechtsmediziner, der die Proben beider Kinder untersucht hatte, änderte die Todesursache bei einem der beiden und hatte offenbar Testergebnisse zurückgehalten. Er wurde vom General Medical Council des schweren Fehlverhaltens für schuldig befunden und durfte 18 Monate lang keine Obduktionen für das Innenministerium durchführen.

David Southall war eher ein Kommentator statt einem direkt Beteiligten im Fall der Clark-Brüder gewesen, aber Sally Clarks Freilassung beschleunigte die unvermeidliche Gegenreaktion auf seine Ansichten und gegen die wachsende Kinderschutzbewegung. Er mag unser Verständnis von der medizinischen und moralischen Komplexität der Kindersterblichkeit im Allgemeinen gefördert haben, aber wütende Eltern, die unter Verdacht standen, und andere, die mit ihnen sympathisierten, bildeten Interessenverbände. (Sympathisieren wir nicht alle mit jenen, die behaupten, zu Unrecht beschuldigt zu werden?)

Diese Gruppen beschwerten sich beim General Medical Council (GMC) über Professor Southall. Das GMC brachte deren Proteste vor den für Beschwerden gegen Ärzte zuständigen Medical Practitioners' Tribunal Service. Er wurde als nicht zum Praktizieren befähigt eingestuft und ausgeschlossen. Es kostete ihn mehrere Jahre und eine Entscheidung beim Berufungsgericht, um dieses Urteil wieder aufzuheben. Über seine Verurteilung durch das GMC wurde ausführlich berichtet: über seine nachfolgende vollständige Entlastung wurde praktisch kein Wort verloren.

Der Fall von Sally Clark führt vielleicht die Hitliste der Geschichte unserer Beziehung zum plötzlichen Kindstod an. Wie die Mode wechselnde Denkrichtungen sollten in der Welt der wissenschaftlichen Wahrheit keinen Platz haben, es ist aber leider so. Zehn Jahre zuvor hätte man sie lediglich als tragische Figur gesehen, weil sie zwei Kinder verloren hatte. Zu der Zeit, als ihr erster Sohn starb, nahmen die Zahlen des plötzlichen Kindstodes ab, aber es war immer noch eine häufig genannte Todesursache. Als ihr zweiter Sohn starb, hatte sich das Denken weiterentwickelt, und jeder Rechtsmediziner im Land hätte die Todesumstände stärker berücksichtigt. Die tatsächliche Todesursache war, dass das Kind geschüttelt worden war, und das spiegelt die Aktualität des Schütteltraumas zu jener Zeit wider. Insgesamt offenbarte dieser Fall unser neues tiefes Misstrauen gegenüber Müttern, deren Kind plötzlich verstarb. Ihre erfolgreiche Berufung steht möglicherweise für eine öffentliche Neubesinnung dieses Maßes an Misstrauen.

Obwohl der in den Fall einbezogene Rechtsmediziner sicher Fehler beim Dokumentieren und der Schlussfolgerung machte, war die medizinische Beweislage extrem komplex und kontrovers, und eine große Zahl von Experten wurde aufgefahren, die einander zu nahezu jedem Aspekt des Todes der beiden Kinder widersprachen. Die Wahrheit in dem Fall Clark, wie in so vielen anderen Fällen auch, erwies sich als nichts Festes, sondern als unvorhersehbar fließend. Die Gerichte wollten Ehrlichkeit und Wahrheit und entschieden sich dann, selektiv vorzugehen und sich ein eigenes Urteil von hochkomplexen medizinischen Sachverhalten zu bilden.

Aus dieser Tragödie des Falls Clark ging niemand ohne Blessuren hervor. Für Rechtsmediziner war es ganz sicher eine schreckliche Erinnerung an die große Verantwortung unseres Berufs.

32

So sehr ich das Leben auf der Isle of Man auch liebe, nach ein paar Wochen begann ich, den Schlagabtausch des Alltags im Obduktionssaal zu vermissen. Ich vermisste das kameradschaftliche Gefühl im Leichenschauhaus und an den Tatorten, das Gefühl eines eng zusammengewachsenen Teams. Ich erinnerte mich an die große Menschlichkeit aller Beteiligten, während die überraschende Grausamkeit einer mörderischen Unmenschlichkeit vor uns lag.

Die Arbeit in Ausschüssen füllte ein wenig die Lücke. Vor allem war ich einbezogen in das Erstellen von Richtlinien, um der Polizei und anderen Behörden im Umgang mit einer neuen Herausforderung zu helfen, die durch den steigenden Konsum von Crack verursacht wurde. Diese Droge kann bei den Konsumenten einen Geisteszustand hervorrufen, bei dem sich der Betreffende stark wie ein Ochse fühlt und doppelt so gefährlich ist. Wie sollte man diese starken, gefährlichen Menschen zum Schutz der Öffentlichkeit bei der Festnahme fixieren, ohne ihren Tod herbeizuführen? Zur Lösung dieses Problems beizutragen war eine gute Sache, aber nicht vergleichbar mit dem Lösen eines Problems im Leichenschauhaus.

Aber dann wurde ich 2004 zu einem der interessantesten und damals im Fokus der Öffentlichkeit stehenden Fälle hinzugezogen. Er hatte sieben Jahre zuvor begonnen und viele Meilen weit weg.

***

Am Wochenende des 31. August 1997 hatte nicht ich Rufbereitschaft als Rechtsmediziner gehabt, sondern mein Kollege im St George's, Rob Chapman. In den frühen Morgenstunden jenes Tages kamen die Prinzessin von Wales und Dodi al-Fayed bei einem Autounfall in einem Pariser Tunnel ums Leben. Er starb noch am Unfallort und sie nach einer Operation im Krankenhaus. Ihre Leichen wurden noch am selben Tag zur Royal Air Force Station Northolt geflogen, und dann übernahm der Coroner für West-London, der, wie der Zufall es wollte, auch der für das Königshaus zuständige Coroner war, die Verantwortung für die sterblichen Überreste. Umgeben von hochrangigen Polizeibeamten, dem Leiter der Ermittlungen am Unfallort, dem Coroner, Polizeifotografen der MET und Mitarbeitern des Leichenschauhauses sowie weiteren Polizisten, die die Öffentlichkeit zurückdrängten, führte Rob an jenem Abend in Fulham die Obduktionen durch. Beide Opfer waren an den Unfallursachen gestorben.

Die Fragen zu diesen beiden Todesfällen sind nie gänzlich verstummt. In dem Versuch, die unvermeidliche Welle von Verschwörungstheorien einzudämmen, wurde 2004 eine polizeiliche Untersuchung eröffnet. Geleitet wurde sie von Sir John Stevens, damals Commissioner der Metropolitan Police, später Lord Stevens, und sein Ziel bestand darin festzustellen, ob es Grund zu der Annahme gab, die Todesfälle als etwas anderes als einen Autounfall zu behandeln. Der neue Coroner des Königshauses, Michael Burgess, schlug vor, dass ich bei diesen Ermittlungen als Rechtsmediziner mitarbeiten solle. Natürlich waren beide Leichen längst beerdigt worden, und so war es meine Aufgabe, die Beweise durchzugehen, die meine Kollegen 1997 gesammelt hatten.

Es gab sehr viele Spekulationen über die Unfallursache, aber zweifellos steht wohl fest, dass Dodi und Diana das Hotel »Ritz« durch den Hinterausgang verlassen und mit dem hoteleigenen Mercedes, gesteuert von Henri Paul, mit hoher Geschwindigkeit durch Paris fuhren, gefolgt von Paparazzi. Ihr Wagen prallte mit über 100 Stundenkilometern gegen den 13. Betonpfeiler im Alma-Tunnel.

Wenn ein Auto mit dieser Geschwindigkeit plötzlich zum Stehen kommt, fliegen die Passagiere, es sei denn, sie sind angegurtet, nach vorn durch die Windschutzscheibe, gegen das Armaturenbrett oder die Passagiere vor ihnen. Diana und Dodi saßen auf der Rückbank und waren nicht angeschnallt. Auch der Fahrer nicht. Er schlug gegen das Lenkrad, und seine Verletzungen zeigten, dass nur Mikrosekunden später mit immer noch 100 Stundenkilometern Geschwindigkeit Dodi von hinten auf ihn prallte. Henri Paul wurde quasi zu Dodis Airbag und starb auf der Stelle. Dodi ebenfalls.

Diana hatte ein wenig mehr Glück, denn vor ihr auf dem Beifahrersitz saß der Leibwächter der al-Fayeds, Trevor Rees-Jones. Leibwächter legen für gewöhnlich keinen Sicherheitsgurt an, weil er die Beweglichkeit einschränkt, aber da vielleicht Henri Pauls Fahrstil ihn alarmierte oder er befürchtete, dass es zu einer Kollision kommen könnte, legte er den Gurt im letzten Moment an. Sicherheitsgurte sind so konstruiert, dass sie langsam nachgeben und dann halten. So wurde er vom Gurt gehalten und zum Teil geschützt durch den Airbag, der sich mittlerweile aufgebläht hatte, als Diana nach vorne geschleudert wurde. Sie war wesentlich leichter als Dodi, und Rees-Jones Gurt nahm einen Teil der Wucht auf. Das schwächte ihren Aufprall ab, und im Gegensatz zu Dodi erlitt sie nur ein paar Knochenbrüche und eine kleine Thoraxverletzung.

Da Dodi und Henri Paul beim Eintreffen des Krankenwagens eindeutig tot waren, kümmerten sich die Rettungssanitäter sofort um die Verletzten. Sie erkannten Diana nicht, die angeblich noch gesprochen haben soll. Trevor Rees-Jones hatte die Wucht seines eigenen Schleuderns nach vorn und dann noch Dianas Gewicht von hinten abbekommen und wirkte sehr viel schwerer verletzt. Deshalb wurde er als Erster herausgeholt. Diana war ohnehin hinter dem Beifahrersitz eingeklemmt, bis man ihn herausgenommen hatte.

Rees-Jones, als der stärker Verletzte, kam in den ersten Krankenwagen. Dann wurde Diana aus dem Wagen geholt und ins Krankenhaus gebracht. Niemand ahnte, dass sie einen winzigen Riss in einer Lungenvene hatte. Anatomisch liegt diese Stelle tief in der Brust versteckt. Venen weisen nicht denselben hohen Blutdruck wie Arterien auf, sie bluten langsam, sogar so langsam, dass es schon schwierig ist, das Problem zu identifizieren, und noch schwieriger, es zu beheben. Auf die Rettungssanitäter wirkte sie verletzt, aber stabil, insbesondere, da sie in der Lage war zu sprechen. Während sich alle auf Rees-Jones konzentrierten, blutete die Vene jedoch langsam in ihre Brust. Im Krankenwagen verlor Diana zunehmend das Bewusstsein. Als es zum Herzstillstand kam, versuchte man, sie zu reanimieren, und im Krankenhaus wurde sie sofort in den Operationssaal gebracht, wo man das Problem entdeckte und versuchte, die Vene abzudichten. Aber leider war es zu spät. Dass sie erst nicht lebensbedrohlich verletzt zu sein schien und dann ohnmächtig wurde, ist typisch für einen Riss in einer lebenswichtigen Vene. Diese Verletzung ist so selten, dass ich in meinem ganzen Berufsleben keine zweite gesehen habe. Diana hatte nur eine winzige Verletzung – aber an der falschen Stelle.

Ihr Tod ist das klassische Beispiel dafür, wie wir nach dem Tod sagen: *Wenn sie doch nur* in einem anderen Winkel gegen den Vordersitz geprallt wäre. *Wenn sie doch nur* mit 15 Stundenkilometern weniger nach vorn geschleudert worden wäre. *Wenn sie doch nur* als Erste in den Krankenwagen gebracht worden wäre. Aber das größte »*Wenn sie doch nur*« bezog sich in diesem Fall auf ihre eigene Nachlässigkeit. *Wenn sie doch nur* angeschnallt gewesen wäre. Wäre sie angeschnallt gewesen, wäre sie vermutlich zwei Tage nach dem Unfall mit einem blauen Auge, vielleicht ein wenig kurzatmig wegen der gebrochenen Rippen und mit einem gebrochenen Arm in einer Schlinge aus dem Krankenhaus entlassen worden.

Die körperliche Ursache ihres Todes ist meiner Überzeugung nach unstrittig. Aber um diesen winzigen, tödlichen Riss in einer Lungenvene ranken sich viele andere Fakten, von denen einige hinreichend undurchsichtig sind, um jede Menge Theorien aufkommen zu lassen.

Die Verschwörungstheoretiker, insbesondere Dodis Vater Mohammed al-Fayed, glauben, dass die Kollision kein Unfall, sondern geplant war. Am stärksten hielt sich die Behauptung, das Paar sei ermordet worden, weil Diana im Begriff war, das britische Establishment zu brüskieren, indem sie bekannt gab, schwanger zu sein. Da ich sie nicht obduzierte, kann ich eine Schwangerschaft nicht kategorisch verneinen. Rob Chapman war hierzu immer wieder befragt worden und hatte erklärt, dass es keinerlei Hinweis auf eine Schwangerschaft gegeben habe: Körperliche Veränderungen wären bereits zwei, mit Sicherheit drei Wochen nach der Empfängnis nachweisbar gewesen, noch bevor sie es selbst gewusst hätte. Einige Leute fragten mich, ob Rob zum Lügen verleitet worden sein könnte. Die Antwort ist ein energisches Nein. Er würde nie die sein Leben lang tief verwurzelten Grundsätze aufgeben und zustimmen, die Wahrheit über eine Obduktion zu verschleiern (und ich, nebenbei bemerkt, auch nicht).

Die Verschwörungstheorien bezogen sich jedoch nicht allein auf Dianas vermeintliche Schwangerschaft. Zahllose Gründe wurden genannt, um zu erklären, warum der Wagen in jener Nacht kollidierte. Befeuert wurden die Theorien von den verschiedenen Anomalien des Falls.

Erstens war ein zweiter Wagen involviert, ein weißer Fiat Uno, der anscheinend zuerst mit dem Mercedes vom »Ritz« kollidierte, bevor der Wagen dann vor den Pfeiler prallte. Aber niemand fand je heraus, was genau passiert war, denn weder der Wagen noch sein Fahrer – trotz ausgedehnter Suche in Frankreich und europaweit – wurden je gefunden.

Und dann war da noch die Sache mit dem Chauffeur. Seiner Blutprobe zufolge war er betrunken, das wurde jedoch von der Familie ebenso heftig bestritten wie von Leuten, die kurz vor dem Unfall mit ihm zusammen waren. Es gab Anschuldigungen, dass Pauls Blutprobe vertauscht worden sei, denn sie enthielt Spuren von Medikamenten, mit denen man Darmwürmer bei Kindern behandelt. Paul hatte weder Würmer noch Kinder. Dieses Medikament wird jedoch auch verwendet, um Kokain zu strecken – Paul hatte allerdings kein Kokain genommen, zumindest nicht in jener Nacht oder an den Tagen zuvor. Außerdem waren die Kohlenmonoxidwerte in Pauls Blut extrem hoch, wenn auch nicht tödlich, und auch das konnte niemand zufriedenstellend erklären.

Ungewöhnlich war auch, dass Dianas Leichnam einbalsamiert wurde. Ein französischer Bestatter kam ins Krankenhaus, und niemand hat je erklärt, von wem oder warum er gerufen wurde – ganz sicher nicht vom Rechtsmediziner in dem Pariser Krankenhaus. Eine Erklärung könnte sein, dass Einbalsamierung bei Mitgliedern der Königsfamilie üblich ist, aber da die Leichen sofort nach Großbritannien überstellt und Rob die Obduktionen innerhalb von 24 Stunden nach Eintritt des Todes durchführen würde, gab es für die Franzosen keinen Grund, Konservierungsmittel in Dianas Körper zu injizieren. Indem sie das taten, beeinträchtigten sie alle toxikologischen Befunde. Für manche war dieses Verhalten deshalb verdächtig, aber da weder Diana noch Dodi am Steuer saßen, war nur schwer nachvollziehbar, welche Bedeutung diese Befunde gehabt hätten.

Nach einem langen diplomatischen Gerangel und ausgerüstet mit vielen Fragen reisten das Polizeiteam und ich nach Paris. Die französischen Behörden empfingen uns nicht gerade herzlich oder gar hilfsbereit, aber wir schauten uns den Unfallort und schließlich sogar den Wagen an. Andere Spezialisten versuchten, den Kohlenmonoxidgehalt in Pauls Blut zu erklären, und begannen, sofort den Airbag zu untersuchen, aber meine Aufgabe führte mich natürlich ins Leichenschauhaus.

Hier traf ich mich mit Dominique Lecomte, der charmanten Rechtsmedizinerin, die das Pech hatte, in jener Nacht Dienst zu haben. Sie hatte die

Obduktion bei Henri Paul durchgeführt. Da sie gut Englisch sprach, konnten wir uns gut über die Obduktion unterhalten und darüber, ob mögliche Fehler bei der Aufbewahrung der Leiche dazu hätten führen können, dass die Blutprobe vertauscht worden sei. Von dem Moment an sagte sie fast nichts mehr, bestand darauf, nur über einen Dolmetscher mit mir zu kommunizieren und schaute Rat suchend zu dem Anwalt, der neben ihr saß.

Ich hoffe, sie verstand, dass ich großes Verständnis für sie hatte. Zu einer Routinesamstagnacht im Leichenschauhaus einer Großstadt gehören Verkehrsunfälle, bedauernswerte Betrunkene, die Opfer von Verbrechen und Schlägereien. In Paris werden diese Fälle nicht routinemäßig am Wochenende untersucht, man beginnt damit Montagmorgen. Deshalb war Dominique Lecomte zu Hause, als sie mitten in der Nacht in diese Situation hineingezogen wurde und plötzlich unter enormem Druck stand. Die meistfotografierte Person der Welt war bei einem Autounfall ums Leben gekommen, und ihr Fahrer ebenso wie ihr Begleiter lagen im Leichenschauhaus. Draußen verlangten die Regierungen, die Familien und die internationale Presse lautstark nach den Schlussfolgerungen der Rechtsmedizinerin.

Wenn man mit einem im Fokus der Öffentlichkeit stehenden Todesfall konfrontiert wird, lautet die Grundregel: innehalten. Alles langsam tun. Alle Verfahren korrekt und in der strikten Reihenfolge durchführen. Es lohnt, sich an diese Regeln zu halten, denn der Tod einer im Rampenlicht der Öffentlichkeit stehenden Person bedeutet, dass jede Handlung des Rechtsmediziners noch lange nach dem tragischen Ereignis im Privaten wie in der Öffentlichkeit hinterfragt werden wird. Während der Obduktion selbst steht man unter großem Druck, alles richtig zu machen. In der Hälfte der üblichen Zeit und mit der Hälfte der üblichen Informationen. Um auf komplexe medizinische Fragen sofort einfache Antworten geben zu können. Ich habe auf die harte Tour gelernt, dass sich in diesen Situationen niemand bei einem bedankt. Nie. Die einzigen Kommentare sind kritisch – entweder hat man etwas getan, was man nicht tun sollte (das kommt häufig vor), oder man hat versäumt, etwas zu tun, dass man, im Nachhinein betrachtet, möglicherweise hätte tun sollen. Bedauerlicherweise geben Rechtsmediziner in dieser Situation manchmal dem enormen Druck nach, der auf ihnen lastet, sich zu beeilen, abzukürzen, das »Offensichtliche« anzunehmen. Sie tun Dinge außer der Reihe und verhalten sich vielleicht unüberlegt. Ich will damit nicht behaupten, dass sich Dominique Lecomte bei der Obduktion unüberlegt verhielt. Ich glaube, dass sie gute Arbeit geleistet hat, und obwohl ich später ein paar Fehler entdeckte, übe ich keine Kritik an ihr. Ich kann auch ihre defensive Haltung verstehen, wenn ein britischer Rechtsmediziner aufkreuzt, um bohrende Fragen zu stellen, wie strikt sie sich an die Verfahren gehalten hat, nachdem sie sieben Jahre zuvor mitten in der Nacht geweckt worden war, um eine Obduktion durchzuführen.

Die Untersuchung von Stevens kostete 4 Millionen Pfund und wurde in einem 900-seitigen Bericht festgehalten, der Ende 2006 endlich eingereicht wurde. Darin hieß es: »Basierend auf allen zum jetzigen Zeitpunkt zur Verfügung stehenden Beweisen lautet unsere Schlussfolgerung, dass es keine Verschwörung gab, um Insassen dieses Fahrzeugs zu töten. Es handelte sich um einen tragischen Unfall.«

Dieser Bericht stoppte die Verschwörungstheoretiker nicht, ganz sicher nicht Mohammed al-Fayed. 2007, nachdem viel Druck ausgeübt worden war, wurde eine vollständige Untersuchung angekündigt. Ich wurde als Sachverständiger hinzugezogen, und dieses Mal konnten die Franzosen überredet werden, mir mehr Einblick in ihre Unterlagen zu gewähren. Den vollständigen Obduktionsbericht zu Henri Paul hatte ich natürlich schon gesehen. Und dann, Ende September, sehr kurz vor Beginn der Untersuchung, gaben die französischen Behörden endlich auch die Obduktionsfotos von Henri Paul frei.

1997 verwendeten die Polizeifotografen Filmkameras. Die Nummern der Negative standen auf der Rückseite der Abzüge, was bedeutete, dass es sehr leicht war, der Reihenfolge der im Leichenschauhaus gemachten Fotos zu folgen. Das erste Foto zeigte, dass Paul zu Beginn der Obduktion mit dem Gesicht nach unten lag. In der Rechtsmedizin lernt man, sich immer den ganzen Objektträger unter dem Mikroskop anzusehen – es besteht immer die Möglichkeit, dass an einer Ecke ein winziges Stück Krebs ist. Dieselbe Regel gilt für Fotos. Ignoriere das blendende Offensichtliche und sieh dir den Hintergrund an. Also schaute ich auf den Hintergrund bei Pauls Fotos und sah auf der Spüle neben dem Obduktionstisch hinter der Leiche mehrere aufgereihte leere Röhrchen, die auf seine Blutproben warteten.

Dominique Lecomtes Bericht beschrieb einen großen blutenden Bereich in Pauls Nacken – vermutlich verursacht durch den Aufprall von Dodis Körper. Daran ist nichts Ungewöhnliches. Ungewöhnlich war jedoch, dass mit jedem Foto mehr Röhrchen mit Blut gefüllt waren. Etliche waren bereits voll, bevor der Körper umgedreht wurde, um Brust und Bauchraum zu öffnen.

Das wäre nicht weiter bedeutend, hätte Dominique Lecomte in ihrem Bericht nicht geschrieben, dass sie die Blutproben aus dem Herzen entnommen hatte. Und nicht vom Nacken.

Natürlich kann sie sicherheitshalber erst Blut vom Nacken entommen haben und dieses dann später ausrangiert haben, nachdem sie den Leichnam umgedreht und festgestellt hatte, dass sie stattdessen But aus dem Herzen entnehmen konnte. (Blutproben aus dem Herzen gelten als akzeptabel. Am besten sind Proben aus dem Oberschenkel.) Das wäre ein gutes Vorgehen. Aber nur, wenn sie es auch so dokumentiert hätte.

Oder sie hatte die Blutproben vom Nacken als Blutproben vom Herzen etikettiert. Es spielt keine so große Rolle, woher sie stammen. Es zu sagen, aber schon. Die Stelle der Probenentnahme kann die Interpretation der Ergebnisse durch die Toxikologen immens beeinflussen, und nicht korrektes Auszeichnen kann zu starken Ungenauigkeiten führen.

Möglicherweise kann man das für ein Versehen halten. Als Hinweis auf schlechte Dokumentation. Aber in einem Fall wie diesem, bei dem jede winzige Kleinigkeit eine Rolle spielte, konnte es zu sehr viel mehr Fragen bezüglich der Entnahmestellen, der Beschriftung der Röhrchen und der Sicherheit beim Transport führen – und es schürte ganz sicher die Anschuldigungen, dass dies gar nicht Pauls Blutproben seien. Das in den Probenröhrchen verbliebene Blut wurde getestet und als das von Henri Paul identifiziert, damit war aber die Angelegenheit jedoch nicht erledigt, weil Proben fehlten, verschüttet oder an andere Labore weitergegeben worden waren … was die Zweifel derjenigen nährte, die unbedingt Fragen aufwerfen wollten.

Es war an den Geschworenen, über die Bedeutung der Beweise zu entscheiden, die ich einreichte. Dies war eine Mammutangelegenheit, den Vorsitz führte Lordrichter Scott Baker, der speziell für diese Untersuchung zum Coroner ernannt worden war. Er wurde von drei Anwälten vertreten, ebenso wie Mohammed al-Fayed, es gab zwei Anwälte vom Hotel »Ritz« in Paris und zwei von der Familie Henri Pauls. Zudem wurde die Metropolitan Police von drei Anwälten und der Intelligence Service und das Außenministerium von weiteren zwei Anwälten vertreten. Anwesend waren auch die Anwälte der anderen betroffenen Parteien, einschließlich Dianas Söhne und ihrer Schwester, anwesend.

Obwohl es natürlich beträchtliches Medieninteresse an bestimmten Punkten gab, überstieg an den meisten Tagen die Zahl der Anwälte die Zahl der Presseleute und Zuschauer.

Befragungen der Augenzeugen, wie bei einer Untersuchung üblich, wurden zuerst vom Anwalt des Coroners durchgeführt – aber es folgten oft Kreuzverhöre von einem oder mehreren der anderen Anwälte. Jedes winzige Detail jener Nacht und der Monate davor wurde untersucht. Mein eigener Beitrag war minimal, aber meiner Meinung nach wichtig für das Ergebnis. Ich wurde nach meinem Gesamteindruck der Ereignisse gefragt. Meine Schlussfolgerung? Ein einfacher Verkehrsunfall wegen zu hoher Geschwindigkeit in Zusammenhang mit Alkoholkonsum.

Das abschließende Urteil der Geschworenen überraschte niemanden und stellte viele zufrieden:

> Widerrechtliche Tötung, grob fahrlässiges Fahren der nachfolgenden Fahrzeuge und des Mercedes. Der Unfall wurde verursacht oder gefördert durch die Geschwindigkeit und den Fahrstil des Mercedes, die Geschwindigkeit und den Fahrstil der nachfolgenden Fahrzeuge, der Beeinträchtigung des Urteilsvermögens des Fahrers des Mercedes aufgrund von Alkohol.

Ich wünschte, dass Dominique Lecomte nicht so resistent gegenüber meiner Charmeoffensive gewesen wäre und ein wenig mehr geredet hätte: Ihr Schweigen bedeutete, pathologisch gesprochen, dass es einen leichten Mangel an Klarheit gab. Das bedeutet jedoch nicht, dass ich Verschwörungstheorien glauben kann. Ich glaube nicht, dass das, was in jener verrückten Nacht im Leichenschauhaus passierte, zu dem groß angelegten Plan gehörte, eine Frau auf derartig planlose Weise umzubringen und dann die Beweise zu verheimlichen. Einfach ausgedrückt unterliefen Dominique Lecomte bei all dem Druck kleine Fehler, die in einem Fall, bei dem nicht so viele Menschen ihre Theorien zu nähren suchten, von keinerlei Bedeutung gewesen wären. Ich stimme vollständig mit dem Urteil der Geschworenen überein.

33

2006 war Tony Blair immer noch Premierminister, der Sommer brachte eine Hitzewelle und *CSI* wurde zur weltweit beliebtesten Fernsehserie gekürt. Chris war fast ein Tierarzt und Anna hatte die Hälfte des Medizinstudiums hinter sich. Auf der Isle of Man war die 12. Auflage von *Simpson's Forensic Pathology* fertiggestellt und mittlerweile sogar veröffentlicht worden. Mein Stolz wurde gemäßigt durch das Gefühl von Endgültigkeit, das mich nach Beendigung des Buches überkam. Die dritte Ausgabe zu lesen war der Beginn meines beruflichen Werdegangs gewesen. Signalisierte das Schreiben der 12. Ausgabe nun das Ende?

Ich hatte immer noch jede Menge Arbeit: Teilnahme an Ausschüssen, meine Meinung zu komplexen Fällen abgeben und als Sachverständiger bei öffentlichen Untersuchungen aussagen. Aber das Leben unterschied sich sehr von der geschäftigen Welt, die ich zuvor gekannt hatte, eine Welt, in deren Zentrum es immer eine Leiche gab, Todesursache unklar, Namen möglicherweise unbekannt.

Gelegentlich begann ich, ein Gefühl von Langeweile zu verspüren, wenn ich mit den Hunden über die Hügel wanderte und aufs Meer starrte. Was war das? Es dauerte eine Weile, etwas zu erkennen, das ich in meinem ganzen Leben so gut wie nie gespürt hatte. Langeweile. Oder war es Einsamkeit? Auch das war mir fremd. Allein mit Jen, nach irgendeinem gesellschaftlichen Trubel, schienen wir einander nicht viel zu sagen zu haben. Es war nicht mehr nötig, etwas wegen der Kinder zu besprechen, wie wir es getan hatten, als sie noch klein waren. Und die Renovierungen des Cottages waren abgeschlossen, sodass es darüber auch nicht viel zu sagen gab. Jen kaufte ein paar Schafe und lernte, sich um die Herde zu kümmern. Ich versuchte, ebenfalls Interesse dafür zu entwickeln. Aber so sehr ich unser Haus mit Blick aufs Meer auch liebte, es war dort sehr still geworden. Ich freute mich sogar über die heftigen Stürme, die den Regen gegen die Fenster und aufs Dach prasseln ließen, weil das Haus sich dann lebendiger anfühlte.

Als wir auf die Insel zogen, hatten wir beide gedacht, dort gäbe es einen Teilzeitjob, für mich vielleicht im Leichenschauhaus und für Jen in der Hautklinik. Aber dank der Medizin-Politik der Insel war uns der Zugang dazu verwehrt, und am Ende arbeitete Jen eine Woche im Monat in einer Klinik auf dem Festland. 2006 wurde mir ein Job als Rechtsmediziner als Wochenendvertretung in Liverpool angeboten. Ich nahm ihn an.

Möglicherweise war ich von London auf die Isle of Man geflohen, weil ich mich von meiner Arbeit zermürbt fühlte. Aber das lag nur an der Politik, der administrativen Verantwortung, der zwischenmenschlichen Komplexität dieser neuen Welt der privatisierten Rechtsmedizin. Erst jetzt erkannte ich, was ich vermisste: den eigentlichen Kern meiner Arbeit, die Toten und ihre Geheimnisse. Als ich in meinen OP-Kittel im Liverpooler Leichenschauhaus stand, mit dem PM40 in der Hand, spürte ich eine wieder auflebende berufliche Faszination für meinen ersten Patienten, ein stinkendes, betrunkenes Opfer einer Messerstecherei, der in einem Müllschlucker gefunden worden war. Dies war rechtsmedizinische Arbeit auf Abruf für die Polizei, und ich verbrachte jeden Monat ein ganzes Wochenende in einem Liverpooler Hotel, um gegebenenfalls den Dienst übernehmen zu können. Manchmal wurde ich zu einer ganzen Reihe von Mordfällen gerufen, und andere Male passierte zu meiner großen Enttäuschung rein gar nichts.

Ich war nicht lange aus dem Dienst ausgeschieden, nur etwa zwei Jahre, aber es schien eine neue Ära der Rechtsmedizin angebrochen zu sein. Die Veränderungen waren weniger dramatisch als vielmehr eine Reihe von Entwicklungen, die ich bereits in London zu bemerken angefangen hatte.

Körper verändern sich und haben das schon immer getan. Körperfett hat bei der Bevölkerung exponentiell zugenommen, sodass, wenn der Tote nicht gerade obdachlos, an Krebs gestorben oder so arm oder alt war, dass er nichts essen konnte, kaum noch jemand eine Figur hatte wie die Toten in den 1980er-Jahren, als ich zu arbeiten angefangen hatte. Wenn ich mir Obduktionsfotos aus dieser Zeit anschaue, bin ich überrascht, wie dünn die Menschen in der Regel damals waren.

Die Körper der Toten sehen auch deshalb anders aus, weil sie mittlerweile oft viele Tätowierungen aufweisen: Früher waren nur Boxer und Seeleute tätowiert. Nun scheint der Großteil der zu obduzierenden Leichen Tattoos und Piercings zu haben. Außerdem war damals Selbstverletzung nahezu unbekannt und nun staune ich, wie viele, vor allem junge Menschen, mit alten, selbst zugefügten Schnitt- und Rissverletzungen auf meinem Tisch landen: Das erzählt mir etwas über ihr Leben und die sich verändernde Gesellschaft, aber nichts über ihren Tod, dessen Ursachen in der Regel nicht in direktem Zusammenhang mit der Selbstverletzung stehen.

In den 1980er-Jahren waren für uns Rechtsmediziner AIDS und Hepatitis ein großes Risiko, und sind es heute immer noch. Aber als ich von der Isle of Man nach Liverpool ging und die Arbeit wieder aufnahm, war Tuberkulose (TB) ein Berufsrisiko für alle, die im Leichenschauhaus arbeiten, und ich kannte einige Rechtsmediziner und Mitarbeiter des Leichenschauhauses, die sich damit infiziert hatten. TB ist sehr viel verbreiteter, als man annimmt, und selbst bei einer Obduktion wissen wir oft nicht, dass wir es mit einer hoch ansteckenden Krankheit zu tun haben, die jeder andere Arzt für eine simple Lungenentzündung halten würde.

Auch die Obduktionsberichte sind anders geworden. Als ich anfing, hielt man eine Länge von drei Seiten für angemessen. Als ich in den Beruf zurückkehrte, wurde ich kritisiert, wenn ich weniger als zehn Seiten schrieb, und die mussten weitschweifend sein und die Funktionsweise des menschlichen Körper ausführlich erklären.

In den 1990er-Jahren fing die DNA-Analyse gerade an, einen bedeutenden Beitrag zur forensischen Arbeit zu leisten, und die Forensik löste schon bald die Arbeit des Rechtsmediziners als wichtigsten Beitrag beim Lösen von Kriminalfällen ab. Bevor ich London den Rücken kehrte, hatte die Polizei angefangen, uns aufzufordern, am Tatort Handschuhe zu tragen. Als ich in den Beruf zurückkehrte, mussten wir Handschuhe, Überschuhe, weiße Schutzanzüge mit Kapuze und Gesichtsmaske tragen. Die DNA-Analyse war derart empfindlich geworden, dass wir nun wussten, dass allein durch Atmen und Sprechen überall Speichel mit DNA verteilt wird. Vorbei waren die Tage, an denen der Rechtsmediziner und der leitende Tatortermittler in ihrer Straßenkleidung am Tatort herumliefen und über den Fall sprachen. Die weißen Schutzanzüge waren sicher nicht entworfen, um die Kleidungsfrage zu vereinfachen oder aus Gründen der Bequemlichkeit, und es ist immer peinlich, diese blöden Dinger anzuziehen, wenn die Presse gerade Fotos macht. Andererseits tut es so gut, sie nach der Tatortbesichtigung auszuziehen und in eine Beweismitteltüte zu legen – ja, auch diese Anzüge werden nun nach Spuren untersucht.

Bei Gericht war mir schon seit Jahren aufgefallen, dass die Strafverfolgung weniger organisiert ablief und nicht mehr so akribisch recherchiert wurde. Fallbesprechungen mit den Anwälten gehörten nun der Vergangenheit an. Es kamen keine Anrufe mehr – weder von der Polizei noch vom Crown Prosecution Service oder den Anwälten. Wenn ich Glück habe, wird mir ein zehnminütiges Gespräch mit dem Anwalt eingeräumt, bevor ich in den Zeugenstand gerufen werde. Meistens haben die Anwälte keinen Schimmer, was ich sagen werde, wenn sie anfangen, mich zu befragen. Oft gestatten sie mir nicht einmal, den Geschworenen zu sagen, wer ich bin und warum meine langjährige Berufstätigkeit mich besonders dazu qualifiziert hat, zu diesem Thema auszusagen: »Dr. Shepherd, Sie sind zugelassener Rechtsmediziner, sagen Sie mir doch bitte, was Sie bei der Obduktion der Leiche festgestellt haben.«

Die Tage des polternden, aufgeblasenen Anwalts waren bereits Geschichte, als ich London verließ. Der Strafverteidiger, der mir das Leben schwer gemacht hatte wegen der blauen Flecken des Strichers, war ein Relikt der Vergangenheit, und Anwälte dieses Schlags gab es so gut wie nicht mehr. Vermutlich aus wirtschaftlichen Gründen schien der Crown Prosecution Service Rechtsreferendare anstelle von erfahrenen Kronanwälten zu bevorzugen. Natürlich gibt es sie immer noch, wenn auch weniger polternd, und sie sind fast immer für die Verteidigung tätig.

Die Gerichte sind nun mehr interessiert an Sachverständigen, die eine sogenannte auf Beweise gestützte Aussage machen als eine nur auf Erfahrungen basierende, wie groß ihre Erfahrung auch sein mag. Gelegentlich haben mich Richter, wenn ich wichtige Fragen beantwortete, mit einem knappen »Antworten Sie bitte nur mit Ja oder Nein, Dr. Shepherd«, unterbrochen. Das war meist der Fall, wenn ich auf eine lange und detaillierte Frage des Anwalts antworte.

Die im Wesentlichen auf Selbstständigkeit basierende Struktur der Rechtsmedizin in England und Wales, die eingeführt wurde, als ich London verließ, hat die Möglichkeit rechtsmedizinischer Forschung nahezu ausgemerzt. Die meisten von uns arbeiten oder lehren jetzt nicht mehr an Universitäten: Die Rechtsmedizin steht nicht einmal mehr im Curriculum des Medizinstudiums. Die Forschung ist ohnehin wirkungsvoll von der Human Tissue Authority, einer öffentlichen Einrichtung des britischen Ministeriums für Gesundheit und Soziales, kastriert worden, indem die Familie des Verstorbenen jetzt ihr Einverständnis geben muss, bevor auch nur die winzigste Gewebeprobe für Forschungszwecke genutzt werden darf. Wie sollen wir dann vor Gericht auf Beweisen basierende Antworten geben können?

Es wird immer Morde, Selbstmorde und Unfälle geben, aber nun gehören Vernachlässigung und »Sicherungsmaßnahmen« in Altersheimen zunehmend zu den rechtsmedizinischen Routinefällen. Dazu werden sicher auch eine Menge Fälle von Medikamentenüberdosierung gehören. Und beschämenderweise gibt es viel mehr Todesfälle in der Haft, was Bände spricht über unsere Gefängnisse: 316 im Jahr 2017 allein bis März, wovon 97 Selbstmorde waren. Im selben Jahr gab es in Gefängnissen mehr 40 000 Vorfälle von Selbstverletzung und über 26 000 Fälle von Körperverletzung. Und diese Zahlen steigen auf beängstigende Weise jedes Jahr.

Die erschreckendste Veränderung, die ich bei meiner Rückkehr in den Beruf bemerkte, besteht darin, dass Rechtsmediziner wesentlich seltener herbeigerufen werden, um einen Todesfall zu untersuchen. Die Kosten und der administrative Aufwand, ein Verfahren einzuleiten, scheint viele Coroner zu ermutigen, etwaige Zweifel zu ignorieren. Falls es eine natürliche Todesursache »geben könnte« und ein Arzt bereit »sein könnte«, einen Totenschein auszustellen, akzeptieren das viele Coroner, ohne viele Fragen zu stellen. Leider genügt es der Polizei, einem Rechtsmediziner ein Standardhonorar zu zahlen, das zugegebenermaßen mehrere Tausend Pfund beträgt, um sie zu überzeugen, dass ein Todesfall (vor allem wenn er sich gegen Ende des Finanzjahres ereignet) doch nicht besonders verdächtig ist und von einem lokalen, nicht forensischem Pathologen begutachtet werden, statt von einem der etwa 40 beim Innenministerium registrierten Spezialisten.

Die meisten Menschen würden übereinstimmen, dass eine zivilisierte Gesellschaft stets bemüht sein sollte, den wahren Grund für einen Todesfall herauszufinden, egal was es kostet. Die Kosten des Gerichtsverfahrens, der Ermittlungen und öffentlichen Untersuchung im Fall von Stephen Lawrence sollten jeden Zweifler daran erinnern, dass es besser und preiswerter ist, direkt am Anfang alles ordentlich zu durchleuchten.

***

Ich stellte fest, dass es mir gefiel, in Liverpool zurück »an der Front« zu sein, wie anders es sich auch gestalten mochte. Manchmal wurde ich eingeladen, bei medizinischen Institutionen oder anderen Berufsgruppen auf dem Festland Vorträge zu halten, und auch das genoss ich. Am Ende der Vorträge kamen in der Regel interessierte Zuhörer auf mich zu, um Fragen zu stellen. Nach einem Vortrag in London plauderte eine Ärztin für Forensische Pädiatrie mit mir über meine Arbeit. Ein in Forensisch-pädiatrischer Diagnostik tätiger Arzt muss damit rechnen, mit Fällen von Kindesmissbrauch sowohl physischer als auch sexueller Natur konfrontiert zu werden, und tatsächlich war es das Spezialgebiet dieser Ärztin: nicht der Tod, sondern der Schutz der Lebenden. Sie stellte mir Fragen über Prellungen, und wir kamen überein, dass wir mit unserem gebündelten Wissen eine wissenschaftliche Arbeit zu diesem Thema schreiben sollten. Unsere Arbeit überlappte sich auf dem Problemgebiet, zwischen meiner Forschung, ob ein Kind eines natürlichen Todes gestorben war, und ihrer Forschung, ob lebende Geschwister in Gefahr schwebten. Wenn ich in Liverpool weilte, trafen wir uns einige Male, um über diese geplante Abhandlung zu diskutieren.

Auf der Isle of Man wurde unser Haus immer stiller. Jen hütete ihre Herde. Ich ging meine Unterlagen durch.

Eines Tages sagte Jen: »Wir sollten wirklich mal über unsere Ehe sprechen.«

Und ich erwiderte: »Welche Ehe? Sie scheint doch kaum zu existieren.«

Und so endete es. Eines Abends im Februar. Nicht mit einem Knall, sondern still. Ohne viele Worte. Aber mit viel Schmerz. Nach 30 Jahren.

Wie schnell, im Vergleich zu ihrer Dauer, die Ehe vorbei sein kann! Vielleicht hat alles eine begrenzte Lebensdauer. Vielleicht ist der Alterungsprozess in Beziehungen genauso integriert wie in den menschlichen Körper. Es kam mir vor, als wäre von unserer Ehe schlichtweg gar nichts übrig, aber es war unmöglich, das zu sagen oder zu denken, ohne Schmerz und Zorn auszulösen. Da war natürlich die Vergangenheit, und da waren zwei Kinder und ein gemeinsames Haus, und über all das musste gesprochen werden, oft verbittert, immer mit viel Schmerz auf beiden Seiten. Aber wir hatten sonst so wenig gemein, dass uns beiden, sobald das Schreien enden und der Schmerz nachlassen würde, sicher ein besseres Leben bevorstand.

Jen beantragte die Scheidung, und innerhalb eines Jahres war alles erledigt.

Zu diesem Zeitpunkt war mir nicht klar, dass ich mich in die Ärztin für Forensische Pädiatrie verlieben würde, mit der ich mich wegen der erwähnten Veröffentlichung über Prellungen gelegentlich traf, ganz davon zu schweigen, dass ich sie heiraten würde, aber davon konnte ich Jen nie überzeugen. Es stimmte, dass ich Zeit mit einer Frau verbrachte, deren Herzlichkeit, Einfühlungsvermögen und Intelligenz ich schätzte, aber mehr war auf meiner Seite nicht. Und bei Linda auch nicht. Ihr Mann war gestorben, als ihre drei Töchter noch sehr klein waren, und danach hatte sie über mehrere Jahre eine Beziehung gehabt. Diese Beziehung und meine Ehe endeten beide auf unschöne Weise.

Obwohl es Jens Wunsch gewesen war, die Scheidung einzureichen, litt sie darunter sehr. Unsere Trennung setzte auch den beiden Kindern heftig zu, die, so glaube ich, ebenfalls irrtümlich annahmen, ich hätte Linda kennengelernt und mich deshalb von Jen getrennt. Anna, die nun fast selbst Ärztin war, erklärte, als der Kummer und die Wut ihrer Mutter am größten waren, dass sie nie Rechtsmedizinerin werden würde wie ihr Vater.

Ich bin so froh, dass Jen schließlich ihr Glück mit einem neuen Partner fand. Und im September 2008 heirateten Linda und ich. Das fügte meiner Familie eine weitere hinzu, und ich befand mich wieder in der Welt von Teenagern und ihren zwar älteren, aber viel beschäftigten Eltern. Aber wie liebevoll die neue Familie einen auch aufnimmt, die Beziehung zwischen den Einzelnen und den beiden Familien müssen langsam wachsen, über Jahre. Wir haben uns sehr bemüht, und das Ergebnis ist hoffentlich eine starke und liebevolle große Einheit.

Seit dieser Zeit lebe und arbeite ich als Rechtsmediziner im Norden Englands. Das Leben hier ist reich und vielseitig. Eine stimulierende Arbeit, ein liebevolles Zuhause, interessante Ferien, Überraschungsausflüge, ein gemeinsames Flugzeug, fünf Kinder und – für mich – mittlerweile auch zwei Enkelkinder.

Mein Sohn Chris ist Tierarzt und hat sich auf Pferde spezialisiert. Er lebt im Ausland, wo die Landschaften und vielleicht auch der geistige Horizont weiter sind. Jedenfalls ist er einer schlechten Bezahlung und dunklen Morgenstunden entflohen. Und bei einer Sache tritt er in meine Fußstapfen: Er lernt fliegen.

Anna ist Oberärztin für Pathologie, interessiert sich sehr für Obduktionen und Forensische Medizin und arbeitet sogar für ein paar der Coroner, für die ich vor vielen Jahren tätig war. Wir unterhalten uns oft über Fälle: Ich suche ihren Rat zu »neumodischen« Tests und sie möchte meine Meinung zu Todesursachen. Bei ihrer Heirat hat sie den Namen gewechselt, und niemand kann behaupten, dass sie ihre beruflichen Erfolge der Verbindung mit dem Namen ihres Vaters verdankt. Aber das würde vermutlich auch niemand annehmen, denn sie hat offensichtlich eine eigene Persönlichkeit entwickelt. Anna fühlt sich nicht zerrissen zwischen der modernen Welt und dem Wunsch, Keith Simpson zu sein. Nein, Annas Welt ist sehr viel komplexer und verantwortungsbewusster als die, die ich in ihrem Alter kannte. Ich finde diese Welt weniger farbenfroh. Aber sie nicht. Sie hat Simpsons unbegrenzte Horizonte nie gekannt.

Ich würde sagen, dass mir meine Kenntnisse über den Tod geholfen haben, die Bedeutung der kleinen Freuden des Lebens zu schätzen, und ich genieße sie in vollen Zügen: ein geliebtes Kind, das aufgeregt durch einen Teppich roten und gelben Laubs rennt oder fasziniert mit dem Finger die Furchen in meinem Gesicht nachzeichnet, ein loderndes Feuer, während draußen der Regen gegen die Fenster peitscht, ein Hund, der auf mich zugesaust kommt, um mich zu begrüßen, eine zärtliche Hand, die liebevoll auf meiner ruht. Die Freude ist mir nicht fremd. Ich weiß, dass Freude nur von jenen aufrichtig erlebt werden kann, die auch Widrigkeiten kennen. Und Widrigkeiten sind unvermeidbar.

34

Eines Morgens klingelte das Telefon, und eine wütende Stimme schrie: »Haben Sie diesen Mist gelesen? Haben Sie?«

Die Stimme war unverkennbar die von Ellie. Sie ist eine Rechtsmedizinerin, die sich auf Kinder spezialisiert hat und mit der ich gelegentlich zusammengearbeitet hatte. Und der Mist, auf den sie sich bezog? Wir hatten vor 18 Monaten zusammen eine Autopsie an einem Baby namens Noah durchgeführt und plötzlichen Kindstod als Todesursache angegeben. Ich hatte bemerkt, dass etwas Neues über diesen Fall in meinem Posteingang lag, das darauf wartete, gelesen zu werden.

Ellie war nicht zu bremsen.

»Wie können wir Lippenverletzungen und außerdem Brüche an den rückwärtigen Anteilen der Rippen übersehen haben? Wie? Die Verletzungen an den Lippen entstanden durch die Wiederbelebungsversuche, oder ich bin Naomi Campbell! Und wir haben die Rippen geprüft und, genauso wie der Radiologe, keine Frakturen entdeckt. Wie kann es sein, dass diese Person einfach nur die Fotos ansieht und Erstickungsverletzungen und alte Brüche gefunden haben will? Erklären Sie mir das, Dick!«

Die Eltern des verstorbenen Noah hatten wieder ein Baby bekommen. Das Jugendamt war offensichtlich der Meinung, dass es genug Zweifel im Zusammenhang mit dem plötzlichen Kindstod von Noah gab, um das Neugeborene schützen zu müssen, indem den Eltern das Sorgerecht entzogen wurde. Der Antrag lag dem Familiengericht vor. Kürzlich hatte das Gericht um Kopien unseres Berichts über Noah, unsere Notizen und Obduktionsfotos gebeten. Zweifellos war all das jetzt von einem anderen Rechtsmediziner überprüft worden, der sich aufs Arbeiten für dieses Gericht spezialisiert hatte. Ich klickte die E-Mails an. Ja, und da waren seine Kommentare.

»Ellie, er sagt sicher nicht, dass wir es übersehen haben …«

»Er tut es!«

»Ich werde mir die Bilder ansehen und Sie zurückrufen.«

Ich fühlte mich schlecht. Konnte es sein, dass ich ein totes Baby untersucht hatte, das misshandelt und ermordet worden war, und ich die Beweise dafür übersehen hatte? Dass ich plötzlichen Kindstod als Ursache genannt, die Eltern entlastet und etwaige zukünftige Babys gefährdet hatte, die sie bekommen würden? Und waren die Beweise so offensichtlich gewesen, dass 18 Monate später ein anderer Rechtsmediziner sie sogar auf den Fotos erkennen konnte?

Ich suchte die Akten heraus. Noahs Obduktion lag einige Fälle zurück. Ich versuchte, mich an diesen Tag zu erinnern.

Ich war von der Polizei ins Leichenschauhaus gerufen worden, weil die Mutter ihr Baby am Morgen tot aufgefunden hatte. In dem Aufenthaltsraum neben dem unvermeidlichen Aquarium wartete Ellie – die Obduktion eines Kindes, dessen Tod verdächtig ist, muss von zwei Rechtsmedizinern durchgeführt werden, einem forensischen und einem pädiatrischen. Mit Ellie lässt sich gut zusammenarbeiten: Geistreich und klug ist sie immer hundertprozentig überzeugt von ihren Schlussfolgerungen, worum ich sie heimlich beneide.

Nun blätterte ich in meinen Notizen. Die Mutter gab Noah um 20 Uhr ein Fläschchen und, da er etwas schniefte, auch Paracetamol. Er schlief ein, wurde aber zweimal in der Nacht wach. Das erste Mal, gegen 2 Uhr, hatte der Vater ihn wieder in den Schlaf gewiegt. Das zweite Mal war um 5 Uhr, und der Vater wachte ohnehin auf, da er zur Frühschicht musste. Er beruhigte das Baby und verließ das Haus um 6 Uhr, ohne die Mutter aufzuwecken. Um 7 Uhr stellte sie fest, dass das Baby tot war. Sie lief schreiend auf die Straße. Ein Nachbar, der in der Serie *EastEnders* Wiederbelebungstechniken gesehen hatte, kam angelaufen und versuchte, das Baby wiederzubeleben, bis die Rettungssanitäter eintrafen und übernahmen. Ohne Erfolg.

Fotos des Hauses zeigten das übliche Chaos, das bei Familien mit einem Neugeborenen herrscht. Es gab kaum Möbel, weil große Plastikspielsachen den Raum beherrschten. Der Kühlschrank war fast leer, abgesehen von Milch und Verpackungen mit Essensresten vom Imbiss. Im Obergeschoss nahmen das Eltern- und das Kinderbettchen fast den ganzen Platz des Schlafzimmers ein. Auf den freien Bodenflächen stapelte sich Babykleidung.

Am bemerkenswertesten für uns Rechtsmediziner war die Raumtemperatur. Wir sahen Fotos, auf denen der Thermostat im Erdgeschoss auf 30 Grad und die Schlafzimmerheizkörper im Obergeschoss auf maximale Temperatur eingestellt waren. Die Polizei hatte darauf hingewiesen, dass es sehr warm im Haus gewesen sei. Es gibt natürlich einen unmittelbaren Zusammenhang zwischen plötzlichem Kindstod und überhitzten Babys.

Einige Zeit, nachdem wir unseren Obduktionsbericht fertiggestellt hatten, kamen eine Reihe Auffälligkeiten und Unwahrheiten ans Licht. Muslimische Nachbarn hatten entsetzt festgestellt, dass ihre Mülltonne voller leerer Alkoholflaschen war, und erwähnten das gegenüber der Polizei. Noahs Eltern gaben später zu, die Flaschen in der Nacht entsorgt zu haben. Die toxikologische Blutuntersuchung des Vaters ergab zum Zeitpunkt, als das Baby das erste Mal aufwachte, einen Blutalkoholgehalt von 200mg/100ml, zweieinhalbmal die Promillegrenze, ab der Fahren nicht mehr erlaubt ist. Die Tests offenbarten auch, dass beide Eltern Haschisch geraucht hatten.

Der Vater war früher einmal wegen schwerer Körperverletzung nach einer Schlägerei verurteilt, aber häusliche Gewalt war nie registriert worden. Das Baby hatte eine alte Schulterverletzung, aber die konnte von der schwierigen Geburt herrühren. Die Polizisten misstrauten den Eltern, konnten aber nicht wirklich sagen, warum – obwohl sie herausgefunden hatten, dass der Grund, weswegen es im Haus so warm war, auf die von der kleinen Cannabisplantage auf dem Dachboden benötigte Wärme zurückzuführen war. Die Rettungssanitäter vermuteten, dass das Baby seit ein paar Stunden tot gewesen war, nicht nur eine, wie die Mutter behauptete. Aber sie waren nicht sicher. Und alle Merkmale auf Noahs Körper konnten durch die ungeschulten Wiederbelebungstechniken des Nachbarn und die nachfolgenden anhaltenden Versuche der Rettungssanitäters erklärt werden.

Ellie und ich mussten uns auf eine Todesursache einigen. Als pädiatrische Pathologin war es ihre Aufgabe, den Bericht zu schreiben, und ich sollte Korrekturen vornehmen und ihn dann unterzeichnen.

Ellie war sich dessen, was sie schreiben wollte, sicher gewesen.

»Plötzlicher Kindstod, Dick. Es ist plötzlicher Kindstod.«

»Aber es gibt zu viele Ungereimtheiten. Ich möchte lieber ›unbekannt‹ angeben.«

»Wir sind nicht hier, um über sie zu urteilen, weil sie ein paar Cannabispflanzen auf dem Dachboden haben. Oder gern trinken. Sie sind offensichtlich keine chaotischen Süchtigen.

Der Vater hat einen richtigen Job, das Baby war gesund und gut versorgt, sie haben alle Termine bei der Hebamme und Impfungen wahrgenommen, es gab eine unterstützende größere Familie – die Oma, die Schwester. Nein, wir wollen nicht das Damoklesschwert mit ›Todesursache unbekannt‹ über ein junges Paar hängen, das lediglich arm ist und sein Bestes gibt.«

Und so war es dann »plötzlicher Kindstod«.

Bis jetzt ein anderer Rechtsmediziner die Fotos sah und bestimmte, dass es das nicht war.

Ich lud die gespeicherten Fotos auf den Bildschirm. Hier waren die Lippen des Babys. Sie waren röter und die Druckstellen auffälliger, als ich es in Erinnerung hatte, aber es gab keine Schwellungen oder Quetschungen. Das waren durch die Wiederbelebung verursachte Verletzungen. Ich suchte dann nach den Aufnahmen des Brustkörpers, die die Rippen des Babys zeigten. Tatsächlich konnte ich etwas hellere Stellen in einigen Bereichen erkennen. Das hätten alte Brüche sein können. Oder lag es einfach am Blitzlicht beim Fotografieren?

Ich rief Ellie zurück: »Die Lippen wirken auf den Fotos etwas röter und die Druckstellen stärker, als sie es in Wirklichkeit waren, und es gibt tatsächlich einige helle Stellen auf den rückwärtigen Anteilen der Rippen.« Da ich befürchtete, dass sie explodieren würde, redete ich schnell weiter. »Wir wissen, dass es in natura anders aussah. Wenn man genau hinsieht, sind einige Organe sonderbar verfärbt, vermutlich Reflexionen des Blitzlichts. Es liegt an den Fotos.«

»Wer hat sie gemacht?«, fluchte sie. »Wer hatte diese Müll-Aufnahmen gemacht?«

Ich erinnerte mich daran, dass ein Tatortermittler mit seiner Kamera ziemlich schüchtern vorgetreten war. War das sein erster richtiger Einsatz gewesen? Er hatte den leitenden Beamten etliche Male um Rat gefragt, und dann hatte der Zusatzblitz nicht funktioniert, und er musste mit dem integrierten Blitzlicht der Kamera arbeiten.

Als ich die übrigen Fotos durchging, sah ich, dass die Aufnahmen so schlecht waren, dass Noahs weiße Windel blau schimmerte. Wieso war mir das nicht früher aufgefallen?

»Keine Sorge, Ellie«, sagte ich. »Es muss ein technisches Problem mit dem Blitzlicht sein, und die niedrige Auflösung, mit der die Bilder abgespeichert wurden, hat ihr Übriges getan.«

»Ich mache mir keine Sorgen«, erwiderte sie gelassen. »Nein, ich bin unglaublich wütend. Dieser Rechtsmediziner, der uns kritisiert, führt selbst keine Obduktionen durch. Und bei unserer war er ganz sicher nicht dabei. Die anderen Rechtsmediziner, die sich die Leiche im Auftrag der Familie angeschaut haben, waren unserer Meinung, nicht wahr? Wie kann er es also wagen ...?«

»Weil ... nun, haben Sie den Rest der Akte schon gelesen?«

»Nein, noch nicht!«

»Weil man mittlerweile Verschiedenes über die Eltern herausgefunden hat. Dinge, die vorher nicht bekannt waren. Dadurch entsteht ein anderes Bild. Wir dachten, sie sind jung und haben es schwer, versuchen mit ihrer kleinen Cannabisplantage da oben über die Runden zu kommen ... nun stellte sich aber heraus, dass der Vater bereits ein Kind mit einer anderen Frau hatte, irgendwo im Süden. Vor etwa vier Jahren. Und es starb. Plötzlicher Kindstod wurde als Todesursache angegeben.«

Das ließ Ellie für einen Moment verstummen.

Ich fuhr fort: »Hilfreich ist auch nicht, dass er früher heroinabhängig war und noch bis vor Kurzem Methadon auf Rezept bekommen hat. Ich wünschte, sie hätten uns all das erzählt.«

»Nur zu. Verurteilen Sie einen Mann, der versucht, clean zu werden. War er auf Methadon, als das Baby starb?«

»Nein.«

»Da haben Sie's.«

»Als er die Frau kennenlernte und das Baby geboren wurde, hat er wirklich versucht, ein besseres Leben zu führen; das entnehme ich den Verhören durch die Polizei.«

»Genau. Und wenn wir jedem ehemaligen Heroinabhängigen die Kinder wegnehmen würden, gäbe es in manchen Teilen dieser Stadt keine Kinder mehr.«

»Hören Sie, Ellie. Wir werden vor Gericht unsere Aussage machen und erklären, dass die Fotos von mangelhafter Qualität sind, und betonen, dass wir überzeugt sind, dass das Kind keine alten Knochenbrüche aufwies und dass der Radiologe unserer Meinung ist, und das war's dann.«

»So einfach wird es nicht sein. Wir haben plötzlichen Kindstod als Ursache angegeben, und das wollen sie nicht hören. Denen geht es nur darum, den Eltern das Neugeborene wegzunehmen. Sie sind davon überzeugt, dass Noah getötet wurde.«

»Gerichte sind angewiesen, die Wahrheit herauszufinden, und nicht das, was sie hören wollen.«

Es folgte eine Mischung aus Schnauben und Lachen, und dann hatte Ellie aufgelegt.

Die Gerichtsverhandlung beunruhigte mich nicht wirklich. Ich war eher neugierig. Die Familiengerichte sind für mich ebenso wie für alle anderen ein Mysterium geblieben, weil sie bisher nur meine schriftlichen Berichte verwendet hatten. Diese Gerichte befassen sich mit derart sensiblen Themen, dass Presse und Öffentlichkeit keinen Zutritt haben: Niemand hat ohne unmittelbaren Grund Zutritt, nicht einmal nahe Verwandte Verstorbener.

Ellie wartete draußen auf mich. Sie wirkte nervös.

»Sie sollten mal sehen, wie viele Leute da drin sind.«

»Wie kommt das denn? Abgesehen von den Anwälten und Zeugen darf doch niemand rein.«

»Da sind eine Million Anwälte. Die Mutter hat allein drei. Und der Vater auch. Und die Behörden auch. Und das Neugeborene! Noch keine drei Monate alt und hat schon drei Anwälte. Das sind also schon mal zwölf, und dann noch jede Menge Beamte. Dick, sie kürzen die Mittel für Kriminalfälle, die Anwälte stürzen sich wie die Geier auf die Familiengerichte. Die Verhandlungen ziehen sich hier über Wochen hin!«

Bestimmt übertrieb sie.

»Gut, dass es nur einen Richter gibt«, sagte ich. »Klingt so, als gäbe es gar keinen Platz für Geschworene.«

Drinnen stellte ich jedoch fest, dass sich im Saal die Anwälte tatsächlich nur so drängten. Niemand agierte hier rein technisch gesehen wie bei der Verhandlung, der Platz des Verteidigers war leer. Es war die Entscheidung des Richters, ob ein Kind in eine Pflegefamilie oder in eine andere Art von Fürsorge gegeben wurde. Eine Menge Faktoren mussten dabei berücksichtigt werden, aber der zentrale Punkt war, ob nach Abwägen der Wahrscheinlichkeit, ein Elternteil Noah getötet oder verletzt hatte. Keine Verhandlung also, sondern nur eine Untersuchung zur Wahrheitsfindung. Jedoch mit Darstellungen beider Seiten, mit Anwälten, die im Sinne ihres Mandanten Fragen stellten und argumentierten. Ich erinnerte mich daran, dass Aischylos gesagt haben soll: »Im Krieg ist die Wahrheit das erste Opfer.«

Ich durfte bei Ellies Aussage im Gerichtssaal bleiben und konnte die Eltern sehen. Die beiden saßen getrennt voneinander und sahen sich nicht an. Sie hatten noch ein Kind bekommen, schienen aber nicht mehr zusammen zu sein: Natürlich würden ihre Anwälte das Spiel des gegenseitigen Schuldzuschiebens spielen.

Die Mutter war wütend. Übergewichtig, sich kaum regend, ihr Gesicht geschwollen wirkend, schaffte sie es, um sich herum Unruhe zu erzeugen, fluchte ihrem Anwalt etwas ins Ohr und manchmal laut in den leisen Gerichtssaal hinein. Der Vater war sehr dünn, schniefte und zappelte ständig herum, als würde diese Veranstaltung ihn von etwas Wichtigerem abhalten: wie den nächsten Schuss. Wenn die beiden Noah wirklich getötet haben sollten, waren sie nicht zu bemitleiden. Aber wenn sie es nicht hatten … sie wirkten wie zwei unglückliche, ungeliebte Menschen, die vielleicht darum gekämpft hatten, ihr Baby lieben zu lernen.

Im Zeugenstand verlor Ellie ihre Beherrschungt. Ich beobachtete mit wachsender Sorge, dass Anwalt nach Anwalt versuchte, ihre Kompetenz infrage zu stellen, bei Noah den plötzlichen Kindstod als Ursache zu ermitteln. Als sie mit ihrer Demontage fertig waren, wusste ich, was als Nächstes kam.

Ich hatte kaum den Eid abgelegt, da wies der erste Anwalt darauf hin, dass das Kind in Wahrheit einen blauen Strampler mit grünen Häschen getragen hatte – Ellie hatte im Obduktionsbericht ärgerlicherweise die Farben verwechselt, und mir war das nicht aufgefallen, als ich den Bericht überprüft hatte. Auch beim Datum war ihr ein kleiner Fehler unterlaufen, als sie Monat und Tag verdreht hatte, auch das hatte ich nicht bemerkt. Keine gravierenden Fehler, aber es war die übliche Wortklauberei zu Beginn einer Verhandlung, um meine Kompetenz und Selbstsicherheit zu untergraben, bevor die eigentliche Schlacht begann. Und die drehte sich natürlich um die Lippenverletzungen und die vermeintlichen Rippenfrakturen des Kindes.

»Dr. Shepherd, stimmen Sie zu, dass alte, verheilte Frakturen auf den rückwärtigen Anteilen der Rippen des Babys ein starker Hinweis auf Misshandlungen in seinem kurzen Leben sein würden?«

»Wenn es verheilte Frakturen gegeben hätte, wäre Misshandlung eine mögliche Erklärung.«

»Haben Sie nach derartigen Frakturen gesucht?«

«Sämtliche Rippen wurden äußerst sorgfältig untersucht …«

Ich wies auf die schlechte Qualität der Fotos hin, die nicht das wiedergaben, was wir sahen. Das wurde beiseitegeschoben: »Wir können alle auf den Fotos erkennen, dass die rückwärtigen Anteile der Rippen alte Frakturen aufweisen, Dr. Shepherd. Wieso können Sie das nicht?«

Wir führten das gleiche Gespräch über die Lippenverletzungen.

»Sehen Sie sich doch nur die Fotos an, Dr. Shepherd! Die Verletzungen sind doch offensichtlich!«

Ich erklärte, dass aufgrund der Art und Weise, wie die Fotos abgespeichert, übertragen und dann auf einem einfachen Drucker ausgedruckt worden waren, die Qualität so schlecht sei, dass man sich nicht auf sie stützen könne. Es war jedoch klar, dass ich keine Fortschritte erzielte. Sie sahen das, was sie sehen konnten. Ich war entweder blind oder dumm und versuchte zu verschleiern, dass Ellie und ich – mit unseren zusammengerechneten 70 Jahren Erfahrung in diesem Metier – Erstickungsmerkmale mit denen von Wiederbelebungsmaßnahmen verwechselt hatten. Es folgte einer meiner anstrengendsten Nachmittage, die ich je im Zeugenstand eines Gerichts verbracht hatte – das Old Bailey eingeschlossen. Und auf gewisse Weise war es schlimmer – statt eines feindseligen Anwalts gab es viele, die alle Seiten vertraten, jeder griff mich aus einem anderen Blickwinkel an. Es gelang mir, mich zu behaupten und zuzugeben, dass die Möglichkeit bestehe, dass wir uns geirrt hatten, ich es jedoch für sehr unwahrscheinlich hielte, dass zwei erfahrene Rechtsmediziner derart eindeutige Beweise für Misshandlung übersehen hätten.

»Sind Sie Osteopathologe, Dr. Shepherd?«

»Nein, bin ich nicht.«

»Aber Sie waren besorgt wegen der offensichtlichen Frakturen an den vorderseitigen Anteilen der Rippen?«

»Besorgt, dass die Brüche verschiedene Interpretationsmöglichkeiten zulassen könnten, aber darüber im Klaren, dass die gewaltsamen Wiederbelebungsversuche eines darin nicht geschulten Nachbarn …«

»Sie waren besorgt, aber nicht besorgt genug, um einen Osteopathologen hinzuzuziehen?«

»Es schien mir nicht so, dass dieser etwas Neues dazu beitragen könnte. Wir hatten gesehen, welche Rippen gebrochen waren, und wir wussten, dass …«

»Sie dachten, Sie wissen genauso viel wie ein Spezialist, ist es so?«

»Die Radiologin sagte, dass ihrer Meinung nach keine Frakturen der rückwärtigen Anteile der Rippen vorlägen. Die der vorderseitigen Anteile der Rippen hatten wir sofort gesehen. Ich hatte nicht den Eindruck, dass ein Osteopathologe dem noch etwas hinzufügen könnte.«

»War das nicht ziemlich arrogant von Ihnen, Dr. Shepherd?«

»Ich halte mich nicht für einen arroganten Menschen. Es tut mir leid, wenn es so wirkt.«

Die Verse von Alexander Pope fielen mir ein, als würde mein Vater sie an genau dieser Stelle beisteuern:

Bekennt mit freiem Mut die Schuld vergang'ner Schwächen,
und haltet jeden Tag Gericht,

»Räumen Sie die Möglichkeit ein, dass Sie sich bei der Diagnose ›plötzlicher Kindstod‹ geirrt haben könnten?«

»Die Beurteilung der Todesursache ist in solchen Fällen immer schwierig. Die dazwischen verlaufende Grenze ist sehr fein. Aufgrund der uns vorliegenden Beweise zum Zeitpunkt der Obduktion wies alles auf plötzlichen Kindstod hin. Wenn ich mehr Informationen über die Umstände gehabt hätte, in denen das Kind lebte und starb, hätte ich vielleicht stattdessen »unklar« geschrieben.

Was mich an diesem Nachmittag im Familiengericht überraschte, war, dass ich nicht nur beruflich, sondern auch persönlich angegriffen wurde. Die zweite Überraschung war das schriftliche Urteil. Es traf ein paar Wochen später ein. Ich erfuhr, dass im Laufe der Wochen etliche Zeugen ausgesagt hatten, die Beispiele dafür nannten, wie sehr die Eltern den kleinen Noah vernachlässigt hatten. Es hatte sich herausgestellt, dass die Mutter Alkoholikerin war und der Vater häufig unter Drogen stand. Die Schwester der Mutter und eine Tante waren eingesprungen, um dem Paar mit dem Kind zu helfen und bei der Hebamme und anderen unabsichtlich ein falsches Bild von der Kompetenz der Mutter geweckt. Laut dem Richter waren es diese Personen, die sich darum kümmerten, dass Noah die Arzt- und Impftermine wahrnahm.

Der Richter sagte, der Junge sei vernachlässigt worden und er sei erschrocken über die Weigerung oder Unfähigkeit der beiden Rechtsmediziner, die den Leichnam untersucht hatten, anzuerkennen, dass sie derartig offensichtliche Anzeichen von Misshandlung übersehen hatten – die auf den Fotos für jeden erkennbar waren. Tatsächlich schienen die Rechtsmediziner immer noch zu glauben, plötzlicher Kindstod sei die Ursache gewesen. Der Richter verlor kein Wort darüber, dass die Fotos bestenfalls von unterschiedlicher Qualität waren. Auch nicht darüber, dass uns keine Informationen über die Eltern zur Verfügung standen, als wir die Obduktion durchführten. Und auch nicht, dass man versäumte, uns später über die neuen Informationen über die Eltern in Kenntnis zu setzen.

Er fuhr fort, dass er nach Abwägen der Wahrscheinlichkeiten zu dem Schluss gekommen sei, dass der Vater den kleinen Noah getötet hatte. Im Kreuzverhör sei klar geworden, dass in jener Nacht große Mengen Alkohol und Drogen konsumiert worden waren, und als der Kleine weinte, hatte der Vater nach ihm gesehen. Der Richter vermutete, dass er dabei auf die Brust und vielleicht auch auf das Gesicht des Kindes gedrückt, es erstickt und ihm dabei möglicherweise die Rippen gebrochen habe. Der Zustand der rückwärtigen Anteile der Rippen würde darauf hinweisen, dass etwas in der Art bereits früher geschehen war. Bei dieser Gelegenheit hatte die Mutter ihn aufgefordert, irgendetwas zu tun, damit Noah endlich Ruhe gab, und obwohl sie wusste, dass ihr Mann grob mit dem Kind umging, habe sie nicht eingegriffen. Deshalb sollte kein weiteres Kind in der Obhut dieser Eltern bleiben. Ihr Neugeborenes wurde ihnen weggenommen und zur Adoption freigegeben.

Ich kann mir nicht vorstellen, wie sich Noahs Eltern gefühlt haben müssen, als sie dieses Urteil lasen. Ich war so niedergeschmettert, dass ich förmlich nach Luft rang. Es war unmöglich, dass harte Worte von einem Richter über einen Rechtsmediziner des Innenministeriums kein beträchtliches Echo fanden. Ich war mittlerweile 60 Jahre alt und hatte mein ganzes Leben hart daran gearbeitet, mithilfe der Medizin der Gerechtigkeit zu dienen. Und nun schien es so, als würde mir diese Gerechtigkeit vorenthalten werden.

In jener Nacht konnte ich nicht schlafen. Ich konnte kaum atmen. Derartig kritische Kommentare verlangten nach einer Untersuchung, und – als Rechtsmediziner des Innenministeriums – musste ich diesem davon berichten. Würde man dann eine Untersuchung über mich einleiten? Mich ans General Medical Council verweisen? Das GMC kann den Ärzten das Recht auf Berufsausübung entziehen, wenn man schweren Fehlverhaltens für schuldig befunden wird.

Diese Perspektive war eine derart himmelschreiende Ungerechtigkeit, dass ich aufrecht im Bett saß. Auf der Grundlage schlechter Fotos wurde meine Urteilsfähigkeit angegriffen. Verletzungen an den Lippen und verheilte Brüche der rückwärtigen Anteile der Rippen konnten Hinweise auf Misshandlung sein, aber es hatte keine Verletzungen an den Lippen oder an den vorderseitigen Anteilen der Rippen gegeben, die nicht durch die Wiederbelebungsmaßnahmen erklärt werden konnten. Und an den rückwärtigen Anteilen der Rippen waren überhaupt keine Brüche festzustellen. Ich war mir sicher, Ellie war sich sicher, die Radiologin war sich sicher. Wir hatten in unserem Bericht geschrieben, dass die Frakturen an den vorderseitigen Anteilen der Rippen zwar vermutlich von den Wiederbelebungsmaßnahmen stammten, wir jedoch nicht ausschließen konnten, dass sie absichtlich herbeigeführt worden waren. Aber wir hatten natürlich plötzlichen Kindstod als Ursache angegeben.

Ich konnte doch ganz sicher nicht für so eine Sache meine Zulassung verlieren?

Als ich endlich einschlief, waren meine Träume ein seltsamer Wirrwarr von Gerichtssälen und Säuglingen. Noch am darauffolgenden Tag schüttelte es mich beim Gedanken an meine Träume. Ohne direkt an den Fall zu denken, prägte er dennoch jede meiner Handlungen. In meinem Magen, die

Patina der Angst. In meinem Kopf, ein Gefühl der Not. Als ich an jenem Nachmittag an meinem Schreibtisch saß, gequält von unerklärlicher Angst, gab ich den Kampf auf. Ich wusste, was passieren würde. Es hatte angefangen, als ich kürzlich über Hungerford flog. Und dann wieder nach den Terroranschlägen von Paris. Ich hatte gelernt, meine Faust zu ballen und mich mit größter Willenskraft von dem Abgrund fernzuhalten. Aber jetzt tat er sich direkt vor mir auf.

Ich schloss die Augen. Düstere Vorstellungen quälten mich. Die Leichen, hoch aufgestapelt, der Gestank der Verwesung, die Hitze. Junge Menschen, die gerade tanzten, als die Bombe explodierte, junge Menschen ohne Hände, in ihren Särgen exhumierte Kinder, winzige Babykörper, die hilflos von der Unmenschlichkeit des Menschen zeugten, verkohlte Körper, Ertrunkene, auf Zugschienen zerstückelte Leichen. Eine unendlich tiefe Grube menschlichen Leids.

Ich schaute wieder hoch, blinzelte, blickte mich in meinem Büro um. Computer, Schreibtisch Fotos, Ordner, Hunde. Alles normal. Es war nur wieder einer von diesen kurzen Trips in die Hölle gewesen, so plötzlich und erschreckend wie ein epileptischer Anfall.

Aber jetzt war ich zurück in der Gegenwart. Ich würde mit meiner Arbeit weitermachen, die darin bestand, das Innenministerium von den Kommentaren des Richters über mich im Fall des kleinen Noah zu berichten.

Das Innenministerium antwortete schon bald. Sie wussten bereits über den Fall Bescheid, und das schon eine Weile. Allerdings hatten sie sich nicht die Mühe gemacht, mich das wissen zu lassen. Der in den Fall einbezogene Police Officer hatte mich dort gemeldet, und sie hatten beschlossen, den Fall an das General Medical Council (GMC) weiterzuleiten. Vielleicht, so sagten sie mir, würde ich ja mit meinem Anwalt über die Angelegenheit sprechen wollen.

Ganz sicher wollte ich das. Linda versuchte, mich zu beruhigen, aber ich ließ mich nicht beruhigen. Meine nächtlichen Träume waren scheußlich. Und tagsüber, wach in meinem Büro, kämpfte ich mit Albträumen.

Schließlich traf ein Brief ein. Mit zitternden Händen öffnete ich ihn. Ich wollte, dass man mir mitteilte, die ganze Sache sei ad acta gelegt.

Dort stand, dass vom General Medical Council eine Untersuchung gegen mich eingeleitet worden sei. Meine Kompetenz sei infrage gestellt worden wegen der in dem von mir unterschriebenen Obduktionsbericht angegebenen Todesursache des kleinen Noah.

Alle Freude war wie weggeblasen. Und die Panikattacken, die ich nicht so bezeichnen wollte? Nun, sogar ich musste zugeben, dass sie genau das waren.

***

Mein ganzes Arbeitsleben lang habe ich Fälle geprüft. Nun war *ich* der Fall. Nun wurde *ich* überprüft. Das GMC ist im Wesentlichen ein privates Gericht, das in seinem eigenen Tempo und hinter geschlossenen Türen ermittelt. Es gibt keine Informationen heraus, wie lange es braucht, bis es eine Entscheidung trifft, und kommuniziert über die Angelegenheit ausschließlich mittels offizieller Schreiben, die ich innerhalb eines knappen Zeitrahmens zu beantworten hatte.

Ich wusste, dass das GMC insgeheim Kollegen, Coroner, Policer Officers, jeden befragte, der mit mir gearbeitet hatte, und sich nach seiner Meinung bezüglich meiner Fähigkeiten erkundigte. Das GMC sagte nicht, ob und wann es meinen Fall an die nächste Instanz, das »Tribunal«, weiterleiten würde.

Beim »Tribunal« handelt es sich um den Medical Practitioners Tribunal Service, der unabhängig ist vom GMC und über Fälle entscheidet, die ihm von diesem übermittelt werden. Man sagt dort unter Eid aus, Anwalt und Staatsanwalt führen Verhöre und Kreuzverhöre durch, und es wird befunden, ob ein Arzt in der Lage ist zu praktizieren. Oder nicht. Es ist quasi ein Gericht.

Und das alles, weil ein anderer Rechtsmediziner, der für das Familiengericht arbeitete, behauptete, ich hätte Fehler gemacht, offensichtliche Verletzungen übersehen und eine Todesursache genannt, die er für falsch hielt. Die Rechtsmedizin ist eine Kombination von Fakten, Erfahrung und Urteilsvermögen. Das »Tribunal« konnte das jedoch ignorieren und anhand der Anschuldigungen zu dem Schluss kommen, man könne mir nicht zutrauen zu bestimmen, wie ein Kind zu Tode gekommen war und warum folglich seine Geschwister in Gefahr schwebten. Sie konnten beschließen, mich »auszuschließen«. Das heißt, man würde mich aus dem Verzeichnis der Ärzte streichen, die man für befähigt hielt, praktizieren zu dürfen.

Sobald die Untersuchung des GMC begann, nahmen meine Panikattacken alarmierend zu. Grauenhafte Bilder bemächtigten sich meines Verstandes.

Ich versuchte, dazu eine distanzierte medizinische Sichtweise einzunehmen. Also, diese »Attacken« hatten angefangen, als ich eines Tages über Hungerford flog. Warum hatten sie angefangen, und warum hatten sie wieder aufgehört? Offenbar hatte die Untersuchung des GMC ihre machtvolle Rückkehr angestoßen. Hatte dieses öffentliche Anzweifeln eines Mannes, der sich nie irren sollte, einen Abgrund verborgener Ängste geöffnet? Waren diese Ängste nun außer Kontrolle?

Es gab keine Antworten. Nur Bilder, die sich plötzlich in meinem Kopf breitmachten, wenn ich am wenigsten damit rechnete. Ich musste nur Eiswürfel in Lindas Drink geben, und schon war ich zurück auf Bali, sah die Leichen junger Menschen unter den Beuteln mit schmelzendem Eis verrotten. Es war gar nicht daran zu denken, dass ich die in meinem Büro gestapelten Akten aufschlagen würde. Denn darin lauerten Fotos. Und ich hatte bereits zu viele Bilder in meinem Kopf, um sie noch beherrschen zu können. Eine unerklärliche Angst lähmte mich. Mich quälte eine grausige Furcht, die ich nur als unbändig bezeichnen kann. Der Gestank des Todes ließ mich nie los.

Diese hinterhältigen Attacken raubten mir den Schlaf, nahmen mir jede Freude, peinigten mich, weckten in mir Selbstzweifel. Auf den Verlust meiner Fähigkeit, mich zu entspannen, folgte bald der Verlust meiner Fähigkeit, zu lesen. Weil ich mich nicht dazu durchringen konnte, ein Buch in die Hand zu nehmen und es aufzuschlagen. Ich konnte mich zu gar nichts mehr durchringen. Wollte ich eine Tasse Tee? Keine Ahnung. Ich konnte mich ja kaum noch dazu entscheiden, morgens aufzustehen, ganz davon zu schweigen, mir die Mühe zu machen, mich anzuziehen. Den größten Teil des Tages konzentrierte ich mich einfach nur darauf, nicht zu blinzeln, da ich festgestellt hatte, dass die Bilder, die über mir schwebten und darauf warteten, sich meines Verstandes zu bemächtigen, sofort präsent waren, sobald ich die Augen schloss.

Eines heißen Sommermorgens wurde ich in Gedanken von faulenden Körperteilen verfolgt. Es waren Gedärme. Schwammige Lebern. Herzen, die nicht schlugen. Hände. An einer steckte ein Ehering. Ich musste ihn mühsam herunterziehen, um die Gravur lesen und herausfinden zu können, zu wem diese Hand gehörte. Der beißende Gestank der Verwesung verschlug mir den Atem.

Ich dachte, es sei besser zu sterben, als so zu leben.

Aber wie?

Sich vor einen Zug werfen, das ging schnell, war aber auch egoistisch. Menschen, die diese Todesart wählen, verursachen beim Lokführer ein Trauma und erzeugen eine unvergessliche Schweinerei, die die Angehörigen bis in alle Ewigkeit quälen wird. Sich aufzuhängen funktioniert nicht immer oder erfolgt zumindest nicht schnell. Eine Waffe wäre gut gewesen, aber woher sollte ich eine bekommen? Mit dem Wagen über eine Klippe zu fahren schien eine saubere Lösung zu sein. Aber ich hätte erst eine geeignete, zugängliche Klippe finden müssen. Schwierig, wenn ich mich kaum in der Lage fühlte, in den zweiten Gang zu schalten, ohne das Getriebe zu ruinieren.

Ich wusste nicht, was ich tat oder sagte, denn ich konnte die Welt nur aus dem Innern meines Kopfes heraus sehen, und es war keine Welt, in der man weiterleben wollte. Aber was immer es auch war, das ich tat, es beunruhigte Linda. Ohne dass ich dagegen protestierte, wurde ich in die Notaufnahme gebracht, wo man mich an ein psychiatrisches Team weiterleitete. Ich, der vernünftige leitende Rechtsmediziner, saß zitternd da, als ein Psychiater mich behutsam bat, von den Bildern zu erzählen, die ich sah. Ich wollte sie beschreiben. Aber kein Wort kam über meine Lippen.

Die Diagnose zu stellen war nicht schwierig. Ich wage zu behaupten, jeder Leser dieses Buches hat erkannt, dass es sich bei mir um eine Posttraumatische Belastungsstörung (PTBS) handelte. Offenbar war ich der Einzige, der die Symptome nicht erkannt hatte.

Meine PTBS wurde nicht durch eine bestimmte der 23 000 Leichen ausgelöst, die ich obduziert hatte. Und auch nicht durch sie allesamt. Sie wurde nicht durch eine bestimmte Katastrophe ausgelöst, an deren Aufklärung ich beteiligt gewesen war. Und auch nicht durch sie allesamt. Sie wurde verursacht durch das lebenslange Bezeugen der Menschenfeindlichkeit in seiner Gesamtheit – im Namen der Gerichte, der Verwandten, der Öffentlichkeit, der Gesellschaft.

Das Ergebnis dieser Diagnose?

Im Sommer 2016 Auszeit von der Arbeit.

Zwei Behandlungen: Gesprächstherapie und Medikamente.

Und dieses Buch.

Im Herbst sollte ich an den Obduktionstisch zurückkehren, aber mir war nicht klar, wie ich je wieder arbeiten könnte. Aber ich wusste einfach nicht, wie ich wieder Arterien in winzige Stücke schneiden oder Gehirne aus dem Schädel heben oder die Innenseite eines Gesichts untersuchen oder nach einer weiteren Katastrophe mitten in einem überquellenden Leichenschauhaus stehen sollte, wo eine lange Reihe Leichen auf mich wartete. Wieder und wieder und wieder. Eine Zukunft als Rechtsmediziner war mir unvorstellbar.

Dann veränderte sich etwas. Anfangs nur minimal. Ich begann zu reden. Ich erinnerte mich daran, wie Jen und ich vor all diesen Jahren zusammen bei der Eheberatung in Clapham gesessen hatten, wie ich meine Gedanken hatte schweifen lassen, mein Mund jedoch fast die ganze Zeit geschlossen geblieben war. Jetzt, in diesem ruhigen Zimmer mit einem verständnisvollen Therapeuten, erlaubte ich, meine Gedanken schweifen zu lassen – erst nur ein wenig –, und erzählte dem Therapeuten dann, wo ich gewesen war. Es war ein gefährliches Spiel, meine Gedanken nach Gutdünken schweifen zu lassen. Denn nur Gott wusste, was mein Verstand anstellte, wenn ich ihn nicht fest unter Kontrolle hielt. Aber in Begleitung eines Therapeuten lernte ich, sehr langsam, Woche für Woche das Loslassen meiner Gedanken zu kontrollieren. Und ich stellte fest, dass meine Ausflüge in die Hölle nachließen, wenn ich von ihnen erzählte. Nach und nach.

Eines Tages, vor nicht allzu langer Zeit, begann ich, mich besser zu fühlen. Vom GMC hatte ich immer noch nichts gehört. Der Herbst hatte den Sommer abgelöst, und plötzlich, fast genauso unvermittelt wie die erste Panikattacke über Hungerford, löste sich meine Angst auf. Der riesige Felsbrocken, der mich jede Minute zu überrollen drohte, verlor an Schwung. Die Angst, die so schwer gewesen war, dass meine Füße nicht laufen und mein Verstand nicht denken konnte, stieg auf und schwebte davon wie eine radioaktive Wolke.

Sie wurde ersetzt durch eine Ahnung, möglicherweise den Geist meiner früheren Freuden im Leben. Ich wusste, dass das nicht anhalten konnte, dass es nur ein flüchtiger Blick auf die Normalität war, aber für den Moment genügte es. Ich wollte diesen Augenblick festhalten, in ein Flugzeug steigen und es fliegen, den Nervenkitzel des Abhebens spüren, mich über die Enge, den Stumpfsinn und den Alltag erheben. Aber natürlich hatte ich nach meinem abgedrehten Sommer meinen Pilotenschein vorübergehend abgeben müssen.

Ich stürmte hinein zu Linda, die an ihrem Schreibtisch arbeitete, stirnrunzelnd über einem Fall von Kindesmissbrauch brütete, der bald vor Gericht verhandelt werden wollte.

»Lass uns einen Spaziergang machen!«, rief ich. Vielleicht ein bisschen zu laut. Sie sah mich seltsam an, hörte jedoch sofort auf, in den PC einzugeben.

Und so packten wir den alten Hund und den neuen Welpen ins Auto, und es kam mir so vor, als würde die Herbstsonne stärker brennen, als sie es den ganzen Sommer über getan hatte. Die Schönheit der Landschaft überraschte mich, als wäre ich in meinem Leben noch nie außerhalb der Stadt gewesen. Als wir in der freien Natur ankamen, raschelten die Blätter und leuchteten golden wie Lichter auf dem Hügel. Der Welpe lief aufgeregt im Kreis, bellte, und sogar der alte Hund tollte ein wenig herum. Die Welt war schön, wundervoll gekleidet, wie für eine Party. Den ganzen Sommer über hatte sie ihre schönsten Kleider getragen, und ich hatte es einfach nicht bemerkt oder bewundert.

Linda sagte: »Du siehst ...«

»Besser aus?«

Sie nickte, und ich sah, wie sich ihr Gesicht allmählich veränderte, ohne dass sie es bewegte, als würde gemäß einer geheimen Regel und sehr subtil jede Zelle ihre Position verändern. Sie musste nicht einmal lächeln, um jetzt glücklich auszusehen. Wie schwer muss eine Posttraumatische Belastungsstörung doch für jene sein, die sie miterleben müssen!

Ich versuchte, die Hügel und die Blätter und die Hunde und Linda und die Schönheit der Welt aufzunehmen, sie so zu schlürfen, wie manche Männer es mit Bier tun, sog so viel ein, wie ich konnte, bevor die Dunkelheit sich wieder um mich schloss. Weil ich wusste, dass sie das tun würde. Das Wort geheilt fehlt nämlich im PTBS-Lexikon. Aber dieser kurze Blick auf eine Welt ohne Krankheit – er musste zwei, vielleicht drei Stunden angedauert haben – genügte, um meine Sehnsucht nach mehr zu wecken, mir die Energie zu verleihen, nach mehr zu langen. Die nächste Ahnung von Normalität würde länger andauern. Irgendwann dauerte sie einen ganzen Tag lang. Schrittweise begann sich die Welt der Farben und Schönheit wieder um mich herum zu bilden, wie ein Puzzle.

Es gab (und gibt) natürlich immer noch viele Rückfälle. Wenn Linda sich einen Drink mixt, achtet sie darauf, das Eis selbst hineinzutun. Jedes Gespräch mit meinem Anwalt über die GMC-Untersuchung – und wenn er nur sagt, dass es nichts Neues gibt – macht mich für einen ganzen Tag handlungsunfähig, als wäre ich umgestoßen worden. Im Büro lagen immer noch Akten, die ich meiden musste, weil sie Bilder enthielten, deren Anblick ich nicht ertragen konnte. Sogar dieses Buch, an dem ich beinahe zwei Jahre immer mal geschrieben und es schließlich beiseitegelegt habe, enthielt Kapitel, die ich lieber nicht noch einmal durchgehen wollte. Aber der Sommer lehrte mich, dass ich es zu Ende schreiben musste, dass ich nicht wollte, dass mein Lebenswerk, die Rechtsmedizin, wie ein schreckliches Geheimnis von der Öffentlichkeit ferngehalten wurde. Denn über die Dinge zu sprechen, die eine zivilisierte Gesellschaft zivilisierten Menschen abverlangt, macht uns alle gesünder.

Dann klingelte eines Tages das Telefon. Meine Anwältin war dran. Sie hatte den Brief noch nicht erhalten, aber erfahren, dass er abgeschickt worden war. Die Ermittlungen gegen mich waren eingestellt worden. Plötzlich. Ohne Rücksprache oder Erklärung, genauso wie es angefangen hatte. Die Sache war nicht einmal bis in die Nähe des »Tribunals« gelangt.

Ich kann das nicht wirklich als einen Moment zum Feiern bezeichnen. Dafür hatte ich zu lange und zu schmerzhaft gelitten. Aber ich war wie von einer schweren Last befreit. Die Welt wirkte klarer, konturierter, als hätte jemand meine Linse wieder scharf gestellt. Für ein paar Minuten wusste ich nicht, was ich fühlte. GMC-Ermittlung oder nicht, ein tiefer Spalt hatte sich in meiner Psyche aufgetan und würde immer dort sein.

Als ich Linda die gute Nachricht überbrachte, wurden die Erleichterung und Freude in ihrem Gesicht zu mir zurückgespiegelt, und ich begann, ein wenig ihrer Freude zu spüren und dann auch etwas eigene Freude. So viele Jahre im Dienst würden nicht in einer Flut ungerechtfertigter Anschuldigungen enden. Ich konnte weitermachen. Wenn ich wollte.

***

Zur Arbeit zurückzukehren war angsteinflößend. Ich vereinbarte den Termin, aber als der Tag näher rückte, hatte ich das Gefühl, es einfach nicht zu schaffen. Die Therapeutin erinnerte mich daran, dass ich gelernt hatte, mit schlechten Erinnerungen umzugehen. Sie hatte recht. Ich konnte sie im Geiste hervorholen und sie mir anschauen, wenn ich wollte, und sie dann wieder in eine Schublade zurücklegen, wenn ich es wollte. Sie würden nicht verschwinden. Aber ich konnte damit umgehen. Ich würde wieder arbeiten.

Als ich am ersten Tag meiner Rückkehr an den Arbeitsplatz das Leichenschauhaus betrat, verlor ich, als der typische Geruch mir entgegenschlug und die Tür hinter mir zufiel, für einen Augenblick meinen Schneid.

Ich blieb stehen.

Ich konnte nicht weitergehen. Und ich konnte nicht zurück. Hineinzugehen war mir unerträglich, wegzulaufen undenkbar. Unsicher und verwirrt verharrte ich. Und in dem Moment trafen die Police Officers ein.

»Hallo, Doc, schön, Sie wiederzusehen. Wie geht es Ihnen?«

Jetzt gab es kein Zurück mehr. Aber ich musste auch nicht weitergehen. Wir würden uns begrüßen und miteinander reden. Direkt hier. Ich rührte mich nicht vom Fleck.

Den Kommissar kannte und mochte ich. Er sagte: »Heute habe ich einen ziemlich seltsamen Fall für Sie. Bin schon gespannt, was Sie davon halten.«

Ein ziemlich seltsamer Fall, ja? Es mussten diese Worte gewesen sein, die mich vorwärtstrieben. Fünf Minuten später saß ich auf einem Sofa mit einer Tasse Tee in der einen Hand und einem Keks in der anderen.

Der Kommissar ging seine Notizen durch.

»Die Verstorbene ist in den Fünfzigern, Alkoholikerin und nicht gerade einfach. Ihr Schwiegersohn borgte sich Geld von ihr, verließ dann ihre Tochter und zahlte das Geld nie zurück. Nachdem die Frau sich eines Tages einen hinter die Binde gegossen hatte, beschloss sie, ihm einen Besuch abzustatten. Dort gab es dann jede Menge Geschrei und Flüche. Er sagt, er habe sie nur leicht weggeschoben, aber sie sei so betrunken gewesen, dass sie stürzte. Sie sagte, er habe sie gestoßen. Jedenfalls landete sie auf dem Boden.«

Das klang überhaupt nicht seltsam. In meiner Welt passierte das ständig.

»Hat er sie denn gestoßen?«, fragte ich.

»Wir glauben schon. Obwohl seine neue Freundin es anfangs bestritten hat – und sie ist die einzige Zeugin.«

Immer noch nichts Seltsames.

Ich konnte das Klappern der Kühlfächertüren hören, wenn Leichen hinein- und hinausgeschoben wurden. Ich schluckte. Das Geräusch rief in mir die Erinnerung an viele Katastrophen zurück, an viele Leichen. Ich versuchte, mich auf den Kommissar zu konzentrieren.

»Meine Frage an Sie lautet, Doc: Falls er sie gestoßen hat, ist es das, was ihren Tod verursacht hat?«

»Wie lange nach dem Sturz ist sie gestorben?«

»Etliche Tage danach. Sie liegt auf dem Boden und kann nicht aufstehen. Er ruft einen Krankenwagen. Im Krankenhaus sagt man ihr, sie habe sich das Becken gebrochen, und man könne da wenig tun. Einfach nur Schmerzmittel nehmen. Das ist die übliche Behandlung. Sie hat wohl in der Notaufnahme derart herumgebrüllt und alle beschimpft, dass man sie gar nicht schnell genug wieder loswerden konnte …«

Handelte es sich etwa um einen Fall von medizinischer Fahrlässigkeit? Ich nippte an meinem Tee. So langsam wurde es interessant.

»Sie bleibt bei ihrer Tochter, wo sie jede Menge von ihrem Lieblingsgesöff bekommt. Aber sie hat Schmerzen, und weder der Alkohol noch die Tabletten helfen. Ein paar Tage später ruft die Tochter einen Krankenwagen. Dieses Mal kommt sie in ein anderes Krankenhaus. Die sagen, sie hätte das Becken nicht nur einmal, sondern fünfmal gebrochen und brauche Bettruhe. Aber sie ringt nach Luft, und die Orthopäden beschließen, sie wegen ihres Asthmas im Krankenhaus zu behalten.«

»Ist sie also eine asthmatische Alkoholikern mit einem mehrfach gebrochenen Becken?«

»Anscheinend dazu auch noch Epileptikerin …«

Der Kommissar reichte mir die Unterlagen aus dem Krankenhaus und fuhr fort, während ich die Akte überflog. Osteoporose. Asthma. Alkoholismus. Epilepsie …

»Ach, und Diabetes auch noch«, sagte ich.

»Diese Frau war über kurz oder lang dem Tod geweiht«, sagte einer der Police Officers. »Die Liste ist fast so lang wie ein medizinisches Wörterbuch.«

»Was aber nicht heißt, dass sie an natürlichen Todesursachen starb«, fügte der Kommissar schnell hinzu.

»Heißt es nicht«, stimmte ich zu. »Was passierte dann?«

»Auf der Krankenstation wurde bemerkt, dass sie unter starken Hustenanfällen litt, und man behandelte ihr Asthma und eine Infektion der Atemwege. Sie hustete immer weiter, bis sie schließlich ohnmächtig wurde. Nach etwa fünf Tagen hatte sie wieder einen schlimmen Hustenanfall. Aber dieses Mal kollabierte sie, und es kam zum Herzstillstand.«

»Was tat man im Krankenhaus?«

»Sie haben sie selbstverständlich wiederbelebt. Sie dachten, es sei eine … Pul … Pul …«

»Pulmonale Embolie? Gebrochenes Becken, und sie hatte tagelang im Bett gelegen, eine naheliegende Diagnose.«

»Genau das. Jedenfalls wurde sie wiederbelebt und bekam so ein Zeug, um …«

»Die Blutgerinnsel aufzulösen.«

Das war bedauerlich. Es war sicher die richtige Behandlung, hatte aber die Patientin nicht gerettet, und dem Rechtsmediziner half es schon gar nicht. Denn wenn es ein Blutgerinnsel gegeben hatte, dann war es jetzt aufgelöst.

»Wir warteten darauf, dass es ihr wieder besser gehen würde, um über die Anzeige wegen Körperverletzung gegen ihren Schwiegersohn zu sprechen, und als wir im Krankenhaus anriefen, um zu hören, ob wir sie befragen können, sagte die Schwester: ›Oh, wir haben vergessen, Ihnen Bescheid zu geben, sie ist gestorben.‹ Und plötzlich war es keine Körperverletzung mehr, sondern Totschlag.«

Ich trank meinen Tee aus. Jetzt war es tatsächlich ein seltsamer Fall. Mir waren soeben fünf mögliche Todesursachen präsentiert worden, und es konnte immer noch etwas ganz anderes sein. Nur ihre Leiche konnte uns verraten, woran sie gestorben war. Ich stand auf. Die Sache hatte mich neugierig gemacht.

»Also schön. Dann wollen wir sie uns mal anschauen.«

Auf dem Weg in den Obduktionssaal sagte ich zu dem Kommissar: »Das ist ihr Ressort und nicht meins, aber Sie haben nicht viele Beweise dafür, dass der Schwiegersohn sie gestoßen hat. Wenn sie betrunken war, ist sie womöglich schon auf dem Weg zu seinem Haus gestürzt.«

»Wir haben die Aussage der Freundin des Schwiegersohns. Sie hat sich mittlerweile von ihm getrennt und ihre Aussage geändert. Sie sagt, sie habe gesehen, wie er sie gestoßen hat, und zwar heftig.«

Hm. Keine Geschworenen sind beeindruckt von Zeugen, die sich um 180 Grad wenden.

»Und«, fügte er hinzu, »wir haben die Verstobene auf einem Überwachungsvideo, etwa fünf Minuten bevor sie bei ihrem Schwiegersohn ankam. Sie hatte keine Probleme beim Gehen. Wir brauchen von Ihnen einen Beweis, um ihn vor Gericht bringen zu können, Doc.«

Ich würde nach diesem Beweis suchen. Aber mit dem Bewusstsein im Hinterkopf, dass es um Totschlag ging und dem Beschuldigten eine lange Haftstrafe drohte. Ich musste absolut sicher sein, bevor ich der Polizei meine Einschätzung geben konnte.

Die Frau war 56 und sah aus wie 96.

»Sind Sie sicher, dass die Altersangabe stimmt?«, fragte ich.

Der Police Officer nickte.

Ich untersuchte äußerlich ihren aufgedunsenen Körper. Er war mit Schürfwunden und Narben übersät, wie es die Körper von Alkoholikern oft sind. Jede Einzelne musste vermessen und beschrieben werden. Ich machte mir Notizen und hielt den Fotografen beschäftigt.

»Welche Bildauflösung haben Sie eingestellt?«, fragte ich ihn.

Er sah mich überrascht an.

»Die niedrigste, Doc.«

Das erstaunte mich. »Warum die niedrigste? Sie wollen doch die bestmögliche Qualität der Fotos!«

»Sicher«, antwortete er. »Aber das Computersystem der Polizei kann mit großen Datenmengen nicht umgehen, deshalb müssen wir eine niedrigere Auflösung wählen.«

Mir verschlug es die Sprache, dass er sich mit dieser Ungenauigkeit zufriedengab, in seiner Stimme war nicht einmal Bedauern. Aus seiner Perspektive war es eine einfache und vernünftige Lösung in Anbetracht des schlechten Computersystems. Es schien keine Rolle zu spielen, dass die von ihm gemachten Fotos verwendet wurden, um Hunderte von Menschen zu überzeugen. Und meiner Karriere beinahe ein Ende gesetzt hätten. Ich seufzte. Was hätte ich sonst tun können?

Dann war es Zeit für den ersten Schnitt.

Ich stand rechts neben der Leiche der Frau, das PM40 in der Hand. Es fühlte sich an, als seien viele Jahre seit meiner letzten Obduktion vergangen. Wollte ich das wirklich tun? Noch mehr schlechte Erinnerungen in diesem grässlichen Album in meinem Kopf ablegen, das sich immer noch jederzeit ohne Vorwarnung öffnen konnte?

Ich legte allmählich den Körper frei, verschaffte mir mit einem einzigartigen Schnitt Zugang zum Bauchraum. Einzigartig deshalb, weil ich ihn erfunden hatte. Nennen wir ihn doch den Shepherd-Schnitt! Statt die Muskeln in der Mitte durchzuschneiden, schnitt ich am Rand der Rippen und dann seitlich am Bauch entlang. Dann klappte ich die Muskeln der Bauchdecke um, als würde ich den Deckel eines Kartons anheben. Sauber, wirkungsvoll. Und hier, um das gebrochene Becken herum, fand ich viel Blut in den Muskeln und im Gewebe.

»Sieht vielversprechend aus!«, freute sich der Kommissar.

»Sie hatte ganz sicher Blutungen«, stimmte ich zu, holte das Blut heraus und sah mir dann die inneren Organe im Brust- und Bauchraum an. »Aber keine davon sieht frisch aus.«

Während ich mir alles ansah, abtastete und anhob, entfaltete sich vor mir die Landkarte ihres Lebens.

»Ist das ihre Leber?«, fragte ein Police Officer und zeigte auf ein kleines graues Organ, das quer oben in ihrem Bauchraum lag. Sogar ein Laie konnte erkennen, dass dieses Organ schon sehr lange nicht mehr gesund war. »Sieht aus wie ein toter Papagei.«

»Die brauchen Sie nicht mehr zu konservieren, Doc. Das hat die Frau schon für Sie erledigt«, sagte ein anderer.

Der Kommissar schüttelte den Kopf und sagte: »Doc, bitte sagen Sie mir jetzt nicht, Ihre Leber habe sie umgebracht.«

»Ich stimme zu, dass sie ziemlich schlimm aussieht, aber wie schlimm genau kann ich erst sagen, wenn ich sie unter dem Mikroskop habe … ihre Lunge sieht auch nicht besser aus. Hier haben wir ein Emphysem.«

Die Verstorbene hatte ihr Leben entweder an einer Hauptverkehrsstraße verbracht, in einem Kohlebergwerk gearbeitet oder stark geraucht. Ihre Lunge war dunkel, in einigen Bereichen fast schwarz und von zahlreichen großen Löchern durchsetzt.

»Ich möchte jetzt auch nicht hören, dass sie an Asthma gestorben ist«, sagte der Kommissar mit düsterer Stimme. »Und wenn Sie sagen, sie hatte ein Herzproblem, dann fange ich an zu weinen.«

»Sie hatte vermutlich damit zu tun. Ich muss ihr Herz herausnehmen und es mir genauer ansehen.«

»Doc, geben Sie mir keine natürliche Todesursache. Ich möchte ihn echt gern einbuchten. Die Frau mag ja erst 56 gewesen sein, aber sie sieht alt und zerbrechlich aus, und er ist ein großer Kerl und hat sie fest gestoßen, sodass sie sich das Becken fünfmal gebrochen hat und dann gestorben ist. Er sollte damit nicht davonkommen.«

»Möglicherweise könnte ihre Familie gegen das erste Krankenhaus vorgehen, in dem ihr einfach nur Schmerzmittel verabreicht wurden und das sie trotz fünffach gebrochenem Becken entlassen hat. Es sei denn, sie ist erst danach bei ihrer Tochter erneut gestürzt und hat sich dabei die vier anderen Brüche zugezogen …«

»Laut der Tochter nicht, aber wir besorgen die Röntgenaufnahmen aus dem ersten Krankenhaus«, sagte der Kommissar und machte sich eine Notiz. »Aber ich bin nicht wirklich an Klagen gegen Krankenhäuser interessiert. Sie hat sich das Becken gebrochen, weil er sie gestoßen hat.«

»Wie konnte sie an einem gebrochenen Becken sterben?«, fragte ein anderer Officer.

»Eine indirekte Todesursache nach einem Beckenbruch wäre eine pulmonale Embolie: Sie hat im Krankenhaus tagelang im Bett gelegen, wodurch sich Blutgerinnsel in ihren Beinen gebildet haben und durch die Blutgefäße in die Lunge gewandert sein könnten. Leider hat ihr das Krankenhaus im Zuge der Wiederbelebungsmaßnahmen ein Mittel zur Auflösung von Blutgerinnseln gegeben. Falls es je da gewesen ist, werde ich es wohl kaum noch finden.«

»Verdammt«, murmelte der Kommissar. »Wir brauchen Beweise.«

»Nun, eine andere häufige Todesursache nach einer Fraktur ist eine andere Art von Embolie, die man als Fettembolie bezeichnet. Wir wissen nicht, wie das passiert. Vielleicht tritt an der Bruchstelle Fett aus dem Knochenmark aus und bahnt sich einen Weg durch beschädigte Blutgefäße bis in die Lunge. Ist es einmal dort, kann es durch die Lunge transportiert werden und bis zum Herzen, den Nieren, dem Gehirn gelangen … das ist oft tödlich. Das Seltsame daran ist, dass es von der Gewalteinwirkung bis zum Eintritt des Todes etwa eine Woche braucht.«

»Ah!« Das Gesicht des Kommissars hellte sich auf. »Wann werden Sie wissen, ob es das war?«

»In gewissem Umfang wird das bei ihr auch der Fall sein, viele Menschen weisen dieses Phänomen nach einer Fraktur auf, neben allen möglichen anderen Dingen. Es ist eine Frage des Ausmaßes … Ich muss wissen, wie viele Fetttröpfchen in ihrer Blutbahn sind, und ob diese Zahl erheblich ist, bevor ich sagen kann, dass es sich dabei um die Todesursache handelt.«

»Wann werden Sie das wissen, Doc?«

»In etwa einer Woche. Aber wir müssen ja sowieso den toxikologischen Befund abwarten.«

Der Kommissar sah mich an und erwiderte: »Ich sagte Ihnen ja, dass es ein seltsamer Fall ist.«

Ich grinste ihn an. »Ja«, stimmte ich zu, »so ist es.«

Ich dachte viel über den Fall nach. Aber nicht am darauffolgenden Tag. Denn ich hatte gerade meine Pilotenlizenz zurückbekommen und flog jetzt wieder. Allein, ich befand mich mitten im Nirgendwo umgeben von nichts. Unter mir erstreckte sich dieser wunderbare Augenschmaus, den die englische Landschaft bietet, und in der Ferne das tiefe, dunkle Blau des Meeres. Das Flugzeug stieg in die Höhe. Ich ebenfalls. Meine Gedanken waren so herrlich klar wie der Himmel und das Meer.

***

Etwa eine Woche danach traf ich denselben Kommissar bei einer anderen Obduktion. Ein weiterer seltsamer Fall.

Ein Mann war aus einem Pub gekommen und war später tot in einem Fluss gefunden worden. Seine Familie war überzeugt, dass er überfallen und dann ins Wasser geworfen worden war. »Nun?«, fragte der Kommissar von der gegenüberliegenden Seite des Obduktionstisches. »Konnten Sie schon herausfinden, woran die betrunkene Frau gestorben ist, die gestoßen wurde?«

Ich ließ den Blick über den Mann aus dem Fluss schweifen. In Bezug auf ihn hatte ich eine Theorie.

»Ich habe mir darüber den Kopf zerbrochen. Die Frau war wirklich ein komplexer Fall. In ihrer Lunge und ihrem Gehirn habe ich tatsächlich ein paar Fetttröpfchen gefunden, aber gemäß des Forschungsstands nicht genug, um 100-prozentig sicher sein zu können, dass dies die Todesursache war.«

Er stöhnte.

»Ich werde als Todesursache den Beckenbruch mit Blutungen und Fettembolie angeben. Leberzirrhose, Diabetes und so weiter werde ich als Information über ihren Gesundheitszustand ergänzen.«

Er starrte mich an.

»Es waren also die Brüche!«

»Ich nenne Ihnen lediglich meine Meinung über die Todesursache. Andere könnten dem wiedersprechen, und es wird die Entscheidung der Staatsanwaltschaft sein, ob Anklage erhoben wird. Ich meine, man sollte es tun. Aber so, wie ich die Staatsanwaltschaft von heute kenne …« Ich verdrehte die Augen. »Am Ende müssen natürlich die Geschworenen entscheiden, ob es zweifellos erwiesen ist.«

»Das können sie nicht, wenn er nicht angeklagt wird. Danke, Doc. Ich sage Ihnen, ich werde diesen Schwiegersohn wegen Totschlag hinter Gitter bringen.«

»Die Staatsanwaltschaft lässt Sie das nur machen, wenn sie sicher ist, den Fall zu gewinnen, und momentan ist sie das nicht.«

»Was hält sie davon ab?«

»Sie wollen, dass ich den Beckenbrüchen mehr Gewicht als Todesursache verleihe.«

Er sah mich aufmerksam an.

»Und, können Sie das, Doc?«

Über die Leiche des Ertrunkenen hinweg erwiderte ich seinen Blick

»Ich bin so weit gegangen, wie mein Gewissen es zulässt.«

»Aber …«

»Die von mir angegebene Todesursache besagt alles. Die Frau starb an den Komplikationen infolge des Beckenbruchs. Aber sie war bereits krank und hatte etliche chronische Leiden. Was natürlich nichts an dem Vorfall ändert. Wenn irgendein Lakai bei der Staatsanwaltschaft nicht versteht, was ich geschrieben habe – und ich gehe davon aus, dass sie es nicht können –

und meine Bitte um eine Unterredung, um meine Ergebnisse zu besprechen unverblümt abgeschlagen wird, was kann ich dann noch tun?«

»Doc …«

»Ich war fair. Das schulde ich meinem Job, fair zu sein.«

Da Kommissare an dieser Stelle sehr wütend auf Rechtsmediziner werden können, konzentrierte ich mich auf die Leiche vor mir. Ich hatte den Verdacht, dass es sich um einen der Todesfälle handelte, die sich beim Pinkeln ereignen. Betrunkene können bekanntlich nicht das Gleichgewicht halten und schwanken. Gewöhnlich kein großes Problem, auch nicht beim Pinkeln, man versaut höchstens das Badezimmer. Wenn ein Betrunkener auf dem Nachhauseweg jedoch stehen bleibt, um in einen Fluss oder See zu pinkeln, kann das durchaus zu einem Problem werden. Wenn der Betreffende dann nämlich ein wenig zu stark schwankt, kommt es zu einer gefährlichen Verquickung der Umstände: Er ist sturzbetrunken und von kaltem Wasser umgeben.

Ich untersuchte die Leiche sorgfältig nach Anzeichen für einen Schlag, der nach Meinung seiner Familie den Tod verursacht haben musste. Ein paar geringfügige Prellungen … sehr wenige Platzwunden, die aussahen, als hätte er sie sich erst im Wasser zugezogen. Und die entscheidenden Feststellungen – offener Hosenstall und Penis raus. Ich war mir ziemlich sicher, bei der Untersuchung seines Beckens eine volle Blase vorzufinden. Zudem hatte er Schaum an Mund und Nase, klassische Anzeichen für Ertrinken. Der Mann lebte also, als er ins Wasser fiel und dann … Ich konzentrierte mich so sehr darauf, dass ich den aufgebrachten Kommissar beinahe vergessen hatte.

»Doc …?«

Ich schaute hoch und blinzelte ihn an.

»Ich bewundere Sie wirklich.«

Ich blinzelte noch mehr. Das hatte noch nie ein Police Officer zu mir gesagt. Noch nie.

»Sie machen all die Jahre diesen Job, über den die meisten Menschen nicht einmal nachdenken möchten. Und es fasziniert Sie immer noch – das sehe ich Ihnen an. Hier ist so ein Idiot, der ins Gras gebissen hat, vermutlich weil er beim Pinkeln ins Wasser fiel. Die Frau war eine hoffnungslose Alkoholikerin, die ohnehin kurz vor dem Tod stand. Und Ihnen sind diese Menschen dennoch wichtig. Wichtig genug, um fair zu bleiben.«

Hinter uns hörte man das Klappern der Rollwagen, auf denen die Toten herumgeschoben wurden. In der Nähe war der gedämpft beleuchtete, in gedeckten Farben gestrichene Trauerraum, in dem ein Angehöriger laut schluchzte. Die Police Officers um uns herum warteten, sie schauten auf das Messer in meiner Hand. Ich blickte auf den Körper vor mir. Übergewichtig, kahl werdend, Finger runzelig und weißlich, Haut an einzelnen Stellen gelöst, ein wenig verwest, viel Pech. Mein Mitmensch.

Ich versuchte, mit einer lockeren Floskel auf die Worte des Kommissars zu reagieren. Irgendetwas darüber, wie sehr ich auch nach 40 Jahren gern einzelne Puzzleteile zu einem Ganzen zusammensetzte. Aber ich konnte es nicht. Weil ich wusste, dass er recht hatte. Es war mir wichtig. Und das ist es immer noch.

Danksagung

Ich hatte das große Glück, einen Beruf zu ergreifen, der mich vom ersten Moment an faszinierte. Aber erst beim Zurückblicken auf mehr als 40 Jahre erkenne ich, welche entscheidende Rolle Familie, Freunde und Kollegen dabei gespielt haben. Ich erinnere mich an sie alle, aber es sind zu viele, um sie einzeln aufzuführen, darum danke ich hier nur einigen von ihnen. Dr. Rufus Crompton und Professor Bill Robertson – sie schufen einen Arbeitsplatz speziell für mich, damit ich am St George's Hospital für die Rechtsmedizin arbeiten konnte, und sie zeigten mir den Weg, der vor mir lag.

Die vielen Coroner, für die und mit denen ich gearbeitet habe, einschließlich Paul Knapman, John Burtons, David Paul, Alison Thompson, Michael Burgess – sie haben mir geholfen, so viele tief bestürzte Familien zu verstehen und Abschied nehmen zu lassen.

Meine Kollegen am Guy's Hospital, Dr. Iain West, Dr. Vesna Djurovic und Dr. Ian Hill. Und, natürlich, die Abteilung für Rechtsmedizin am St George's: Dr. Robert Chapman, Dr. Margaret Stark und Dr. Debbi Rogers sowie die unermüdliche Rhiannon Layne und die immer fröhliche Kathy Paylor.

Nicht zu vergessen die Mitarbeiter in den Leichenschauhäusern im gesamten Land für ihre unglaublichen Fähigkeiten, die so selten anerkannt oder gelobt werden und für ihre Freundschaft, Unterstützung und, natürlich, Tee! Ich habe an Gerichten aller Arten in Großbritannien und im Ausland gearbeitet, und die Gerichtsmitarbeiter waren immer höflich und hilfreich. Ich muss insbesondere die Mitarbeiter des Old Bailey erwähnen, von denen ich einige gut kennengelernt habe in den vielen Stunden, die ich mit Warten zugebracht habe, um als Zeuge auszusagen. Und ich bin immer für ihr aufmunterndes Lächeln und ermutigendes Zureden nach gelegentlichen Demontagen durch einen streitsüchtigen Rechtsanwalt dankbar gewesen. Die vielen Polizisten, mit denen ich zusammengearbeitet habe, aber besonders Steve Gwilliam: Er war ein wunderbarer Kollege, und wir sind beruflich in den Anfangsjahren gewissermaßen zusammen aufgewachsen. Er war es, der mich gelehrt hat zu fliegen und mir eine ganz neue Welt eröffnet hat. Die zahlreichen Anwälte und Richter, mit denen es ein Vergnügen war zu arbeiten. Und dann selbstverständlich meine Familie. An erster Stelle Jen, die eine große Unterstützung für mich war, als ich am Anfang meiner beruflichen Laufbahn stand, und deren Zielstrebigkeit in den Jahren, die wir zusammen verbracht haben, ihre eigene medizinische Laufbahn in Höhen geführt hat, die sie vorher nie in Betracht gezogen hatte. Ich bin übermäßig stolz auf unsere Kinder, Chris und Anna, und auf meine Enkel, Austin und Iona. Und Linda, meine wunderbare zweite Frau und Stütze in meinem Leben, die mich auf dem Boden der Realität hält und mich gelehrt hat, unseren Garten zu lieben. Ohne ihre Liebe und Unterstützung wäre es zuweilen nicht möglich gewesen weiterzumachen. Dazu natürlich die drei »Beigaben«, über die ich sehr glücklich bin, dass sie sie mitgebracht hat – Rachael, Sarah und Lydia. Ich danke euch, meiner ganzen Familie, für eure wiederholten Bemühungen, mich daran zu hindern, alt und nur ein klein wenig wichtigtuerisch zu werden.

Es war die Geduld und Unterstützung von Mark Lucas und Rowland White und allen aus seinem ausgezeichneten Team, aber ganz besonders Ariel Pakier, bei Michael Joseph, die dem Buch, das Sie jetzt in Ihren Händen halten, eine geglückte Landung beschert haben, und ich danke ihnen von ganzem Herzen dafür.

Schließlich gilt mein Dank meinen derzeitigen Jack Russells, Archie und Bertie, und ihren Vorgängern, die meine Allzeitbegleiter, persönlichen Trainer und unglaublich toleranten Vertrauten gewesen sind.